免疫检测与肿瘤治疗学研究

刘美　刘方丽　周慧　主编

江西科学技术出版社

图书在版编目（CIP）数据

免疫检测与肿瘤治疗学研究 / 刘美, 刘方丽, 周慧主编. -- 南昌：江西科学技术出版社, 2023.9
ISBN 978-7-5390-8712-2

Ⅰ.①免… Ⅱ.①刘… ②刘… ③周… Ⅲ.①免疫测定②肿瘤—治疗 Ⅳ.①R446.61②R730.5

中国国家版本馆 CIP 数据核字(2023)第 179921 号

国际互联网（Internet）地址：
http://www.jxkjcbs.com
选题序号：ZK2023225

免疫检测与肿瘤治疗学研究　　刘美　刘方丽　周慧　主编
MIANYI JIANCE YU ZHONGLIU ZHILIAOXUE YANJIU

出版发行	江西科学技术出版社
社址	南昌市蓼洲街 2 号附 1 号
	邮编：330009　电话：（0791）86624275　86610326（传真）
印刷	济南文达印务有限公司
经销	各地新华书店
开本	710mm×1000mm　1/16
字数	300 千字
印张	19.25
版次	2024 年 1 月第 1 版
印次	2024 年 1 月第 1 次印刷
书号	ISBN 978-7-5390-8712-2
定价	128.00 元

赣版权登字-03-2023-163
版权所有，侵权必究
（如发现图书质量问题，可联系调换。）

《免疫检测与肿瘤治疗学研究》编委会

主　编：

　　　　刘　美　　重庆大学附属肿瘤医院

　　　　刘方丽　　菏泽市牡丹人民医院

　　　　周　慧　　沈阳医学院

　　　　毛慧超　　山东省滨州市邹平市疾病预防控制中心

　　　　郭玲玲　　内蒙古赤峰市肿瘤医院

副主编：

　　　　孙瑞芹　　河南中医药大学

前　言

肿瘤是威胁人类健康的重大疾病，也是威胁人类生命的主要因素之一。由于自身的异质性，肿瘤容易对传统的放疗、化疗产生耐性，且传统疗法对患者身体造成严重的损害，许多患者不能耐受，因此，肿瘤的治疗成了令全球医疗工作者都感到棘手的问题。由于肿瘤的生物学特征的高度复杂性、多样性和可变性，认识免疫检测、肿瘤的发生发展机制和寻找防治肿瘤的方法成为科学家面临的巨大挑战。

2006年，世界卫生组织正式把肿瘤定为慢性可控制的疾病，肿瘤患者的生存期限正在逐渐延长，人们越来越注重躯体、精神及社会适应能力的综合健康。患者生存质量是衡量肿瘤治疗效果的新指标，以提高生活质量为主要目标的肿瘤康复治疗已成为临床上的迫切需求。

本书把免疫检测、肿瘤的概述、肿瘤的具体治疗，并以乳腺肿瘤的研究为例，对乳腺肿瘤进行全面而系统的阐述，涵盖了乳腺肿瘤基础和最新的临床研究进展。全书知识相互贯通，且做到图文并茂、内容新颖实用，其中还包括了肿瘤治疗的基础理论、研究进展、技术方法、临床转化、治疗特点、联合应用等方面的最新内容。本书为临床肿瘤治疗难题提供了新的解决思路，对从事肿瘤防治的临床工作人员、生物免疫检测相关技术人员有一定的参考价值，既可以作为进修、学习的参考书，也可以作为日常工作的参考书和手册使用。

本书共十五章内容，由刘美、刘方丽、周慧、张玲玲、毛慧超、孙瑞芹编写，具体分工如下：刘美（重庆大学附属肿瘤医院）担任第一主编，负责第十章至第十五章内容的编写；刘方丽（菏泽市牡丹人民医院）担任第二主编，负责第七章至第九章内容的编写；周慧（沈阳医学院）担任第三主编，负责第一章至第六章内容的编写。此外，特别感谢毛慧超（山东省滨州市邹平市疾病预防控制中心）、郭玲玲（内蒙古赤峰市肿瘤医院）、孙瑞芹（河南中医药大学）对本书做出的统筹和校对工作。

由于编写时间较仓促，书稿中可能尚存不足之处，恳请各位读者在阅读过程中及时向我们反馈宝贵的意见，以利于我们在以后的工作中改进和提高。

目　录

第一章　免疫系统概述 1
 第一节　免疫概念的建立与演进 1
 第二节　免疫系统的组成 5

第二章　免疫细胞 9
 第一节　免疫细胞的分化及发育 9
 第二节　参与固有免疫细胞 11
 第三节　参与适应性免疫的细胞 18

第三章　免疫应答 21
 第一节　概述 21
 第二节　固有免疫应答 24
 第三节　适应性免疫应答 27
 第四节　免疫应答的类型与结果 31

第四章　肿瘤概述 33
 第一节　肿瘤的流行病学 33
 第二节　现代医学的命名与分类 40
 第三节　肿瘤的相关概念 43

第五章　肿瘤免疫 49
 第一节　肿瘤免疫的一般特征 49
 第二节　肿瘤抗原 52
 第三节　机体的抗肿瘤免疫应答 59
 第四节　肿瘤逃逸免疫监视的机制 62
 第五节　肿瘤免疫发展趋势 67

第六章　肿瘤免疫治疗 71
 第一节　肿瘤免疫治疗的策略 71
 第二节　肿瘤免疫治疗药物 77

第三节　肿瘤微环境和肿瘤免疫治疗 83
第七章　肿瘤治疗学研究 91
　　第一节　肿瘤免疫细胞治疗 91
　　第二节　肿瘤基因治疗 96
　　第三节　肿瘤分子靶向治疗 102
　　第四节　肿瘤微环境和肿瘤免疫治疗 108
第八章　肿瘤的联合治疗 115
　　第一节　手术联合生物治疗 115
　　第二节　化疗联合生物治疗 118
　　第三节　放疗联合生物治疗 121
　　第四节　微创介入治疗联合生物治疗 122
第九章　肿瘤免疫细胞治疗的临床研究 124
　　第一节　LAK、CIK、γδT细胞的临床试验及进展 124
　　第二节　自然杀伤T细胞的临床试验及进展 131
　　第三节　NK细胞的临床试验及进展 138
　　第四节　DC-CIK、TIL的临床试验及进展 141
　　第五节　TCR基因工程化T细胞的临床试验及进展 147
　　第六节　嵌合抗原受体修饰T细胞的临床试验及进展 155
　　第七节　靶向新抗原的免疫治疗的临床试验及进展 168
第十章　乳腺肿瘤组织学 174
　　第一节　乳腺的发育 174
　　第二节　乳腺的生理学特点 180
　　第三节　乳腺的应用解剖 181
第十一章　乳腺肿瘤发病特点及相关机制 196
　　第一节　乳腺肿瘤的病因及流行病学研究 197
　　第二节　乳腺肿瘤的遗传学 201
　　第三节　乳腺肿瘤的相关免疫学 207
第十二章　乳腺肿瘤的临床诊断与分期 213
　　第一节　临床表现 213

第二节 病史采集 220
  第三节 体格检查 222
  第四节 乳腺癌 TNM 分期系统 225

第十三章 乳腺肿瘤的影像学检查 235
  第一节 乳腺 X 线摄影 236
  第二节 乳腺超声检查 248
  第三节 乳腺 CT 检查 256
  第四节 乳腺核磁共振检查 257
  第五节 核医学在乳腺肿瘤诊断中的应用 259

第十四章 乳腺肿瘤的分类 261
  第一节 乳腺良性疾病 261
  第二节 乳腺恶性肿瘤 276

第十五章 乳腺癌的生物治疗 288
  第一节 分子靶向治疗 288
  第二节 免疫检查点抑制剂治疗 292
  第三节 免疫细胞治疗 292
  第四节 基因治疗 294

参考文献 295

第一章 免疫系统概述

医学免疫学（medical immunology）是研究人体免疫系统的组成和功能的一门科学，主要阐述机体发生免疫应答的机制和效应、免疫功能异常所致疾病的发生机制及其诊断与防治。医学免疫学包括基础免疫学和临床免疫学，起始于医学微生物学，从最初的抗感染免疫研究，现在已经渗透到医学科学的各个领域，成为现代医学的支撑学科之一。由于免疫学的快速发展及其与细胞生物学和分子生物学等多个学科的交叉融合，在许多重大疾病发生机制和防治研究中发挥着举足轻重的作用。

第一节 免疫概念的建立与演进

在免疫学发展的不同时期，人类对免疫现象存在着不同的理解，这使得"免疫"的概念也随之出现变化。虽然，目前我们对"免疫"概念的认识已经取得长足的进步，但有关"免疫"的定义仍然是免疫学家们争论不休的一个话题。

一、概念

免疫（immunity）一词源于拉丁语词汇"immunitas"，原意为免除赋税或兵役。当人们发现经历一场瘟疫的劫后余生者再经历一次相同的瘟疫时往往能平安度过，便借用了"immune"来表示免除瘟疫，这算作早期的"免疫"概念。

在人类开始有意识地制作疫苗、刻意模仿应用免疫现象的近代，机体内在对病原生物的抵御能力则成为"免疫"概念的全部内涵。

在发现了机体对血型抗原的排斥和组织器官的排斥反应后，人们开始将"免疫"概念修正为"生物在生存、发展过程中所形成的识别'自我（self）'与'非己（non-self）'，通过排斥'非己'而保护'自我'的现象"。这个"免疫"概念作为一个"标准概念"一直统治着免疫学界。

二、免疫功能

免疫功能是指免疫系统识别和清除各种抗原产生，对机体有益的保护作用。但在有些情况下免疫功能异常，可对机体造成组织与细胞损伤的有害作用。因此，免疫功能常被喻为"双刃剑"，有积极和消极双重意义，主要有以下三大功能（表1-1）。

表1-1 免疫功能的主要表现

功能	生理表现	病理表现
免疫防御	抵御病原体入侵 清除外来抗原物质	超敏反应 免疫缺陷病
免疫自稳	维持自身耐受、清除衰老损伤细胞 调节对非己抗原的适度免疫应答	自身免疫性疾病 超敏反应
免疫监视	清除突变细胞 清除病毒感染细胞	肿瘤 病毒持续性感染

（1）免疫防御（immune defense）：是机体抵御病原体入侵及清除已入侵病原体及其他有害物质的能力，既体现于抗感染作用，也表现在排斥异种和同种异体移植物的作用上。免疫防御功能异常增高或持续时间过长，可引起超敏反应，若功能过低或缺失则可引发免疫缺陷病或易患感染。

（2）免疫自稳（immune homeostasis）：是机体通过自身免疫耐受和免疫调节机制维护内环境稳定的一种生理功能。表现为对自身组织细胞产生免疫耐受，对自身衰老、损伤细胞的及时清除，并能调节对非己抗原异物的适度免疫应答和各效应的相互平衡。免疫自稳功能异常可导致自身免疫性疾病或超敏反应。

（3）免疫监视（immune surveillance）：是机体随时识别和清除体内异常突变细胞和病毒感染细胞的能力。免疫监视功能异常则机体易罹患肿瘤或病毒持续感染。

三、免疫应答的类型

免疫应答是指免疫系统识别和清除"非己"物质（入侵的病原微生物、体内肿瘤细胞、被感染细胞、衰老和损伤细胞等）的一系列过程。机体免疫应答根据其作用方式与特点分为两大类，即固有免疫（innate immunity）和适应性免疫（adaptive immunity），其特点见表1-2。

表1-2 固有免疫和适应性免疫的特点比较

类型	固有免疫	适应性免疫
获得形式	出生时就具有（先天性）	出生后受抗原刺激产生（获得性）
特异性	非特异性（泛特异性）	特异性
抗原参与	无需抗原激发	需抗原激发
发挥作用时相	早期（即刻至96小时）	中晚期（96小时后）
识别受体	模式识别受体（PRR） 杀伤细胞活化/抑制受体	T细胞受体（TCR） B细胞受体（BCR）
免疫记忆	无	有，产生记忆细胞
参与屏障	皮肤黏膜屏障、血屏障	无
参与细胞	吞噬细胞、NK细胞、NKT细胞	T细胞、B细胞
参与分子	杀菌物质、补体、炎症因子	抗体

（1）固有免疫也称为先天性免疫（natural immunity）或非特异免疫（non-specific immunity）：是生物体在长期种系进化过程中逐渐形成的非严格针对性的防御功能，为抵御病原体入侵的第一道防线。形成固有免疫的细胞不经历克隆扩增，也不产生免疫记忆。固有免疫的组成成分主要包括屏障系统、固有免疫细胞和固有免疫分子：

①屏障系统主要有皮肤黏膜屏障、血－脑屏障、血－胎屏障等，发挥机械阻抗与冲洗、化学杀菌、正常微生物群的拮抗等作用。

②固有免疫细胞有单核-巨噬细胞、中性粒细胞，树突状细胞、自然杀伤细胞（NK细胞）、r8T细胞、B1细胞等，通过多种模式识别受体（pattern recognition receptor，PRR）选择性地识别和结合病原相关分子模式（pathogenassociated molecule pattern，PAMP）的结构而被激活，并通过吞噬、细胞内杀灭机制及细胞毒作用等方式清除病原体以及自身凋亡细胞。

③固有免疫分子包括补体系统、干扰素等细胞因子，以及溶菌酶、防御素、乙型溶素等具有溶解、杀伤及抑制病原体作用的碱性蛋白与多肽，均可直接杀灭病原体或以激活炎症过程的方式参与病原体的清除。固有免疫在适应性免疫的启动和效应过程中起重要作用。

（2）适应性免疫也称为获得性免疫（acquired immunity）或特异性免疫（specific immunity）：是个体在生命过程中免疫系统与"非己"物质（抗原）接触后获得的有高度针对性的防御功能。适应性免疫的主导细胞是T、B细胞，经抗原激活后发生克隆扩增，在应答过程中形成记忆性免疫细胞。适应性免疫是T、B淋巴细胞通过其表面T细胞抗原受体（T cell receptor，TCR）或B细胞抗原受体（B cell receptor，BCR）对抗原进行特异性识别，经活化、增殖和分化，产生效应细胞和效应分子，清除抗原或形成各种免疫功能。其应答过程包括抗原识别，淋巴细胞活化和抗原清除3个阶段。

适应性免疫根据参与的淋巴细胞，应答机制和效应产物的不同，可分为两种类型：

①T细胞介导的细胞免疫：T细胞被激活后形成效应T细胞，如细胞毒性T细胞（CTL）介导特异性细胞毒效应，辅助性T细胞（Th）介导炎症作用。

②B细胞介导的体液免疫：B细胞受抗原激活后分化为浆细胞，其所分泌的免疫球蛋白称为抗体，可特异性结合相应抗原，发挥中和细菌外毒素、阻止病原体侵入和清除抗原的作用。

适应性免疫应答是一个涉及多种免疫细胞的复杂有序的生理过程。其识别以抗原表位为对象，产生的效应相对迟缓，但清除抗原效率高，特异性强，并因免疫记忆机制的存在而具有递增性与持续性。

机体内绝大部分的固有免疫与适应性免疫的作用机制是相联系、相协调的，两者相辅相成。固有免疫是适应性免疫的先决条件，如为适应性免疫应答提供活化信号。而适应性免疫也可视为固有免疫的延伸与完善，如抗体清除抗原的作用需要被激活的补体成分，吞噬细胞，NK 细胞等的协同作用才能实现。

第二节 免疫系统的组成

免疫系统是机体执行免疫功能的物质基础，由免疫器官、免疫细胞和免疫分子组成，见表 1-3。

表 1-3 人体免疫系统组成

免疫器官和组织		免疫细胞		免疫分子	
中枢	外周	固有	适应	膜型分子	分泌型分子
胸腺	脾脏	单核-巨噬细胞	αβT细胞	TCR	免疫球蛋白
骨髓	淋巴结	树突状细胞	B 细胞	BCR	补体
	黏膜相关淋巴组织	中性粒细胞	APC	PRR	细胞因子
	皮肤相关淋巴组织	固有淋巴样细胞（ILC1/ILC2/ILC3）		杀伤细胞活化/抑制受体	
		NK 细胞		CD 分子	
		NKT 细胞		黏附分子	
		γδT 细胞		MHC 分子	
		B1 细胞		补体受体	
		嗜酸性和（或）嗜碱性粒细胞		细胞因子受体	
		肥大细胞		Fc 受体	

一、免疫器官和组织

免疫器官包括中枢免疫器官和外周免疫器官。

（1）中枢免疫器官：是 T、B 细胞发生、分化、发育和成熟的场所，包括骨髓（bone marrow）和胸腺（thymus）。①骨髓是造血器官，产生多能造血干细胞，是所有血细胞和免疫细胞的发源地，骨髓是哺乳动物（包括人类）B 细胞分化、发育的最主要场所。近年来的研究表明，记忆 B 细胞在特异性抗原刺激后，经血或淋巴进入骨髓分化为浆细胞，在骨髓中发生再次应答，持久产生大量抗体，成为血清抗体的主要来源。这意味着骨髓作为中枢免疫器官的同时，也是一个重要的外周免疫器官。②胸腺是 T 细胞分化、发育及成熟的场所。由骨髓迁入的 T 细胞前体细胞（胸腺细胞）在胸腺微环境诱导下，经历复杂的选择过程，发育为执行特异性免疫功能的成熟 $CD8^+$ T 细胞或 $CD4^+$ T 细胞，并获得主要组织相容性复合体（major histocompatibility complex，MHC）限制性和自身抗原耐受性。

（2）外周免疫器官与组织：外周免疫器官是成熟 T、B 细胞定居和产生免疫应答的场所，包括淋巴结、脾及黏膜相关淋巴组织（mucosal-associated lymphoid tissue，MALT）。①淋巴结是串联在全身引流淋巴管上，起着过滤组织液作用的器官。淋巴结的皮质部分与免疫应答关系最为密切，淋巴滤泡为 B 细胞聚集区，副皮质区是 T 细胞聚集区（T-cell domain）。淋巴结是成熟 T、B 细胞定居和接受抗原刺激产生免疫应答的主要场所，也参与淋巴细胞的再循环。②脾是最大的免疫器官，起到了截留和过滤循环中抗原的作用，与淋巴结功能类似。③MALT 是指消化道、呼吸道和泌尿生殖道黏膜下层局部聚集的淋巴组织，如扁桃体、阑尾和肠道的 Peyer 集合淋巴结以及分布于上皮及结缔组织内的弥散淋巴组织。

皮肤相关淋巴组织（cutaneous-associated lymphoid tissue，CALT）由再循环进入皮肤表皮与真皮层的 T 细胞、皮肤上皮组织内的朗格汉斯细胞、产生上皮源性 T 细胞活化因子的角质细胞以及局部的引流淋巴结组成。朗格汉斯细胞表面带有 MHC II 类分子和 Fc 受体，在表皮的棘细胞层内形成一个近乎封闭的抗原提呈网络，只有在皮肤的引流淋巴结中才能发现具有朗格汉斯细胞表型的树突状细胞,这意味着捕获抗原的朗格汉斯细胞可以随组织液进入引流淋巴结,并在副皮质区向T细胞提呈抗原。

近年来,有学者提出了第三级淋巴器官(tertiary lymphoid organs,TLOs)的概念,这类免疫器官通常是指位于局部炎症区域,受炎症因子诱导而形成的异位淋巴组织。此类免疫器官在慢性炎症的形成中具有极为重要的意义,是构成免疫损伤的主要组织学基础。

二、免疫细胞

参与免疫应答或与免疫应答有关的细胞统称为免疫细胞,如造血干细胞、淋巴细胞、单核-巨噬细胞、树突状细胞,粒细胞、肥大细胞以及内皮细胞与上皮细胞等。按各类细胞在免疫应答中所充任角色的不同,可将免疫细胞分为参与固有免疫的细胞和参与适应性免疫的细胞两大类。

(1)固有免疫细胞:参与固有免疫的细胞种类繁多,大体上分为经典固有免疫细胞、固有淋巴样细胞和固有(样)淋巴细胞三类。①经典固有免疫细胞有单核-巨噬细胞,树突状细胞、中性粒细胞等,通过模式识别受体(PRR)对病原体和产物的PAMP识别结合产生效应。经典固有免疫细胞具有强大的吞噬、杀菌等抗感染作用和加工提呈抗原,启动适应性免疫应答的作夹。面活化受体接样细胞(innate lymphoid cells,ILCs)主要有ILC1、ILC2、ILC3和NK细胞,可通过表面活化受体接受细胞因子刺激活化,分泌不同类型细胞因子参与抗寄生虫,抗细菌和真菌感染的免疫保护作用。NK细胞通过杀伤活化和(或)抑制受体识别肿瘤细胞、病毒感染细胞发挥免疫监视作用。③固有(样)淋巴细胞(innate-like lymphocytes,ILLs)包括NKT细胞、γδT细胞,B1细胞等,其表面抗原识别受体缺乏多样性。NKT细胞和γδT细胞的TCR可直接识别肿瘤或病毒感染细胞表达的脂类抗原,发挥泛特异性杀伤作用,参与炎症反应、抗感染、抗肿瘤、免疫调节作用。B1细胞在个体发育过程中出现于胚肝早期,成熟B1细胞主要定居腹腔、胸腔和肠壁固有层。B1细胞的BCR直接识别病原体的多糖类抗原(LPS等)或自身抗原(变性Ig或变性DNA),产生泛特异性抗体。

（2）适应性免疫细胞：参与适应性免疫的细胞有 T 细胞和 B 细胞，能特异性地识别受体 TCR 和 BCR。①T 细胞是胸腺中发育成熟的 αβT 细胞，有 $CD4^+$Th 细胞、$CD4^+$Treg 细胞和 $CD8^+$CTL。携有特异性识别抗原的 TCR，具有高度多样性，不能直接识别游离抗原，只能识别 APC 表面的抗原肽-MHC 复合物。T 细胞生物学作用广泛多样，是产生适应性免疫应答的核心细胞，承担启动适应性免疫应答、辅助其他免疫细胞活化，形成细胞毒作用等免疫功能。②B 细胞是骨髓发育成熟的 B2 细胞，携有可特异性识别抗原的 BCR。B 细胞识别抗原后，在 $CD4^+$Th 细胞辅助下，分化为浆细胞分泌抗体，介导体液免疫。B 细胞作为 APC 同时承担抗原提呈等免疫功能。

有些免疫细胞串联了固有免疫与适应性免疫，具有双重性，尤其是能捕捉、加工、处理抗原，将抗原信息提呈给 T 细胞。因其组成性表达 MHC Ⅱ 类分子和使 T 细胞活化的共刺激分子，被称为抗原提呈细胞（antigen-presenting cell，APC），包括树突状细胞、单核-巨噬细胞和 B 细胞。

三、免疫分子

免疫分子的种类繁多，分布广泛，作用复杂，在免疫活动中起重要作用。免疫分子的存在形式主要有分泌型和膜型，分泌型免疫分子分布于体液中，如免疫球蛋白（抗体）、补体、细胞因子等作为效应分子，在免疫反应中直接发挥清除效应、免疫调节和其他生物作用；模型免疫分子分布在细胞表面，多数为受体或抗原，如抗原识别受体（BCR/TCR 等）、CD 分子、黏附分子、MHC 分子、补体分子受体、细胞因子受体、模式识别受体等，其主要生物作用是通过与相应因子结合，在免疫细胞的识别、细胞间信息传递、细胞间的相互作用、细胞组织间的连接等方面发挥作用，有的也作为细胞不同发育阶段的标志性分子。

第二章 免疫细胞

随着免疫学的发展，免疫细胞的范畴也逐步扩展。目前认为，凡参与免疫应答或与免疫应答有关的细胞均为免疫细胞（immunocyte）。免疫细胞是机体免疫应答的参与者，也是免疫功能的执行者。绝大多数免疫细胞由造血干细胞分化而来，并表达其特定的生物标志分子，形成独特的表型。免疫细胞依其在免疫活动中的作用不同可分为固有免疫细胞和适应性免疫细胞。前者包括单核-巨噬细胞、树突状细胞、NK 细胞、NKT 细胞、γδT 细胞、B1 细胞、粒细胞和肥大细胞等；后者则为介导适应性免疫应答的 T 淋巴细胞和 B 淋巴细胞。

第一节 免疫细胞的分化及发育

免疫细胞的来源可分为骨髓起源和非骨髓起源两类。骨髓是最早确定的免疫细胞发生的场所，非骨髓起源的免疫细胞是近年来研究明确的。

一、骨髓起源的免疫细胞

由胚胎卵黄囊血岛和胚胎肝迁移来的造血干细胞，在骨髓微环境的作用下，分化形成多能造血干细胞（pluripotent hematopoietic stem cell，PHSC）。PHSC 受造血微环境的诱导，逐渐分化为髓样干细胞（myeloid stem cell）和淋巴样干细胞（lymphoid stem cell）。

1.髓样干细胞的分化

髓样干细胞在不同的生长因子作用下，可向不同的分化方向发育。

（1）单核-巨噬细胞：在相关细胞因子的作用下，髓样干细胞经原单核细胞、前单核细胞分化发育为单核细胞并进入血流，存留数小时至数日后，移行到全身组织器官继续分化为巨噬细胞。巨噬细胞分布于全身各处，其形态及生物学特征均受不同组织局部微环境的影响而各异，因此被冠以不同名称，如骨组织的破骨细胞，肝脏的库普弗细胞、脑部的小胶质细胞等。巨噬细胞寿命较长，在组织中可存活数月。

（2）粒细胞：粒细胞根据其胞质颗粒的嗜色不同分为中性粒细胞、嗜酸性粒细胞和嗜碱性粒细胞 3 类。髓样前体细胞在多种细胞因子刺激下生成粒细胞-单核细胞的共同前体。粒细胞－单核细胞前体细胞经过粒细胞集落刺激因子（G-CSF）作用而形成中性粒细胞，在 GM-CSF、IL-5、IL-3 和 I-5、TGF-β 刺激下，分别分化为嗜酸性粒细胞和嗜碱性粒细胞前体，然后形成成熟的嗜酸性粒细胞和嗜碱性粒细胞。

（3）肥大细胞：由骨髓内肥大细胞的前体细胞分化成为未成熟肥大细胞，进入外周血，之后进入组织后才成熟为肥大细胞。

（4）红细胞系：在红细胞生成素（EPO）和干细胞因子（SCF）的作用下，髓样干细胞分化、发育，形成不同阶段的红细胞前体，最终形成成熟红细胞。

（5）巨核细胞系：在血小板生成素（TPO）等造血因子的作用，髓样干细胞可形成巨核细胞前体，再由巨核细胞演变为成熟血小板。

2.淋巴样干细胞的分化

淋巴样干细胞在不同的细胞因子的作用下，可分化、发育成 T 细胞、B 细胞、NK 细胞和部分树突状细胞。

（1）B 细胞：骨髓中的淋巴样干细胞在骨髓基质细胞表达的黏附分子与细胞因子的作用下，经祖 B 细胞、前 B 细胞、未成熟 B 细胞，最终分化形成成熟的 B 细胞。

（2）T 细胞：骨髓中淋巴样干细胞在特定细胞因子的作用下形成 T/NK 共同前体细胞。该前体细胞一部分进入胸腺称为胸腺细胞（thymocyte），在胸腺内获得功能性 TCR，并完成胸腺选择过程，经历不同分化阶段而成为成熟 T 细胞。

（3）NK 细胞：留在骨髓的 T/NK 共同前体细胞在 IL-15 等细胞因子作用下，经历多个发育阶段，最终分化为成熟的 NK 细胞。

还有的免疫细胞如树突状细胞，可跨越上述两个起源，既可源于髓样干细胞，也可源于淋巴样干细胞。

二、非骨髓起源的免疫细胞

目前归入免疫细胞范畴的，还涉及一些非骨髓源的细胞。例如，上皮细胞（epithelial cell），位于体表与管腔脏器的内表面的上皮细胞本身即为屏障系统的主要组成，同时可表达多种模式识别分子，经诱导还可表达 MHC II 类分子，故已被纳入免疫细胞。上皮细胞可独立完成固有免疫应答过程。而血管内皮细胞，在炎症反应中也可发生类似应答的生物学效应，也被列入免疫细胞的范畴。

第二节　参与固有免疫细胞

参加固有免疫的细胞种类较多，主要有树突状细胞、单核-巨噬细胞，NK 细胞和各类炎症细胞等。近年来，免疫学界倾向于将识别谱较窄、特异性差（表现多反应性）的 γδT 细胞、B1 细胞、NKT 细胞也列入固有免疫细胞范畴。

一、单核-巨噬细胞

单核-巨噬细胞是体内一群重要的免疫细胞，包括血液循环中的单核细胞和遍布机体各组织器官内的巨噬细胞，也是固有免疫与适应性免疫间的主要衔接细胞。

1.生物学特征

单核-巨噬细胞源于骨髓,广泛分布于全身各组织中,最重要的生物学特征是,其表面表达多种膜分子,与其生物学作用密切相关。其中最重要的是各类受体,如模式识别受体为主要激活受体、Fc受体、补体受体、细胞因子受体等。

(1)模式识别受体:主要包括:①甘露糖受体:能与病原体细胞壁糖蛋白和糖脂分子末端的甘露糖、岩藻糖残基结合,介导吞噬或胞吞作用。②清道夫受体:可识别乙酰化低密度脂蛋白、菌脂多糖(LPS)、菌磷壁酸及磷脂酰丝氨酸,参与对某些病原体和衰老红细胞等的清除。③Toll样受体(TLR):人TLR家族包括11个成员(TLR1 -11),可表达于细胞膜上和表达于胞内器室。前者主要识别病原体表面特定的分子结构,后者主要识别胞质中病毒双/单链RNA和非甲基化CpG DNA。

(2)IgG Fc受体:IgG抗体通过其Fab段与病原体表面抗原表位特异性结合,通过其Fc段与巨噬细胞表面IgG Fc受体结合,达到促进吞噬的作用。

(3)补体受体:通过与附着于病原体等抗原性物质表面的C3b,C4b结合,可产生促进巨噬细胞吞噬的作用。

(4)细胞因子受体:巨噬细胞表达单核细胞趋化蛋白-1受体(MCP-1R)和巨噬细胞炎症蛋白-1α/β受体(MIP-1α/βR)等趋化因子受体,在相应趋化因子作用下,可募集至感染或炎症部位。

2.生物学作用

单核-巨噬细胞具有强大的吞噬、杀菌、清除凋亡细胞及其他异物的能力,参与免疫应答、免疫效应与免疫调节。

(1)吞噬作用:是机体非特异性免疫防御机制的重要执行者。病原微生物侵入机体后,在激发免疫应答以前即可被单核-巨噬细胞借助表面的模式识别受体如Toll样受体、清道夫受体等识别、吞噬并清除。由于其吞噬能力较强,故有人将单核-吞噬细胞称为机体的清道夫。单核-吞噬细胞在趋化作用下与抗原发生黏附形成吞噬体,再与溶酶体融合形成吞噬溶酶体,借助氧依赖和氧非依赖途径清除抗原,并以胞吐作用排除裂解后形成的小分子物质。

(2)抗原提呈功能:单核-巨噬细胞对外源性抗原进行加工处理后,以抗原肽－MHCⅡ分子结合的形式提呈给T细胞，诱发适应性免疫应答。此外，在抗原提呈过程中单核-巨噬细胞产生的IL-1也是辅助性T细胞活化不可缺少的刺激信号。

（3）免疫调节功能：单核-巨噬细胞的免疫调节作用有双相性，一方面可通过抗原呈递作用，分泌具有免疫增强作用的各类生物活性物质如IL-1、TNF-α，补体成分、各类生长因子等，启动和增强免疫应答；另一方面，单核-巨噬细胞过度激活可成为抑制性巨噬细胞，后者可分泌多种可溶性抑制物如前列腺素、活性氧分子等，抑制淋巴细胞增殖反应或直接损伤淋巴细胞。

（4）介导炎症反应：巨噬细胞是介导炎症反应的重要细胞，可通过多种机制参与炎症反应。①分泌MIP-1α/β，MCP-1和IL-8等趋化因子，募集、活化更多巨噬细胞、中性粒细胞和淋巴细胞，发挥抗感染作用。②分泌多种促炎症细胞因子，促进炎症反应。

二、树突状细胞

自1973年与单核－巨噬细胞相区分后，树突状细胞（dendritic cell，DC）的生物学特性与作用正受到越来越多的关注。

1.生物学特性

DC因形态呈星状或表面呈树枝状而得名，其主要的生物特征是不表达其他免疫细胞的膜分子。①根据DC起源不同可分为髓样树突状细胞（mDC）和浆细胞样树突状细胞（pDC）：mDC也称为DC1，表达模式识别分子TLR2、TLR4，也少量表达TLR3、TLR7，以分泌I-12为主。pDC又称为DC2，表达模式识别分子TLR7、TLR9，以分泌IFN-α为主。②根据分化成熟状态不同可分为未成熟DC和成熟DC。其中未成熟DC具有很强的摄取和加工处理抗原的能力，但提呈抗原并刺激初始T细胞活化的能力很弱。未成熟DC高表达FcγRII、补体受体、Toll样受体等，可介导DC摄取各种抗原，也可通过吞饮和吞噬作用摄取抗原。未成熟DC摄取抗原后启动成熟过程，成熟DC具有很强的提呈抗原并刺激初始T细胞活化的能力。成熟DC表型特征是高表达MHCI类分子和MHCⅡ类分子，CD80、CD86，CD40，CD54和HSP

等免疫刺激分子，能够有效地将抗原提呈给初始 T 细胞并使之激活，完成启动免疫应答的功能。

2.生物学作用

（1）抗原提呈：DC 能在极低抗原浓度情况下有效摄取抗原。一般而言，未成熟 DC 摄取抗原能力较强。DC 既可将摄入的外源性蛋白抗原提呈给 $CD4^+$ T 细胞，也可经 MHCI 类分子途径将内源性抗原提呈给 $CD8^+$ T 细胞；其摄取的外源性脂类或糖脂类抗原则通过 CDI 途径加工和提呈。DC 是已知 APC 中抗原提呈能力最强的细胞，其表面 MHC-抗原肽的表达较 B 细胞与巨噬细胞高 10—100 倍，是机体激活初始 T 细胞、启动初次应答的关键 APC。

（2）参与 T、B 细胞的分化，发育和激活：在胸腺，DC 作为重要的胸腺间质细胞，对 T 细胞在胸腺中的选择过程起重要作用，DC 表面高表达 MHC Ⅱ类分子。DP 细胞在 TCR 重排后识别 DC 表面的自身 MHC 分子，通过阳性选择而存活；进入胸腺髓质的 SP 细胞通过识别 DC 表面自身肽-MHC 复合物而经历阴性选择。在免疫应答过程中，DC 除了提供 T 细胞活化所需的抗原刺激信号（第一活化信号）外，也通过膜表面的共刺激分子，如 CD80，CD40L，CD134L 等提供共刺激信号（第二活化信号），并协助 B 细胞分化为浆细胞。

（3）诱导和维持免疫耐受：DC 除了在胸腺中参与 T 细胞的阴性选择，通过排除自身反应性克隆在中枢免疫耐受的建立中发挥重要作用外，还可在外周免疫耐受的形成过程中起关键性作用。静息状态下，骨髓来源的未成熟 DC 在经血液、非淋巴组织向淋巴组织 T 细胞区迁移的过程中不断捕获自身抗原（包括死亡的自身细胞和内环境的其他蛋白质），并诱导相应的 T 细胞产生耐受。已了解到成熟 DC 在某些条件下（如寄生虫感染刺激）也可转化为调节性 DC，可通过分泌 IL-10、诱导调节性 T 细胞等抑制后续应答。

（4）参与维持免疫记忆：位于外周淋巴器官 B 细胞依赖区的滤泡树突状细胞（FDC）可以通过高表达 FcR，CR 等受体，有利于持续附着一定量抗原，通过长时间刺激 Bm，使其保持免疫记忆。此外，外周淋巴器官 T 细胞依赖区中有极少量长寿并呈指状的 DC，可能与 Tm 形成和维持有关。

三、自然杀伤细胞

自然杀伤细胞（NK 细胞）是一类独立的淋巴细胞群，因其介导对靶细胞的细胞毒效应无需抗原预先致敏就能发生而得名。与 T、B 细胞相比，NK 细胞不表达 T、B 细胞特有的 TCR，BCR 分子。外周血和组织中的成熟 NK 细胞具有抗原非特异性的细胞杀伤能力，故其是介导固有免疫的主要效应细胞，尤其在肿瘤、病毒或细菌感染的早期就起到防御作用。

1.生物学特性

NK 细胞起源于骨髓中的淋巴样祖细胞，骨髓是其分化、发育的主要场所。

NK 细胞不表达特异性抗原识别受体，可表达一系列与其活化和抑制相关的调节性受体，并通过上述调节性受体对机体"自己"和"非己"成分的识别，选择性地杀伤病毒感染或肿瘤细胞。NK 细胞成熟后表达两类受体：杀伤细胞活化受体（killer activatory receptor，KAR），为可激发 NK 细胞杀伤作用的受体（如 CD94／NKG2C、NKR－P1、KIRD－short）；杀伤细胞抑制受体（killerinhibitory receptor，KIR），为能够抑制 NK 细胞杀伤作用的受体（如 KIRD-long，CD94/NKG2A）。通常 KIR 的胞内段带有 ITIM，而 KAR 的胞内段带有 ITAM 或可招募带有 ITAM 的分子。

2.免疫生物学作用

（1）细胞毒作用：活化 NK 细胞可杀伤病毒感染细胞和肿瘤细胞。NK 细胞的杀伤机制包括：①通过释放穿孔素-颗粒酶引起靶细胞溶解。②通过 Fas/FasL 途径引起靶细胞凋亡。③释放细胞因子 TNF-α，通过与靶细胞表面相应受体结合而使靶细胞凋亡。引发杀伤效应的途径主要是 KAR/KIR 启动的自然杀伤和 CD16 介导的 ADCC。

（2）免疫调节作用：NK 细胞是一类重要的免疫调节细胞，可分泌 IFN-γ、TNF-α、IL-2、GM－CSF，M-CSF 和 IL-5 等多种细胞因子，对 T 细胞，B 细胞、骨髓干细胞等均有免疫调节作用。

最近新发现参与固有免疫的所谓自然辅助细胞（natrual helper cells，NHs），可能是另一类独立的（非 T-非 B-非 NK）淋巴细胞群，因其（无抗原受体）活化不依赖特异性抗原刺激并产生大量细胞因子而得名，亦称固有辅助细胞。

其主要分布于黏膜下一些特殊淋巴组织,有 CD117（c-Kit）,Sca-1（骨髓干细胞标志）、IL7R、IL33R 等分子的表达,活化主要产生 Th2 型细胞因子,最突出的是 I-5、IL-13 等,介导对应 2 型免疫应答,并支持 B1 细胞自我更新,促进 IgA 生成。在蠕虫等病原入侵时,其可使局部嗜酸性粒细胞和杯状细胞明显增生,引发抗蠕虫效应及过敏反应。

四、其他固有免疫细胞

1.NKT 细胞

NKT 细胞是一类既表达 T 细胞受体（TCR）又表达 NK 细胞受体的淋巴细胞。NKT 细胞在胸腺或胚肝分化发育,主要分布于骨髓、胸腺、肝脏,在脾脏、淋巴结、外周血中也有少量分布。NKT 低密度表达的 TCR 缺乏多样性,主要识别由 CD1 分子提呈的脂类和糖类抗原,其受到相应抗原及细胞因子刺激后,可以分泌大量的 IL-4、IFN-γ、GM-CSF、IL-13 和其他细胞因子．趋化因子,发挥免疫调节和细胞毒作用。NKT 细胞与多种疾病的发病有着重要联系,一方面保护机体免受微生物感染和肿瘤发生；另一方面,也可以破坏机体组织,参与自身免疫性疾病的发生和发展。

2.γδT 细胞

γδT 细胞是表达 TCRγδ 的 T 细胞,主要分布于皮肤、小肠、肺和生殖器官等黏膜及皮下组织,是构成皮肤的表皮内淋巴细胞和黏膜组织的上皮内淋巴细胞的主要成分之一。这种分布模式提示 γδT 细胞在黏膜免疫中起重要作用。γδT 细胞可直接识别天然抗原,其识别配体常为非肽类分子（如 CD1 提呈的糖脂、分枝杆菌的单烷基磷酸酯等）；主要在黏膜局部及肝脏发挥抗感染免疫作用,是机体一线防御细胞；可产生 I-2、IL-3、IL-4、INF-γ、GM-CSF 和 TNF 等细胞因子,发挥免疫调节作用。近年来发现,γδT 细胞还具有杀瘤作用,也可能参与对坏死细胞的清除。

3.B1 细胞

B1 细胞是具有自我更新能力的 $CD5^+$,$mIgM^+$ B 细胞,B1 细胞在个体发育过程中出现较早,是由胚胎期或出生后早期的前体细胞分化而来。B1 细胞的抗原识别谱较窄，主要针对属于 TI-2 抗原的细菌多糖类物质。B1 细胞可直接介导对 TI-Ag 的免疫应答，无需 Th 辅助，不产生免疫记忆细胞。主要产生 IgM 类低亲和力抗体，但肠系膜等处特殊淋巴组织的 B1 细胞也可能分泌 IgA。

4.粒细胞

粒细胞又称多形核白细胞，按其胞质颗粒的染色性质分成中性粒细胞、嗜酸性粒细胞，嗜碱性粒细胞三大群。

（1）中性粒细胞（neutrophil）：占多形核白细胞总量的 90%，是抵御病原体入侵的早期防御因素之一，特点是寿命短、更新快、数量多。成熟中性粒细胞表面表达多种模式识别受体，如甘露糖受体，CD14、清道夫受体等，以及 Fc 受体，补体受体 CR3 和 CR4 等。中性粒细胞具有很强的趋化和吞噬作用，所含的多种颗粒与由吞噬激活的"呼吸爆发"过程是其消灭与清除病原体的主要手段，但这也是可能造成组织损伤的重要因素。

（2）嗜酸性粒细胞（eosinophil）：占多形核白细胞总量的 2%—5%，以其胞质内嗜伊红颗粒而得名。这些颗粒中具有大量的水解酶类，如过氧化物酶等。嗜酸性粒细胞含有的主要碱性蛋白、芳基硫酸酯酶等对于寄生虫具有毒性作用，是限制体内寄生虫感染扩展的重要因素；含有的组胺酶是限制和调节肥大细胞介导的炎症的重要因素；而其产生的 TGF-β 则是促进修复的重要因素。

（3）嗜碱性粒细胞（basophil）：仅占多形核白细胞总量的 0.2%，胞内浆内含有丰富的嗜碱性颗粒，细胞膜表面表达补体 C3a，C5a 受体和 IgE Fc 受体等。嗜碱性粒细胞有十分突出的卵圆形颗粒，在这些颗粒中含有肝素、组胺、血清素，以及可以代谢为前列腺素和白三烯的膜样物质和一系列水解酶类。嗜碱性粒细胞表面有 IgE 的高亲和力受体 FcRⅠ，故在超敏反应，尤其是Ⅰ型超敏反应中发挥作用。

5.肥大细胞

位于黏膜及组织内的肥大细胞（mast cell）具有与嗜碱性粒细胞相同的颗粒和相似的形态学特征，并有与嗜碱性粒细胞平行的谱系起源。肥大细胞可产生各种类型的细胞因子，包括 IL-1，IL-3、IL-4、IL-5、IL-6、IL-8、IL-10、IL-12、IL-13、GM-CSF、TNF 等，以及可以对中性粒细胞与嗜酸性粒细胞产生趋化作用的炎症因子。其表面具有 IE 的高亲和力受体 FctRI，可因结合 IgE 而激活。激活的肥大细胞能释放出细胞颗粒所含的物质，引起一系列的血管变化与炎症反应。因此，组织内的肥大细胞成为炎症反应的"开关"，而黏膜下的肥大细胞则是 I 型超敏反应的重要介导者。肥大细胞还可表达 MHC II 类分子，共刺激分子等，参与 T、B 细胞的活化调节。

第三节 参与适应性免疫的细胞

适应性免疫细胞是免疫细胞中主要的细胞群体，起核心作用的是 T 细胞和 B 细胞，它们在参与免疫应答和免疫效应中发挥重要的作用。

一、T 细胞

T 细胞是 T 淋巴细胞（T lymphocyte）的简称，来源于骨髓中的淋巴样干细胞，在胸腺中发育成熟。T 细胞因经胸腺发育而得名。成熟的 T 细胞具有特异性抗原受体，接受抗原刺激后能发生活化、增殖、分化，形成特异性免疫效应。

T 细胞在胸腺内的分化发育过程经历双阴性期、双阳性期和单阳性期。在此过程中，T 细胞需经历两次选择，即阳性选择和阴性选择。

（1）T 细胞的分化发育：由骨髓迁来的胸腺细胞位于胸腺皮质浅层，表达 CD2 和 CD5 分子，因不表达 CD4 和 CD8 分子，称为双阴性细胞（double negative cell，DN）。此时，T 细胞也不表达 TCR 和 CD3 分子，不能识别抗原。但在胸腺微环境和细胞因子的诱导下逐渐分化成熟，DN 细胞先后发生 TCRβ 基因和 TCRα 基因重排，并逐渐表达功能性的 TCR。与此同时，DN 细胞逐渐表达 CD4 和 CD8 两种分子，形成双阳性细胞（double positive cell，DP）。DP 细胞继而经历阳性选择过程，如果 T 细胞的 TCRaβ 能与胸腺基质细胞表面的 MHCI 类或 MHCI 类分子以适当的亲和力结合，T 细胞克隆即被选择，可继续分化为 $CD4^+$ 或 $CD8^+$ 单阳性细胞（single positive cell，SP），然后迁出胸腺进入外周免疫器官或外周血。

（2）T 细胞发育的选择过程：①阳性选择：TCRαβ$^+$ CD4$^+$CD8$^+$双阳性细胞在胸腺皮质中，如与 MHCI 类分子相互作用，则使 CD4 分子表达下调至完全抑制，CD8 分子表达上调，最终分化为 CD8$^+$T 细胞；如果 T 细胞与 MHC类分子结合，则使 CD8 分子表达下调至完全抑制，CD4 分则表达上调，最终分化为 CD4$^+$T 细胞。不能结合 MHCI、Ⅱ类分子的 T 细胞则发生细胞凋亡而被克隆清除。经过阳性选择的 CD4$^+$CD8$^-$细胞或 CD4$^-$CD8$^+$T 细胞分别具有识别自身 MHCⅡ类分子或 MHCI 类分子的能力，即 T 细胞获得了识别抗原的MHC 限制性。②阴性选择：经历阳性选择后的 SP 细胞中，既包括识别非己抗原的特异性克隆，也包括自身反应性克隆，此时 T 细胞需再次经历阴性选择过程。即 T 细胞如果能识别胸腺皮质与髓质交界处的树突状细胞（DC）和巨噬细胞（Mφ）表面的自身肽-MHCI 类分子复合物或自身肽 MHCI 类分子复合物，即发生凋亡而致克隆清除。不能识别该复合物的 T 细胞则继续发育。由此，T 细胞通过阴性选择获得对自身抗原的耐受性。

只有经历阳性选择和阴性选择后的 T 细胞，方能离开胸腺迁移到外周血液，并进入外周免疫器官。在胸腺迁移出的 T 细胞中，除绝大多数是初始 T 细胞外，尚有近 10%是特殊的 CD4$^+$CD25$^+$T 细胞，它们是特异性的免疫抑制细胞，称为调节性 T 细胞（regulatory T cell，Tr），已了解到它们是表达转录因子 Foxp3 的一些 CD4$^+$T 细胞经历了某种与阴性选择类似的自身抗原肽——MHC 类分子复合物选择发育形成。Tr 耐受阴性选择，具有受 MHC分子限制的特异性免疫抑制作用，在外周可调节 APC、T 细胞和 B 细胞活动，抑制针对对应特异性抗原的应答，提供了维持自身免疫耐受的重要机制。

二、B 细胞

B 细胞是体内唯一能形成抗体的淋巴细胞，其特征性表面标志是膜免疫球蛋白（membraneimmunoglobulin，mIg）。B 细胞经激活、增殖、分化为浆细胞，并分泌抗体，形成免疫效应，并同时具有抗原提呈功能。

（1）B 细胞的分化发育：B 细胞源于骨髓中的淋巴样干细胞，在骨髓内分化成熟。B 细胞分化阶段可分为在中枢免疫器官中的抗原非依赖期和在外周免疫器官中的抗原依赖期。第一阶段在骨髓内进行，前 B 细胞胞质内首先出现链，随后产生轻链，装配成 IgM，插入细胞膜表面形成 SmIgM，发育为不成熟 B 细胞。随后，再进一步表达 SmIgD，分化为成熟 B 细胞（未接触抗原前称初始 B 细胞）。此过程不需抗原刺激，被称为 B 细胞分化的非抗原依赖期。在第二阶段，B 细胞在外周免疫器官中分化发育为抗原依赖性，又称抗原依赖期。成熟 B 细胞离开骨髓进入外周免疫器官，受抗原刺激后活化，SmIgM 丢失，继续增殖分化为浆细胞，产生特异性抗体，部分 B 细胞分化为记忆 B 细胞，此阶段称为抗原依赖期。

（2）B 细胞发育的选择过程：B 细胞发育与 T 细胞的类似，在分化成熟过程中也先后经历阴性、阳性两次选择。前 B 细胞在骨髓内分化为未成熟 B 细胞后，能识别自身抗原的 B 细胞克隆以其 BCR（mIgM）与骨髓中出现的自身抗原发生结合，发生细胞凋亡，清除自身反应性 B 细胞克隆。经历阴性选择后，成熟的 B 细胞进入外周免疫器官，当接受外源性抗原刺激后进入增殖状态，并发生广泛的 Ig 可变区体细胞突变，突变后的 B 细胞需经历阳性选择：若 B 细胞的 BCR 能有效地与滤泡树突状细胞（FDC）表面的抗原结合，同时细胞表面 CD40 也与活化 Th 细胞表面的 CD40L 结合即可免于凋亡；若不能与抗原结合，该 B 细胞即发生凋亡。经阳性选择的细胞克隆大部分分化为分泌高亲和力抗体的长寿命浆细胞迁移至骨髓，少部分分化为记忆 B 细胞定居于外周，当再次遇到相同抗原时，产生快速、高效的再次应答。B 细胞的阳性选择不但促进抗体亲和力成熟，而且同时伴有 Ig 的类别转换。

第三章　免疫应答

免疫应答（immune response）是机体对外源性及内源性危险信号所产生的一种刺激—反应活动。与炎症反应类似，这一活动既形成生理保护，也可能同时造成病理损伤。

第一节　概述

根据种系和个体免疫系统的进化、发育及免疫效应机制和作用特点，可将机体的免疫机制分为固有免疫和适应性免疫，故免疫应答也可相应的分成固有免疫应答和适应性免疫应答。固有免疫既可作为适应性免疫的先导，又可成为适应性免疫效应的组成部分。所以，固有免疫应答和适应性免疫应答是相辅相成、密不可分的。

一、免疫应答的方式

免疫应答按其激活特点，效应方式分为固有免疫应答（innate immune response）和适应性免疫应答（adaptive immune response）两类。固有免疫应答是种群长期进化过程中逐渐形成、针对病原体最初刺激的防御性反应，通常在感染发生后的数分钟至96小时发挥作用。适应性免疫应答是机体接触抗原后针对特定抗原产生的高度特异性反应，应答启动时间较迟，但维持的时间较长并形成记忆性。因此，适应性免疫应答成为机体最有效的清除致病因子和维持生理环境恒定的防御机制。

二、免疫应答的特点

固有免疫应答和适应性免疫应答在参与细胞、参与分子、受体特征、受体种类、应答反应时间、是否形成免疫记忆等方面各有特点。两种免疫应答的比较见表 3-1。

表 3-1 固有免疫应答与适应性免疫应答的比较

类别	固有免疫应答	适应性免疫应答
主要参与细胞	树突状细胞、巨噬细胞、中性粒细胞、肥大细胞、嗜酸性粒细胞、NK 细胞等	T 细胞、B 细胞
主要参与分子	补体、C-反应蛋白,抗菌肽.甘露糖结合凝集素等	免疫球蛋白（抗体）
受体特征	胚系基因编码,同类型细胞表达相同的受体（非克隆表达）	体细胞基因片段重排后的基因编码,同类细胞表达各自独有特异性的受体（克隆表达）
受体种类	PRR（TLR，NLR 等）	BCR、TCR
识别配基	PAMPs、DAMPs	抗原表位
反应时间	立即	延迟至数日
免疫记忆	无	有

1.固有免疫应答的特点

（1）识别对象：分子模式为参与固有免疫应答的树突状细胞、巨噬细胞、中性粒细胞、肥大细胞、嗜酸性粒细胞等的主要识别对象，主要包括以下方面。①作为外源性危险信号的病原相关分子模式（pathogen-associated molecular patterns，PAMPs）：多为病原生物所共有的结构恒定、高度保守的分子结构，如脂多糖（lipopolysaccharide，LPS）、脂磷壁酸（lipoteichoicacid，LTA）、肽聚糖（peptidoglyca，PGN），微生物的核酸等，PAMP 数量有限，但在病原微生物中分布广泛。②作为内源性危险信号的损伤相关分子模式（damage-associated molecular patterns，DAMPs）：指细胞损伤或激活后释放的多种具有免疫调节活性的细胞内分子，如高迁移率组蛋白 Bl（high mobility groupbox l protein Bl，HMGBl）、热休克蛋白（heatshock protein，HSP）、尿酸结晶、ATP 等。

（2）识别受体：固有免疫应答的典型识别受体是模式识别受体（pattern recognition receptors，PRRs），包括膜型受体、分泌型受体、专性胞质受体等。模型受体有清道夫受体、甘露糖受体等，分泌型受体有甘露糖结合凝集素等，专性胞质受体有 NOD 样受体（NOD-like receptor，NLR）、RIG-I 样受体（RIG-I-like receptors，RLR）等。这类受体多为胚系基因编码，与分子模式结合的细胞几乎总是处于活化或近活化状态，一旦识别成功，便迅速形成有关效应。识别受体中需特别提及的是 Toll 样受体（toll-like receptors，TLRs）家族，在细胞膜及细胞质均有分布，TLRs 在连接固有免疫与适应性免疫中起重要作用。

2.适应性免疫应答的特点

（1）识别对象：抗原是参与适应性免疫应答的 T、B 细胞的主要识别对象。这一识别的建立以抗原受体与抗原表位的结构（构象）严格匹配为基础。

（2）识别受体：T、B 细胞均表达抗原受体。其中 BCR 可选择性地识别天然抗原表面存在的对应表位，TCR 则选择性地识别由 MHC 分子提呈的抗原肽。

（3）效应方式：T 细胞或 B 细胞经抗原刺激后，都须经一定诱导期，方可形成效应产物，如各类细胞因子，颗粒酶、穿孔素、抗体等。故适应性免疫应答过程可人为划分为抗原识别、T 与 B 细胞增殖分化及抗原清除等三个阶段。适应性免疫应答的效应形式分为由 T 细胞介导的特异性细胞毒作用与炎症反应和由 B 细胞介导的抗体所表现的各类生物学效应。

第二节 固有免疫应答

病原体突破屏障系统侵入机体是固有免疫应答启动的始因，机体借助体液因子和固有免疫细胞所形成的固有免疫应答效应清除病原体，此过程分为即时性体液因子作用和早期细胞作用两个阶段。

一、即时性体液因子作用阶段

正常机体的体液和组织中天然存在着许多抑菌、杀菌物质，包括补体系统、溶菌酶、干扰素，C-反应蛋白等。这些分子是固有免疫应答初始阶段的主要效应物质。

1.补体系统

补体系统是参与固有免疫应答最重要的一类免疫效应分子。多种病原生物逾越屏障，侵入机体后，可循不同途径激活补体系统。感染早期当抗体尚未产生时，补体即可通过MBL或替代激活途径发挥溶菌、溶细胞作用，在机体早期抗感染免疫应答中具有十分重要的意义。当针对病原体的特异性抗体产生并与侵入体内的病原体结合后，可通过经典途径激活补体，产生溶菌和促进病原体清除等抗感染免疫效应。补体激活后产生的活性片段还可发挥趋化（C3a、C5a）、调理（C3b）、免疫黏附（C3b）及介导炎症（C3a，C5a）等免疫效应。

2.细胞因子

病原体感染机体后，可刺激机体免疫细胞和感染的组织细胞产生多种细胞因子，发挥免疫效应。如感染早期，病灶组织释放的趋化因子IL-8，能直接诱导邻近的巨噬细胞向感染部位聚集；而活化的巨噬细胞释放的细胞因子TNF-α、IL-1β、IL-6等，可诱导肝脏产生急性期蛋白如C-反应蛋白（C-reactive protein，CRP）等，并可将血液中的中性粒细胞招募到病灶处，增强其吞噬杀伤能力。病毒感染后，可诱导组织产生IFN，IFN可抑制病毒复制，在抗病毒感染中发挥重要作用。

3.抗菌肽及酶类物质

在昆虫，两栖类及哺乳动物等不同动物组织中发现了很多具有抗菌作用的蛋白质和多肽，称为抗菌肽。人类机体中发现的防御素属于抗菌肽中的一个大家族，根据其氨基酸的空间结构和分泌部位的差别又分为三大类：人α-防御素（human α-defensin）、人β-防御素（human β-defensin）、人θ-防御素（human θ-defensin），现已发现人防御素达35种以上，其中非常重要的防御素有10种。参与固有免疫的酶类物质包括溶菌酶、乙型溶素等。

（1）防御素（defensin）：能耐受蛋白酶的一类富含精氨酸的小分子多肽，对细菌、真菌和某些有包膜病毒有杀伤作用，机制包括：①直接杀菌作用。②诱导病原体自溶和干扰其 DNA、蛋白质合成。③致炎和趋化作用。

（2）溶菌酶：来源于吞噬细胞，是一种不耐热的碱性蛋白质，广泛存在于各种体液、外分泌液和吞噬细胞溶酶体中。主要溶解 G^+ 菌的细胞壁，在抗体和补体存在的条件下也能溶解 G^- 菌。

（3）乙型溶素：是血清中一种对热较稳定的碱性多肽，在血浆凝固时由血小板释放，故血清中乙型溶素的浓度显著高于血浆中的水平。乙型溶素可作用于 G^+ 菌的细胞膜，产生非酶性破坏效应，但对 G^- 菌无效。

二、早期细胞作用阶段

吞噬细胞、NK 细胞、其他固有淋巴细胞的激活是固有免疫应答阶段的主体，其生物学效应也是固有免疫的主要体现。

1.吞噬细胞的激活与效应

（1）吞噬细胞对分子模式的识别：吞噬细胞的激活始于模式识别受体识别病原相关分子模式和（或）损伤相关分子模式（PAMPs/ DAMPs），包括位于细胞膜上的大部分 Toll 样受体（TLRs）、清道夫受体及甘露糖受体等对病原体细胞表面 PAMPs 的识别。例如，TLR4 识别 G^- 菌的脂多糖（LPS）、TLR1/TLR2 和 TLR2/TLR6 识别 G^+ 菌的磷壁酸、TLR5 识别鞭毛。清道夫受体能识别乙酰化的低密度脂蛋白，脂多糖、磷壁酸及磷脂酰丝氨酸（凋亡细胞重要的表面标志）。甘露糖受体能结合病原体细胞壁糖蛋白和糖脂分子末端的甘露糖和岩藻糖残基，参与吞噬病原体。位于细胞质内体上的TLRs、胞质内的维甲酸诱导的基因I样受体（retinoic acid-inducible gene I-likereceptors，RLRs）和NOD样受体（NLRs）等对病原体PAMPs的识别，如TLR3识别病原体的双链RNA、TLR7识别病原体的单链RNA、TLR9识别病原体的双链DNA；RLRs识别病毒RNA；NLRs能识别肽聚糖的降解物、病毒的单链RNA。

（2）吞噬细胞的吞噬，杀灭机制：被激活的吞噬细胞可产生极高的吞噬活性，病原体被吞噬在吞噬细胞内形成吞噬体。当吞噬体与溶酶体融合形成吞噬溶酶体后，可通过多种机制杀伤、降解摄入的病原体。主要机制如下。①氧依赖杀伤机制：主要指经呼吸爆发过程形成的活性氧中间物（reactive oxygen intermediates，ROI），如过氧化氢、单态氧、超氧阴离子等物质和经一氧化氮合成酶催化精氨酸形成的活性氮中间物（Reactive Nitrogen intermediates，RNI），如一氧化氮、亚硝酸盐等对病原体的杀灭。②非氧依赖杀伤机制：包括溶酶体中溶菌酶对G^+菌细胞壁的破坏、多种水解酶对病原体的消化降解和糖酵解产生的酸性环境对病原体的抑制、杀灭以及防御素，乳铁蛋白介导的杀灭作用。③胞外陷阱机制：中性粒细胞尚可经胞外陷阱（neutrophil extracellulartraps，NETs）抑制病原体感染。NETs主要由核质形成并释放到细胞外，其中含有去浓缩的染色质、某些颗粒（如丝氨酸蛋白酶）及胞质蛋白等。释放到胞外的NETs能与细菌结合，降解细菌的毒性物质，并通过高浓度的丝氨酸蛋白酶杀死病原体。NETs可由死亡的中性粒细胞释放，出现在细胞受到病原体刺激后的2—3小时；也可由未损伤的中性粒细胞分泌，在病原菌刺激中性粒细胞的数分钟内形成。NETs是中性粒细胞的一种有效降低机体细菌载荷并控制炎症反应的方式。

2.NK细胞的激活与效应

（1）NK细胞激活方式："丧失自我"与"诱导自我"是目前已知的NK细胞的两种激活方式。前者是受病原体侵袭的自身细胞因不能表达作为NK细胞抑制信号的正常膜分子（通常是MHCI类分子），而使NK细胞被激活；后者是受病原体侵袭的自身细胞因应激（stressed），而表达MHCI类分子相关抗原A/B（MHC class I chain-related antigen A/B，MICA/B），可通过结合NK细胞杀伤激活受体NKG2D而激活NK细胞。

（2）NK细胞的作用机制：活化后的NK细胞杀伤靶细胞的效应机制主要有：穿孔素-颗粒酶途径诱导靶细胞坏死或凋亡，Fas/FasL途径诱导靶细胞凋亡、TNF-α/TNFR途径诱导靶细胞凋亡及ADCC。

3.其他固有免疫细胞的激活与效应

（1）NKT细胞：NKT细胞可被CD1分子提呈的脂质、糖脂和某些肽类抗原激活。NKT细胞发挥效应的方式主要有：①穿孔素-颗粒酶途径及Fas/FasL的细胞毒作用。②分泌细胞因子参与免疫调节。

（2）γδT细胞：γδT细胞由其TCR识别的脂类抗原、某些多肽抗原或磷酸化配体激活。γδT细胞效应的方式与NK细胞，NKT细胞相似，可通过细胞毒作用及分泌细胞因子发挥效应。

（3）B1细胞：B1细胞由其BCR识别的非T细胞依赖抗原（TI抗原）激活。TI抗原又分为TI-1型抗原和TI-2型抗原。TI-1型抗原（如脂多糖）可结合B细胞表面丝裂原结合蛋白并提供抗原表位与BCR结合，进而激活B1细胞。TI-2抗原（通常是微生物的多价多糖，如荚膜多糖）主要依赖多个重复表位同时与B细胞表面多个BCR结合，导致BCR发生交联，直接活化B1细胞。活化的B1细胞分泌的抗体型别转换有限、亲和力较弱，但识别谱宽泛。

第三节 适应性免疫应答

一、T细胞介导的细胞免疫应答

1.抗原识别阶段

T细胞膜表面TCR与APC表面的抗原肽－MHC复合物特异结合称为抗原识别（antigenrecognition），是T细胞活化的第一步。

（1）抗原的加工提呈：供T细胞识别的抗原肽－MHC复合物通常具

有两种形式,即外源性抗原肽与 MHC Ⅱ类分子形成的复合物和内源性抗原肽与 MHCI 类分子形成的复合物。

(2)抗原的识别:携有抗原肽－ MHC 复合物的 APC 移入淋巴结皮质区,通过趋化因子作用募集 T 细胞并提呈抗原信息。

2.淋巴细胞活化阶段

当 APC 与 T 细胞的特异结合完成后,位于免疫突触中的多对黏附分子间的相互作用不仅提供了抗原信号转导的环境条件,而且提供了 T 细胞活化的辅助信号,即由黏附分子相互作用所提供的非特异性的活化信号。T 细胞的活化既需要抗原刺激这一特异性的活化信号,又需要共刺激分子提供的非特异性的活化信号,这就是所谓的"双信号学说"。

(1)$CD4^+$T 细胞的活化:外源性抗原肽与 MHC 类分子形成的复合物作为 $CD4^+$T 细胞特异性活化信号(第一信号)。前面章节已经阐述 MHC Ⅱ类分子仅在专职 APC 上组成性地表达,作为专职 APC 的数种细胞如树突状细胞、单核-巨噬细胞,B 细胞又都表达具有代表性的 CD80 等共刺激分子。尤其是树突状细胞具有出色的摄取、加工抗原、适当的移行及产生有关细胞因子(包括趋化因子)的能力,这就意味着当 $CD4^+$T 细胞接受其提呈特异性抗原刺激活化信号时,也得到了共刺激信号(第二信号),满足了活化所需的全部条件与环境。因此,初始 $CD4^+$T 细胞一般总是可以率先顺利活化,并成为整个免疫应答过程的"启动者"。

(2)$CD8^+$T 细胞的活化:内源性抗原肽与 MHC Ⅰ类分子形成的复合物作为 $CD8^+$T 细胞特异性活化信号(第一信号)。几乎所有的有核细胞都能表达 MHCⅠ类分子,并都可提呈内源性抗原肽,因此能提供此类抗原信号的细胞远比专职 APC 来得广泛。实际上, $CD8^+$T 细胞活化主要发生在下面两种情况中。一是提呈的抗原信号来自专职 APC:与前述 $CD4^+$T 细胞相同,活化所需的"双信号"同时得到满足,可以顺利活化;二是提呈的抗原信号来自靶细胞,这些细胞一般不能表达 CD80 等共刺激分子,于是 $CD8^+$T 细胞缺乏活化需要的第二信号——共刺激信号,如果此时邻近有已活化的 $CD4^+$T 细胞,可以通过其释放的细胞因子(如 IL-2)诱导靶细胞表达共刺激分子,或直接刺激 $CD8^+$T 细胞有关受体,则可使其完成活化。如缺乏来自活化 $CD4^+$T 细胞提供的帮助，$CD8^+$ T细胞就将处于"无能"状态，并可能发生凋亡，导致免疫耐受。这也是效应 $CD4^+$ T细胞被称为辅助性T细胞（Th）的原因之一。

（3）T细胞的增殖和分化：活化后的T细胞在无抗原刺激的条件下可持续分裂7—10个轮次，并分化为效应细胞。$CD4^+$ T细胞受抗原、APC类型及周围环境中细胞因子的作用可发生极化（polarization），即从初始激活的Th0经极化转变为Th1或Th2，并产生相应的细胞因子。

当抗原急剧下降后，数量较大的效应T细胞可出现激活诱导的细胞凋亡与细胞因子撤退性的细胞凋亡，使克隆T细胞群体变小。有部分侥幸逃脱前面两种凋亡的T细胞会转入静止状态，成为记忆T细胞。记忆T细胞分为两类：效应性记忆T细胞（Tan）居于炎症组织内，完成即刻起效的快速应答活动；中枢性记忆T细胞（Taa）居于淋巴结副皮质区，在抗原再次刺激下重新分化为效应细胞。

3.抗原清除阶段

经细胞增殖、分化后形成的效应T细胞，除可辅助其他免疫细胞活化外，主要参与抗原的清除。

（1）$CD4^+$ T细胞的效应：$CD4^+$效应T细胞（Th）可分泌IFN-γ、TNF及其他致炎因子，激活巨噬细胞并诱导炎症反应。通过这样的效应可以破坏与抗原结合的组织，达到清除抗原的目的。$CD4^+$效应T细胞所产生的这些效应作用可以形成一种特定的病理反应格局，称为迟发型超敏反应（delayed-type hypersensitivity，DTH）性炎症。

（2）$CD8^+$ T细胞的效应：$CD8^+$效应T细胞（Tc）可高效、特异性地杀伤胞内寄生病原体（病毒、某些胞内寄生菌等）的宿主细胞、肿瘤细胞等靶细胞，而不损害周围正常组织。

二、B细胞介导的免疫应答

B细胞介导的免疫应答过程主要指由B2细胞识别TD-Ag抗原后活化、增殖和分化并发挥免疫效应的过程。

1.抗原识别阶段

TD-Ag一般是天然蛋白抗原，可以被B细胞的BCR直接识别，通过与

BCR 结合的 CD79a/b 进行信号转导。CDl9/CD21/CD81/CD225 复合体则因能显著降低 B 细胞活化所需阈值而被称为共受体。

2. B 细胞活化阶段

B2 细胞的活化也遵循"双信号激活"准则。

（1）第一活化信号：B 细胞应答的第一步是 BCR 对抗原的特异性识别及两者的结合，通过 CD79a/CD79b 向细胞内发出第一活化信号，即抗原特异性信号。共受体 CD19、CD21、CD81、CD225 与 BCR 发生交联，一方面可降低 BCR 内化的作用，延长经由 BCR 的刺激信号的作用时间；另一方面可把 CD19"拉近"BCR，由 CD19 分子转导的信号加强由 BCR 复合物转导的信号，明显降低抗原激活 B 细胞的阈值，可使 B 细胞对抗原刺激的敏感性大大增高。

（2）第二活化信号：第二信号由多种黏附分子对的相互作用所提供，其中最重要的是 CD40-CD154（CD40L）。CD4OL 由树突状细胞活化的 Th 细胞提供，同时 Th 细胞也通过分泌细胞因子对 B 细胞起重要辅助作用，如 Thl 分泌的 IL-2、IFN-γ 及 Th2 分泌的 L-4、IL-5、IL-6 等细胞因子均参与了 B 细胞激活、增殖与抗体的产生（尤以 Th2 作用更为重要）。

（3）B 细胞的增殖和分化：活化的 B 细胞一部分在淋巴结髓质增殖、分化为短寿命浆细胞，分泌早期抗体（IgM）；另一部分进入淋巴结的淋巴滤泡，形成生发中心。在生发中心经历体细胞高频突变（somatic hypermutation）、受体编辑（receptor editing）、转类（class switch）等过程，形成记忆 B 细胞和长寿命浆细胞。长寿命浆细胞再迁移至骨髓，并在骨髓基质细胞支持下成为长期、持续性提供高亲和力抗体的来源。

3. 抗原清除阶段

由浆细胞分泌的抗体是 B 细胞介导的体液免疫应答中的效应物质。抗体可通过中和作用、调理作用、ADCC 及激活补体系统等活性，直接或间接影响抗原的生物学活性、功能和清除。

第四节　免疫应答的类型与结果

免疫应答根据其效应产生与否可分为正向免疫应答与负向免疫应答；根据其效应格局可分为初次免疫应答（primary immune response）和再次免疫应答（secondary immiune re5ponSe）等类型。免疫应答最终导致的结果往往具有两面性：一方面产生免疫保护，另一方面导致免疫损伤。

一、类型

1.正向免疫应答与负向免疫应答

通常将T、B细胞受到抗原刺激而产生免疫效应的应答称为正向免疫应答，将不能产生免疫效应的应答称为负向免疫应答。后者是指在某些特殊条件下，抗原进入机体所诱导的对该抗原特异性的免疫无反应性，系识别抗原的T、B淋巴细胞不复存在或活化阶段受阻，最终未能形成效应细胞所致，又称免疫耐受。

引起免疫耐受的因素十分广泛，最主要的原因可能是在抗原刺激T、B细胞时缺乏合适的第二信号所致。此外，体内多种免疫调节机制也可能导致免疫耐受的发生。例如，导致T、B细胞的"克隆清除（clonal deletion）""克隆无能（clonal anergy）""克隆忽视（clonal ignorance）"等结局，最终有可能使抗原反应细胞被逐出淋巴细胞"库"（repertoire）。

负向免疫应答的出现在一定意义上是对"阴性选择"的一种补充，可以清除部分自身反应性淋巴细胞克隆，但负向免疫应答机制的存在也同时为病原体与肿瘤的"免疫逃逸"创造了条件。

2.初次免疫应答与再次免疫应答

机体对初次接触的抗原与再次接触的抗原所形成的免疫应答格局表现出很大的差异，据此人们将前一种应答格局称为初次免疫应答，将后一种应答格局称为再次免疫应答。

根据已有的实验依据，可以认为初次免疫应答是初始淋巴细胞受抗原激活后活化为短寿命效应细胞所形成的免疫应答格局。其特点是：①细胞活化的阈值较高。②细胞活化所需的时间较长。③细胞活化后的效应水平较低。④细胞活化后效应延续的时间较短。

再次免疫应答通常是由记忆淋巴细胞对抗原形成的回忆反应。其特点是：①细胞活化的阈值较低。②细胞活化所需的时间较短。③细胞活化后的效应水平较高。④细胞活化后效应延续的时间较长。

初次应答与再次应答的差异，在抗体形成的过程中得以很好地体现。如初次免疫应答与再次免疫应答时抗体在诱导期长短、形成类别、效价、持续时间、亲和力等方面均有明显的差异（表3-2），这种规律又被称为抗体产生的一般规律。此规律对临床免疫诊断和免疫防治均具有重要指导意义。

表3-2　初次免疫应答与再次免疫应答中抗体形成的比较

项目	初次免疫应答	再次免疫应答
抗原	TD-Ag 或 TI-Ag	TD-Ag
参与应答的B细胞	初始B细胞	记忆B细胞
潜伏期	长（4—7日）	短（1—3日）
抗体达到最高水平	所需时间长（7—10日）	短（3—5日）
抗体水平	较低	高（比初次免疫应答高10—1000倍）
抗体维持时间	较短	长
抗体亲和力	低	高
抗体主要类别	IgM	IgG、IgA

二、结果

正向免疫应答可形成多种形式的效应，这些效应绝大多数都与炎症反应密切相关。因此，免疫应答过程除了能够形成对抗原的清除这样一种积极的免疫保护作用外，同时也必然产生因炎症反应而导致的消极的免疫损伤，故有学者将免疫应答比喻为"双刃剑"。

当免疫应答活动所形成的损伤比较轻微，不以疾病状态表现时，人们观察到的只是其保护效应。而当损伤较为严重，出现了相应的临床症状时，就称其为超敏反应（hypersensitivity）。

第四章　肿瘤概述

肿瘤是指机体在各种致癌因素作用下，局部组织的某一个细胞在基因水平上失去对其生长的正常调控，导致其克隆性异常增生而形成的异常病变。

肿瘤细胞与正常细胞相比，其结构、功能和代谢均有异常，它们具有超常的增生能力，这种能力和机体不相协调。人体除头发、牙齿和指甲以外，几乎所有的器官、组织和细胞都可以发生肿瘤。因此，肿瘤不是一种单纯的疾病，而是一大类复杂的疾病。其表现为异常细胞的失控生长，并由原发部位向其他部位播散，这种播散如无法控制，将侵犯要害器官并引起衰竭，最后导致死亡。人体大约可发生四百多种不同的肿瘤，人们常说的癌症就是恶性肿瘤，实际上这是一大类疾病的总称。

按照肿瘤的组织来源，又可分为上皮组织、间叶组织、神经组织、淋巴造血组织及其他组织肿瘤等。如果按人体的不同器官、系统来分类，可以分为颅脑、头颈、骨骼、皮肤、软组织、呼吸系统、循环系统、消化系统、泌尿系统、内分泌系统以及生殖系统肿瘤等。从第十章开始，将以乳腺肿瘤的研究为例，对乳腺肿瘤进行全面而系统的阐述。

第一节　肿瘤的流行病学

一、肿瘤与种族的关系

不同民族之间的肿瘤发病情况存在显著差异。以中国人为例，鼻咽癌在广州地区尤为常见，而在国外的华人群体中也同样如此。在美国西海岸居住了 50 年以上的华人后裔，其鼻咽癌患病率仍比本土美国白人高 30—40 倍。在非洲班图族群中，原发性肝细胞癌最为常见，但在非洲其他人群中发病率较低。在印度人群中，哈萨克族人多患喉部肿瘤。种族差异与皮肤癌的发生密切相关。以上结果表明，各个民族间肿瘤分布存在较大差异，特别是在不同种族聚居地区更为明显。以马来西亚为例，调查显示，马来族人患淋巴结癌和印度族人患口腔癌的发病率均高于其他民族。在中国，肝癌和鼻咽癌是最常见的疾病。新加坡的数据也类似：当地华人比马来西亚、印度尼西亚和越南的人患鼻咽癌率更高而泰国人则更容易患鼻咽癌。各个族群中，肿瘤的分布特征存在差异，并非仅由于易感性差异，更可能是由于他们的生活方式不同所致。

二、肿瘤与经济的关系

波兰的一份报告指出，在城镇地区，胃癌的死亡率低于乡村地区。这一现象与社会经济水平呈反比关系，即社会经济水平越高，胃癌死亡率越低。这种关系在男性和女性中都存在。波兰的医疗专家认为，食用发霉的土豆可能导致胃癌的发展。因此，当土豆的摄入量减少时，胃癌的发病率也会下降。在美国，胃癌发病率在 20 世纪 30 年代达到高峰，之后逐渐下降，这与该国的发展状况有关。日本是全球胃癌患病率最高的国家之一。20 世纪 60 年代，胃癌死亡率达到每 10 万人 50 例，随后逐渐下降，这与日本在 50、60 年代后的经济腾飞密切相关。经济状况决定了人们的饮食习惯。日本肿瘤协会主席平山维氏，建议人们增加对乳制品的摄入，多食用新鲜蔬菜，并减少腌制食品的摄入。这也是癌症死亡率降低的重要因素之一。

肠癌与胃癌恰恰相反，随着经济水平的提高，肠癌（主要是结肠癌）死亡率增高，呈正相关关系。

在非洲和南亚等欠发达国家，肝癌的病死率相对较高。这可能与贫困有关，因为在这些地区，人们在食品选择上没有太多余地。他们可能会进口欧美的发霉食品，例如长霉的花生和玉米等，从而摄入更多的黄曲霉毒素。此外，这些地区处于热带地区，食品保存环境不佳，容易发霉等，这也进一步增加了肝癌的高发病率。

乳腺癌是全球最常见的恶性肿瘤之一，在我国的城镇地区，其发病率也呈上升趋势。研究显示，这与高脂肪摄入有关。与此同时，宫体癌在高收入人群中更为常见，而宫颈癌则更容易出现在贫困人口中。这种差异与不良的生活环境（例如用水），缺乏健康卫生知识以及不卫生的性生活等因素密切相关。

根据对口腔、喉管和肺癌与经济收入之间的关系进行的研究，结果显示，低收入人群在这四种癌症中的患病比例较高，其次是中等收入人群，而高收入者则最低。

三、肿瘤与环境的关系

在1775年，英国的一位外科医师波特首次提出了癌症与恶劣环境条件的关联。气象、气候、地理、地质、土壤和水资源等因素，以及地球化学和动植物生态对肿瘤的发生都起着一定的作用。从环境角度来看，肿瘤的分布特点主要体现在地域上。研究表明，干燥的山区、山地、热带、亚热带等多雨沿海地区容易发生胃癌，而某些山谷（如非洲的伯基特）年均温度低于16℃的地方则更容易发生淋巴癌。工业园区的下风区也有较高的肺癌患病率。

癌症也与所处环境密切相关，并具有明显的职业特征。早在200多年前，英国的医师们就已经发现，在铁路工作人员中，长时间接触防锈药剂会增加各种部位的癌症发生率。锡矿工的肺癌发病率也很高，这主要是由于他们工作环境中存在的15种无机化学物质和烟气具有致突变和致癌作用。染料厂工人中膀胱癌的发病率也高于一般人群。长期暴露在辐射环境下的工作人员更容易患上白血病。铀矿工和石棉矿工也都有较高的肺癌发病率。

许多癌症的流行趋势显示，80%—90%的癌症与环境有关。医学学者将致病原因分为两大组：一组与人类的生活习惯有很大关系，包括抽烟、饮酒、不良的饮食习惯和作息习惯等社会性因素；另一组与环境的危害有关，例如大气和水体的化学污染以及药物的滥用。目前的研究表明有一个因素非常重要。根据一些国外研究人员的估计，各种环境因素与癌症之间的关系如下：

不良饮食影响约占 36%左右，吸烟约占 30%，饮酒约占 3%，生育率和性行为约占 7%，食品添加物约占 1%，职业性危害约占 4%，环境污染约占 4%以上，超过 1%的产业对人类健康有影响，药品和治疗程序约占 1%，地质学和物理性因素约占 3%，多种感染性因素约占 10%。从上述数据可以看出，与人们的生活习惯最相关的三个因素，即不良饮食、吸烟和饮酒，约占环境因素的 70%。因此，只要我们能够以科学的方式引导生活和饮食，坚持健康的生活方式，并主动改善生产、生活和公共环境，就能显著降低患癌症的风险。

随着城市化的加速以及相关的环境问题（如大气污染和农药使用等），癌症的死亡率也在不断上升。例如，机动车尾气和家庭使用的油烟中含有致癌物质 3,4-苯并芘，会增加患癌症的风险。以上海为例，该市在 1970 年代的肺癌发病率比 1950 年代高出多倍，尤其市中心的发病率更是达到了高峰。中国主要城市及其近郊地区的男性肺癌死亡率与环境污染密切相关

上述致癌因素可概括为社会环境与生活方式、行为两大方面。

据世界卫生组织的结论，癌症的预防和治疗关键在于社会和行为的干预。然而也不能忽视科技和药物在此过程中的重要性。但是，这些因素常常受到社会因素的限制。例如，防控工作能否得以实施与社会制度、防疫网络的完善等密切相关。目前，在我国，林县的食管癌防控工作取得了显著的成就，并受到国际社会的广泛赞赏。

四、与饮食结构的关系

在一项研究中发现，女性癌症患者和男性癌症患者可能是由于饮食因素引起的分别占总数的 50%和 30%。因此，"癌从口入"的说法在一定程度上是有一定真实性的。例如，长期过量摄入盐会对胃的正常功能产生影响，从而增加胃病向胃癌发展的风险。另外，腌制食品、熏制食品、烟熏食品、火腿等食物，以及泡菜等，在生产过程中可能会产生过多的着色剂和亚硝胺物质，经常摄入这些食品也会增加癌症的发生风险。日本人患胃癌的人数较多，与他们经常食用的高盐食品有一定关系。此外，"癌从口入"也与缺乏多种维生素和微量元素的摄入有关。例如，缺乏硒会增加大肠癌、乳腺癌、卵巢

癌、咽喉肿瘤和胰腺肿瘤的风险。如果缺乏足够的维生素，人体免疫力就会下降，从而增加肿瘤发生的可能性。经过科学调查证实，口腔、咽喉、食管、胃、前列腺、直肠、结肠、肺和乳腺等部位的肿瘤与饮食密切相关。因此，应该在饮食方面关注以下几点：

（1）避免食用发霉的食品：目前研究发现，发霉的玉米和花生中的黄曲霉素 B1 可诱发肝癌。某些霉素进到呼吸道也可能导致癌症，注入皮肤可能导致纤维肉瘤。

（2）避免过量摄入高脂食品：肥胖本身并不是癌症，但过量摄入高脂食品会增加结直肠癌的发生风险。高脂食品也会导致催乳激素产生，从而增加乳腺癌的风险。根据研究，在美国，结直肠癌和乳腺癌的患病率分别是其他不发达地区的 10 倍和 5—10 倍，这两种疾病都与高脂食物有关。

（3）避免食用受污染的食品：例如含有杀虫剂、肥料、石棉、纤维多环怪化合物和重金属污染的主食和副食，这些物质进入人体后可能导致组织细胞的变异，进而导致畸形和癌症的发生。例如，智利盛产硝石，大量施用硝酸盐化肥导致谷物中硝酸盐含量偏高，从而成为亚硝胺致癌物质的化学前体。

此外，水污染也是导致病从口入的一个重要因素。生活污水中含有多种有毒物质，例如苯并芘、黄曲霉素等。因此，保护环境、预防污染，并采用水净化装置等措施提升水质，也是防止癌症通过口腔进入人体的重要步骤。

最后，还需要避免偏食。营养对于身体的重要性不言而喻。多样化的饮食才能获得全面的营养。为了避免出现营养不足的情况，建议要多样化地选择食物。

只要平时多加留意，就能将"癌从口入"的风险降至最小。

在我国，胃癌和食管癌及肝癌是常见的恶性肿瘤。初步的调查结果表明，这与多食用发霉的食品以及摄入新鲜蔬菜较少有关。例如，广东人由于饮食偏好清淡，胃癌的发病率较低；而北方地区由于冬季多食咸菜、腌菜，缺乏维生素 C，不利于预防亚硝胺生成。在一些食管癌高发地区，如太行山区周边，发酵发霉的腌菜受到民众喜爱。我国的江苏启东、海门县以及广西扶绥县是肝癌高发地区，当地居民食用玉米较多，同时受到海风的影响；这些地区湿度大、多雨，谷物容易发霉。因此，珠江三角洲、长江三角洲、雷州半岛、北部湾和山东半岛都是肝癌高发的地区。此外，过量饮食也与胃癌的发生有关，而营养失衡则与食管癌的发病有关。

在发达国家中，肠癌和乳腺癌的高发病率与高脂肪饮食有很大的关系。以日本人在美国定居为例，由于他们的饮食习惯发生变化，胃癌的患病率降低，而大肠癌的患病率升高，接近美国白种人的患病率。这表明饮食结构的改变对肿瘤发病有一定影响。

丈夫吸烟对妻子的健康有害。与不吸烟的丈夫相比，吸烟的妻子患肺癌的概率是两倍。随着对吸烟危害性的认识越来越清晰，并引起公众高度关注，近年来吸烟率已明显下降。然而，在我国，吸烟人数却持续增加。中华人民共和国成立后，人口翻了 1 倍，卷烟生产则翻了 10 倍，但所产烟含焦油高。每天吸烟超过 25 毫克的剂量就会对身体造成严重伤害。但通常需要十几年甚至几十年的时间才能发展出来。据英国牛津大学的 BetaBitu 表示，根据以上数据，中国每年约有 3 万人因吸烟导致癌症死亡，还有 3 万人因其他非癌症原因死亡。预计到 2025 年，肺癌的发病率将上升至 90 万人，吸烟导致的过早死亡人数将达到 180 万人。这个数字是当前国家每年因癌症死亡人数的 1 倍。这个数据令人震惊。

根据世界卫生组织在 1986 年的一项报告，全球每年有一百万人因过早死亡，其中大部分是由于吸烟导致的肺癌。在所有肺癌病例中，90%以上与吸烟有关。无论是在发达国家还是发展中国家，吸烟已经成为一个严重的问题。据统计，全球每年烟草消费达到 850 亿美元，人均吸烟量超过 1 万支（男性、女性和儿童）。在美国，吸烟导致 25%的死亡，其中三分之一是由于吸烟引起的。吸烟会增加 20 种疾病的发病风险，并导致 10 种以上的癌症。吸烟是肺癌的主要危险因素。最新的日本报告显示，吸烟与肺癌死亡率呈正相关。

五、与年龄性别的关系

男性和女性都有可能患上癌症，但他们得不同类型肿瘤的概率不同。

一般来说，男性常见的恶性肿瘤发病率高于女性，两者的比例约为 1.4:1。

在年龄分布上,男性在 10 岁以前比较容易患病,而女性在 15 岁到 50 岁之间较为容易患病。50 岁之后,男性的患病率再次高于女性。在各类肿瘤中,男性更容易患上上消化道及呼吸系统肿瘤,而女性更容易患上乳腺癌以及生殖器、胆囊和甲状腺等肿瘤。在我国,肝癌高发地区,男性和女性的患病率接近 4:1,并且不同年龄群体中的患病率也存在明显差异。肝癌和胃癌是中年男性高发的疾病,而肺癌和食管癌则在老年患者中发病率最高。

六、与婚姻的关系

美国新墨西哥大学的专家通过对 2800 名癌症患者的医疗记录进行分析,以了解婚姻状态对癌症的诊断、治疗和生存率的影响。研究结果显示,相比于已婚者,单身、离异等婚姻状态的人通常在被医生确诊为癌症后更早死亡。此外,已婚人士比未婚人士更有可能在癌症早期得到诊断,并且在五年内的生存率是单身人士的两倍以上。为什么结婚的人会具有这样的特征呢?专家认为,这可能是因为夫妻间彼此关心,能够更早发现某些癌症的早期征兆,并及时进行体检,得到早期诊断。而且,在确诊后,他们可以从配偶身上获得更多的安慰和支持。此外,结婚的人心理健康水平普遍较高,相比于单身人士,他们更能够应对癌症带来的心理冲击。

七、与性生活不洁关系

性行为也是一种社会行为,与性伴侣的数量、不卫生的性生活方式以及多子女等因素相关,这可能增加患宫颈炎症等,宫颈癌的风险。根据国内的调查研究,阴茎癌患宫颈癌的死亡率呈正相关。特别是在高发区的调查中发现,华中地区的山区冬天缺乏供暖设施,淋浴机会较少,因此宫颈癌的发病率较高。而在华南高山区,由于习惯沐浴,则发病率较低。

八、与社会心理关系

研究发现,有相当部分的疾病与社会心理因素有关。通过对胃癌的流行情况进行调查,发现生活中经常承受社交压力、情绪波动较大,特别是爱生闷气的人,更容易患上胃癌。肿瘤研究专家已经发现,抑郁的人更易患癌症。一些研究表明,具有B型(抑制型)性格的人更容易罹患癌症。这种性格特征由失望、焦虑、忧郁等情绪组成,通过中枢神经系统影响人体的免疫功能,降低对致癌物的抵抗能力,从而增加患癌的风险。

我国的前期研究发现,孤独寡言、性格孤僻的个体更容易患上癌症。美国的研究表明,严重的社会和心理因素(例如婚姻状态)与癌症相关的死亡率密切相关。在15—64岁的白种人中,呼吸系统癌症的死亡率为每10万人中的28人,而胃肠道癌症的死亡率为每10万人中的27人。在离婚人群中,呼吸系统癌症的发生率为每10万人中的65人,胃肠道癌症的发生率为每10万人中的48人。这种趋势在非白种人群中也存在,离婚人群的死亡率是已婚人群的1—2倍。

第二节 现代医学的命名与分类

肿瘤可以发生于人体任何部位。由于生长特性、组织来源和解剖部位及对人体的影响等不同,有各种不同的命名。

一、分类

1. 按瘤组织生物学特性分类

根据细胞分化程度和组织结构、生长速度、方式与周围组织关系、复发和转移及对人体危害大小,将肿瘤分为良性和恶性肿瘤两大类(见表4-1)。

表 4-1 良性肿瘤与恶性肿瘤鉴别要点

鉴别点	良性肿瘤	恶性肿瘤
对人体的影响	较小,主要为瘤体的局部压迫和阻塞作用	较大,除引起阻塞和压迫组织外,还可浸润、破坏组织,引起出血感染,或造成恶病质
生长速度	缓慢,或间断生长,有的多年不变或自行退化	生长快,短期内有明显增大,极少有退化
生长方式与周围组织关系	膨胀性生长,常有包膜与周围组织分界清楚,一般不粘连,活动性好	浸润性生长,多无包膜,与周围组织境界不清楚,易发生粘连,活动性差
复发与转移细胞特征	一般不转移,手术切除后很少复发细胞分化好,近似正常细胞,无异形性	容易转移,常易复发细胞分化差,异型性大,或呈明显幼稚型细胞

2. 按肿瘤的生物学特性和组织来源分类

此分类方法较为实用,可概括如下 5 种类型:

(1) 上皮组织肿瘤:来源于皮肤、黏膜、腺体等上皮组织。

①良性:乳头状瘤、腺瘤、囊腺瘤、息肉状腺瘤。

②恶性:亦称癌,常见有鳞状细胞癌、基底细胞癌、移行上皮癌、腺上皮癌。

(2) 间叶组织肿瘤:来源于肌肉、脂肪、骨及血管、淋巴管等组织。

①良性:纤维瘤、脂肪瘤、平滑肌瘤、血管瘤、软骨瘤、骨瘤、骨巨细胞瘤。

②恶性:亦称肉瘤,如纤维肉瘤、脂肪肉瘤、横纹肌肉瘤、平滑肌肉瘤、血管肉瘤、骨肉瘤。

(3) 淋巴、造血组织肿瘤:大都为恶性,如恶性淋巴瘤、各种白血病、多发性骨髓瘤、恶性丝织细胞病(简称恶组)。

(4) 神经组织肿瘤:有中枢神经系统和周围神经系统肿瘤。

①良性:胶质细胞瘤、脑膜瘤、节细胞神经瘤、神经纤维瘤、神经鞘瘤等。

②恶性：恶性胶质细胞瘤、恶性脑膜瘤、神经母细胞瘤、恶性神经鞘瘤、髓母细胞瘤、神经纤维肉瘤等。

（5）其他组织肿瘤：来源于生殖细胞、滋养叶组织、胚胎残余组织或未成熟组织。

①良性：黑痣、葡萄胎、畸胎瘤等。

②恶性：恶性黑色素瘤、恶性葡萄胎、恶性畸胎瘤、滋养叶细胞癌（绒膜癌）、精原细胞瘤、卵巢无性细胞瘤、胚胎性癌、肾母细胞瘤、肝母细胞瘤、癌肉瘤等。

二、命名

肿瘤命名应根据组织来源、生物学特性（良、恶性）和形态特点来决定，其原则如下：肿瘤发生的组织加良恶性词汇（适当加形态特点）。

（1）良性肿瘤：即在该肿瘤发生来源组织名字后面加上"瘤"字，称XX瘤，如膀胱移行上皮瘤、甲状腺乳头状瘤、膝关节滑膜瘤。

瘤样病变：称瘤样XX增生或沿用传统名称，如瘤样淋巴组织增生、瘤样纤维组织增生等。

（2）恶性肿瘤：按不同组织来源概括如下：

①上皮组织的恶性肿瘤称"癌"，如食管鳞状细胞癌、膀胱移行细胞癌、胃黏膜癌。

②间皮组织的恶性肿瘤称"肉瘤"，如腹膜后纤维肉瘤、右股骨头肉瘤、左掌血管内皮肉瘤。

③幼稚组织恶性肿瘤称XX母细胞瘤（良性者在其前面加上"良性"二字），如肾母细胞瘤、睾母细胞瘤、良性软骨母细胞瘤等，不宜称"癌"。"肉瘤"或"母细胞瘤"者称恶性XX瘤，如恶性黑色素瘤、恶性畸胎瘤等。

④神经系统恶性肿瘤，仍用传统名称，如多形性胶质母细胞瘤、脑膜肉瘤。

（3）良恶难分的肿瘤：仍称XX瘤，但须加注明细胞分化情况，如腮腺"混合瘤"，生长活跃。此外，有的肿瘤名称沿用已久，目前又无恰当名称代替者，仍可采用，如霍奇金病、白血病、尤文瘤、库肯伯瘤等。

第三节　肿瘤的相关概念

肿瘤（tumor）是指机体在各种致癌因素作用下，局部组织的某一个细胞在基因水平上失去对其生长的正常调控，导致其克隆性异常增生而形成的异常病变。

肿瘤细胞与正常细胞相比，其结构、功能和代谢均有异常，它们具有超常的增生能力，这种能力和机体不相协调。人体除头发、牙齿和指甲以外，几乎所有的器官、组织和细胞都可以发生肿瘤。因此，肿瘤不是一种单纯的疾病，而是一大类复杂的疾病。其表现为异常细胞的失控生长，并由原发部位向其他部位播散，这种播散如无法控制，将侵犯要害器官并引起衰竭，最后导致死亡。人体大约可发生四百多种不同的肿瘤，人们常说的癌症就是恶性肿瘤，实际上这是一大类疾病的总称。

一、分化与分级

肿瘤组织在细胞形态、组织结构、代谢生长过程中都与其发源的正常组织有差异。有的肿瘤组织与正常组织相似，成熟度较高，称之为高分化；反之，肿瘤组织与正常组织相差很大，成熟度差，即分化度低，称为低分化。病理检查通常根据肿瘤细胞的分化程度的高低，将其恶性程度分为三级：Ⅰ级，即高分化，指细胞分化程度较好；Ⅱ级，即中分化，指细胞分化程度趋于中等；Ⅲ级，即低分化或未分化，指细胞分化程度较差或很差。这种分级方法对指导肿瘤的治疗和判断肿瘤预后均有一定的意义。一般来说，分化高的肿瘤预后较好，发生转移的少；而分化低的肿瘤恶性程度高、预后差，发生转移的多，但其对放疗、化疗的敏感性高。

二、原位癌

原位癌又叫作"上皮内癌",是上皮细胞增生达到恶性病变的早期阶段。上皮组织是覆盖身体表面及体内脏器的内、外表面的一层组织,包括若干层上皮细胞和基底膜,其下是间质和真皮组织。原位癌就是指癌细胞只出现在上皮层内,而未破坏基底膜,或侵入其下的间质或真皮组织,更没有发生浸润和远处转移,所以原位癌有时也被称为"浸润前癌"或"0期癌"。常见的原位癌有皮肤癌、子宫颈原位癌、胃原位癌、直肠原位癌、乳腺导管内腺和乳房小叶间原位癌。

原位癌可进一步发展为早期浸润癌,偶尔原位癌可消退。原位癌的病变虽多为局限性,但也可呈多灶性或在不穿透基底膜的情况下累及较大的区域。

正因为原位癌是肿瘤发生发展五大阶段(癌前阶段、原位癌、浸润癌、局部淋巴结转移、远处播散)的第二阶段,还没有形成浸润和转移,如果能及时发现,尽早切除或给予其他适当治疗,完全可以达到治愈的目的。所谓癌症的早期发现,最理想的也是发现原位癌,这时治疗效果极佳。例如,最早期的子宫颈癌是原位癌,病人没有自觉症状,肉眼也看不出癌变,通过子宫颈癌普查,采用宫颈细胞涂片的方法可以发现它,如果及时予以治疗,治愈率可达100%。

三、早期癌、微小癌、隐匿癌

早期癌是指原位癌伴有早期浸润,所谓早期是指仅有微灶浸润。胃肠道癌早期浸润指浸润的癌细胞仍然在黏膜内,宫颈鳞形细胞早期浸润癌是指浸润灶的范围限于自基底膜起至3毫米深度的间质,这种浸润只有在显微镜下才能见到。一般认为,浸润灶的深度小于1毫米者不会伴有淋巴结转移,仍可按原位癌治疗;浸润灶深度大于1毫米小于5毫米者少数可有转移。

微小癌是指体积很小的癌,各种器官的微小癌的标准不一。如,肝脏微小癌或称小肝癌是指单个癌结节或相邻两个癌结节的直径之和不超过3厘米,临床上多无症状,所以又称为亚临床肝癌;而胃微小癌是指直径在5毫米以下的癌。

隐匿性癌是指原发癌甚小，临床上未能发现，首先发现的是转移性癌。例如，甲状腺隐匿性乳头状癌，病灶中心为纤维疤痕组织，内有散在的乳头状癌组织，向周围甲状腺组织浸润，这种肿瘤体积虽小但转移却较早，2/5病例在手术前已有颈淋巴结转移。

四、原发癌、复发癌及转移癌

原发癌是原来正常组织和器官的正常细胞，在各种内外致癌因素的长期作用下，逐渐转换为癌细胞进而形成癌细胞团块，即"原发癌"，或"原发性恶性肿瘤"。原发癌占临床恶性肿瘤的主要部分，人体除指（趾）甲和毛发外，几乎各个部位，所有器官和组织都可以发生原发癌。

复发癌是指原发癌经治疗消退后，在原发癌所在的器官或组织上又长出新的癌瘤，所长出的新癌瘤称为复发癌。肿瘤复发的原因是多方面的，其中最主要的因素是原发癌治疗不彻底。如手术未切除干净，放疗或化疗不彻底，虽然表面上癌肿消失，但还残存有一些癌细胞，这些残存的癌细胞在一定内外诱因作用下可引起肿瘤的复发。

转移癌是癌细胞从原发部位侵入血管、淋巴管或体腔，随血液、淋巴液和体液运行，并在远隔部位或器官形成与原发病同样类型的肿瘤。转移癌必须符合两个条件：一是发生部位必须是原发癌的远隔部位；二是肿瘤的性质必须和原发癌相同。只有恶性肿瘤才可以转移，转移会促使恶性肿瘤的扩散，对机体造成更大、更广泛的危害，同时也给肿瘤治疗带来了很大的困难，肿瘤的广泛转移，往往就是晚期肿瘤不能手术的主要原因。由于有些肿瘤容易发生转移，所以有时转移癌先被发现，而后才找出原发癌，如颈部淋巴结肿大（转移癌），有时是鼻咽癌患者首先发现的临床症状。

五、多原发性恶性肿瘤

多原发性恶性肿瘤是指在同一患者身上，先后或同时出现两个或两个以上的原发性恶性肿瘤。比如，乳腺癌患者，一侧乳房患乳腺癌后，另一侧乳房或子宫、卵巢、直肠等其他器官或部位又出现原发性恶性肿瘤。

多原发性恶性肿瘤的治疗与复发癌或转移癌的治疗是有区别的。因此，对第二次患癌症的病人，不能草率的认为是"复发"或"转移"，而应重视鉴别。多原发性恶性肿瘤多见于女性生殖系统癌症、乳腺癌及消化道癌症。

六、外源性致癌因素

（一）物理性致癌因素

物理性致癌因素包括热、机械、紫外线、放射线等。据观察，长期接触较大剂量的 X 线或紫外线，可使皮肤发生鳞状细胞癌；长期与大剂量放射性物质接触也会带来较高的肿瘤发生率，如开采放射性矿山或长期生活在被放射性物质污染的地区，肺癌和白血病的发病率明显高于其他地区；此外，食管癌患者大都有长期吃过热、过硬食物不良的生活习惯。

（二）化学性致癌因素

化学性致癌因素包括：①化学元素，如铬可引起肺癌，镍可能引起肺癌和鼻咽癌，长期接触砷可引起皮肤癌和肝癌，长期接触镉可引起前列腺癌，其他元素如铅、铁、锌、硫、钼等的长期和较大剂量的接触也可引发肿瘤。②环状碳氢化合物，国外很早就发现扫烟囱的工人易患阴囊癌，后来又发现接触煤焦油易患皮肤癌，经研究证实煤烟灰和煤焦油中含有环状碳氢化合物，这种物质具有致癌作用，其中最常见的为 3,4-苯并芘。③亚硝胺化合物，动物实验表明，亚硝胺能诱发许多动物的多种肿瘤，主要诱发食管癌、肺癌和肝癌。相关研究提示，亚硝胺可存在于饮水和食物中，其含量高的地方往往食管癌的发病率也高；另有资料提示，亚硝胺可使绝大多数实验动物发生胃癌；同时，结肠癌的发病也与亚硝胺的存在有关。

（三）生物性致癌因素

生物性致癌因素包括了病毒和霉菌。近年来，对于病毒致癌的研究有了很大的进展，已经证实百余种动物肿瘤是由病毒引起的。在人类肿瘤方面，已从非洲儿童淋巴瘤和一些鼻咽癌患者的肿瘤组织中分离出一种疱疹病毒（EB），从乳腺癌、白血病、宫颈癌、恶性黑色素瘤和某些肉瘤中也发现了类病毒颗粒；相关免疫学研究也证实不少肿瘤患者血清中有抗病毒抗体。这些研究都说明，病毒与肿瘤的发生有着密切的关系。有人认为病毒是机体内潜伏的致癌因素，在一定条件下，这种潜伏因素被激活，就可能诱发肿瘤。一些粮食、食物和蔬菜中含有霉菌如黄曲霉菌，而黄曲霉菌产生的黄曲霉毒素有较强的致癌作用。相关研究显示，肝癌发病率高的地区，食物中黄曲霉毒素含量较高，说明黄曲霉菌可能与肿瘤发病有关。动物实验也证明含黄曲霉菌的谷物可诱发肝癌和胃癌。我国医学界学者从河北省磁县粮食中分离出一株黄曲霉菌可使实验动物如大白鼠和小白鼠发生肝癌。在生物性致癌因素中，有些寄生虫也与肿瘤发生有关。据观察，患肝吸虫病的病人中胆管型肝癌的发病率较高；患日本血吸虫病的病人中直肠和结肠癌的发病率较高。

七、内源性致癌因素

外因是事物发生变化的条件，内因则是变化的基础。要重视内源性致癌因素的消除，才能有效地预防肿瘤。内源性致癌因素主要有以下四个方面：

首先是内分泌功能紊乱，激素是参与人体神经体液调节、机体发育和功能的重要物质。正常状态下，各种激素维持着动态平衡的关系。当疾病或某种外因引起机体内分泌功能紊乱时，可使某些激素刺激相应敏感的组织器官而容易产生肿瘤，尤其是性激素的紊乱，容易导致细胞增殖，甚至癌变。

再次是神经精神因素，传统中医理论认为有些肿瘤是七情郁结、气血凝滞引发的。不少肿瘤患者有精神创伤史，可见人的精神状态和肿瘤的发生有着重要的关系。现代医学表明，各种刺激因素长期、过度地作用于中枢神经系统会导致高级神经活动机能衰退、正常的物质代谢失调，使致癌物质发挥作用，容易诱发肿瘤。

然后是免疫机能，人体天生具有抗癌的免疫机能，如果这种免疫机能强，可以消灭癌细胞；如果这种免疫机能弱，在致癌因素作用下容易产生肿瘤。由此可见，肿瘤的发生与不同人体的免疫机能状况关系密切。当人体免疫功能受到抑制或免疫机能缺失的时候，常可引起淋巴系统肿瘤和与病毒有关的恶性肿瘤。

最后是遗传因素，某些肿瘤的发生与遗传因素有密切的关系，如视网膜母细胞瘤、肾母细胞瘤、嗜铬细胞瘤、神经母细胞瘤、结肠腺癌、乳腺癌、胃癌等均有较明显的遗传倾向或家族聚集性。但是，导致肿瘤发生的遗传机理目前还不清楚。对大多数与遗传有关的肿瘤的发生而言，遗传仅是一种倾向，即由于遗传或遗传性疾病所具有的 DNA 或染色体改变，增加了人体对生物性、物理性或化学性致癌因素作用的敏感性，也影响了 DNA 分子的正常修复，再加上某些免疫反应，进而促进肿瘤的形成。

第五章 肿瘤免疫

肿瘤是严重危害人类健康的疾病之一，其发病率和死亡率均位于所有疾病的前列。肿瘤发生的主要原因是恶性转化细胞的失控生长。恶性肿瘤致死的主要原因在于肿瘤细胞增殖能力失去控制，肿瘤细胞对凋亡的抵抗及肿瘤细胞的远端转移等。机体的免疫系统彻底消除肿瘤的可能性推动着科研工作者和临床医生在肿瘤免疫领域开展了大量研究工作。20 世纪 50 年代，Macfarlane Burnet 提出了"免疫监视"的概念，认为免疫系统不仅能够直接摧毁肿瘤组织，而且能够在转化细胞形成肿瘤组织前就识别和清除这些转化细胞。在一些免疫系统不健全的实验动物和人体中，某些肿瘤的发病率提高的事实证明免疫监视的确是存在的。虽然免疫监视的重要性一直存在一定的争议，但是可以肯定的是天然免疫和适应性免疫的确在清除肿瘤的过程中发挥着重要的作用，阐明免疫系统清除肿瘤的机制从而使得人们可以特异性地消灭肿瘤仍然是肿瘤免疫学家的重要使命。本章中，我们将讨论恶性肿瘤表达抗原的类型，免疫系统是如何识别肿瘤抗原并对这些抗原进行反应的，肿瘤是如何逃逸机体的免疫监视的，以及如何用免疫学的方法对肿瘤进行治疗。

第一节 肿瘤免疫的一般特征

一、肿瘤可以激活机体特异性的适应性免疫应答

临床观察和动物实验都表明虽然肿瘤细胞源于机体正常的细胞，但是肿瘤细胞依然能够像异源细胞那样激活机体的免疫反应。病理学研究显示许多

肿瘤周围都出现了包括 T 细胞、自然杀伤细胞（NK 细胞）和巨噬细胞在内的单核细胞浸润，并且在肿瘤局部淋巴结中存在有活化的淋巴细胞和巨噬细胞（图 5-1）。

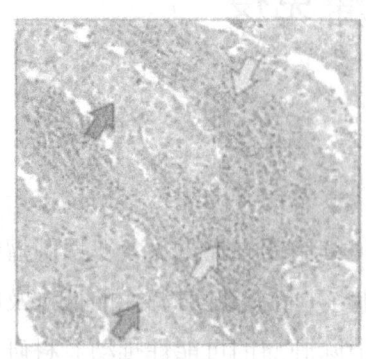 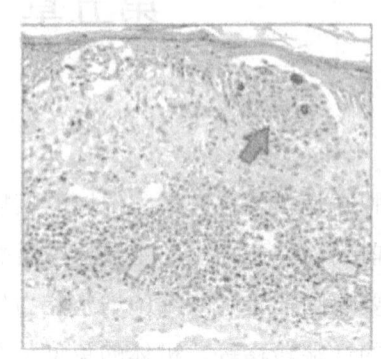

(a)乳腺癌　　　　　　　　　　　(b)恶性黑色素瘤

图 5-1　肿瘤组织中的淋巴细胞浸润

黑色箭头指示的是肿瘤细胞；灰色箭头指示的是淋巴细胞。

临床数据显示黑色素瘤、结肠癌和乳腺癌中的淋巴细胞浸润是预后良好的一个标识。世界上第一例显示肿瘤可以诱发机体保护性的免疫反应的研究发生于 20 世纪 50 年代。用化学致癌剂 3-甲基胆蒽（methylcholanthrene, MCA）涂抹 A 小鼠的皮肤可以诱导 A 小鼠产生肿瘤，如果把 MCA 诱导的肿瘤从 A 小鼠体内分离下来并移植到同系的 B 小鼠体内，移植可以成功。但是如果把这些肿瘤细胞重新移植回 A 小鼠时却无法成功，因为 A 小鼠已经产生了对这些肿瘤的免疫性；并且，从 A 小鼠体内分离获得的 T 细胞可以消除 B 小鼠体内的肿瘤细胞。这些实验都显示了机体对肿瘤的免疫反应具有适应性免疫的特点，即特异性、记忆性以及需要淋巴细胞发挥主要作用。同时，这些实验也提示机体对肿瘤的免疫反应主要是由 T 细胞介导的（图 5-2）。

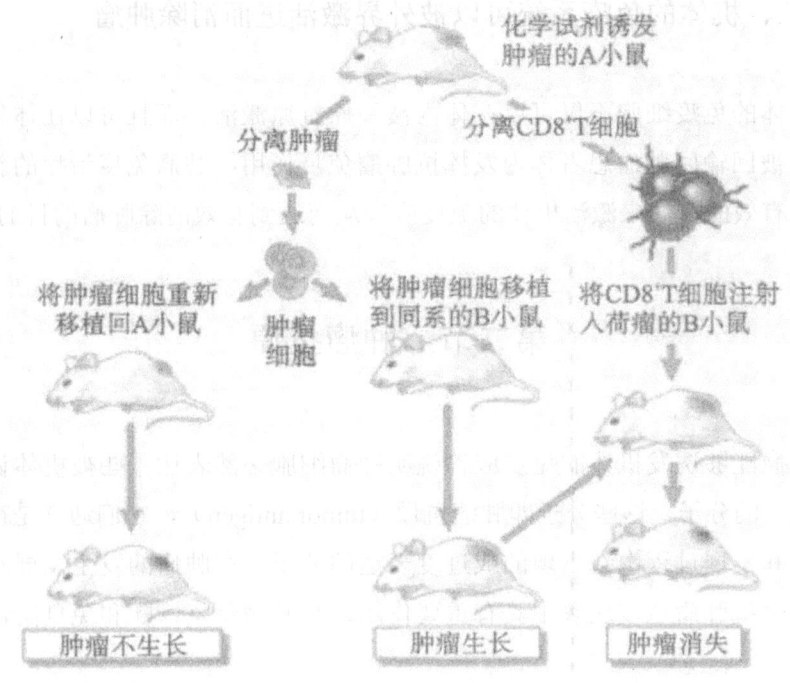

图 5-2 动物实验提示肿瘤免疫的存在

二、机体的免疫应答常常无法阻止肿瘤的生长

虽然机体的确存在对肿瘤的免疫反应，但是机体的免疫应答常常无法彻底清除肿瘤。其原因可能如下：①肿瘤细胞来源于正常的细胞，所以肿瘤细胞的免疫原性很微弱。能够较强地诱发机体免疫应答的肿瘤是一些病毒原癌基因导致的肿瘤，这些肿瘤产生的病毒蛋白是外源蛋白。致癌剂（如3-甲基胆蒽）在实验动物体内诱发的肿瘤常诱发机体中等强度的免疫应答，因为这些肿瘤中含有大量的突变；而机体自发产生的肿瘤常只能诱发微弱的免疫应答，这种免疫应答微弱到甚至无法被检测出来，对这类肿瘤的研究常会使得研究者对肿瘤免疫的概念产生怀疑。②肿瘤的快速生长和转移可能可以对抗机体对它们的免疫应答。③许多肿瘤具有特殊的机制，从而帮助它们逃逸机体的免疫监视。

三、机体的免疫系统可以被外界激活进而消除肿瘤

机体的免疫细胞不仅可以在体内被肿瘤抗原激活，而且可以在体外被激活后再被回输回肿瘤患者体内发挥抗肿瘤免疫作用，肿瘤免疫治疗的新方向即通过有效的方法来激活机体的免疫应答从而达到有效清除肿瘤的目的。

第二节 肿瘤抗原

肿瘤能够诱发机体的免疫应答说明肿瘤细胞必然表达一些被机体认为是"异己"的分子，这些分子即肿瘤抗原（tumor antigen），它们通常是在肿瘤的发生和发展过程中新出现的或过度表达的分子，在肿瘤的发生发展及诱导机体产生抗肿瘤免疫应答中具有重要作用，是肿瘤免疫诊断和免疫防治的分子基础。

在人和小鼠中已经鉴定出了能够被 T 细胞或者 B 细胞识别的不同的肿瘤抗原。按照肿瘤抗原的特异性，肿瘤抗原可被分为两大类——肿瘤特异性抗原（tumor-specific antigens, TSA）和肿瘤相关抗原（tumor-associated antigens, TAA）。前者是指仅表达于肿瘤细胞而不表达于正常细胞的抗原，后者则指在肿瘤细胞和正常细胞中都表达的抗原，这些抗原原本是正常细胞的组成成分，但是在肿瘤细胞中表达发生了异常。相对于肿瘤特异性抗原而言，肿瘤相关抗原的"异物性"没有那么强，其本身或许并不能有效地诱发机体的免疫反应，但是这些分子在肿瘤的诊断和预后判断中常具有潜在的价值，而且这些分子在经过改造之后，往往可以成为很好的肿瘤抗原。除了按照肿瘤抗原的特异性将肿瘤抗原进行分类以外，现代免疫学更倾向按照肿瘤抗原产生的原因对其进行分类。

一、肿瘤抗原的鉴定方法

对于人体自发性肿瘤细胞产生的肿瘤抗原的鉴定一直是肿瘤免疫学领域

的前沿。许多的生物化学和分子遗传学手段都用于肿瘤抗原的鉴定。对于 $CD8^+$ T 细胞识别的肿瘤抗原，研究者已经建立了从肿瘤患者体内克隆肿瘤反应 CTL 细胞系的方法，并且以此为探针特异性地鉴定相关的抗原肽。例如，黑色素瘤是一种恶性肿瘤，外科手术切除的黑色素瘤可以在体外进行培养。将这些黑色素瘤细胞和从黑色素瘤患者的外周血，局部淋巴结或直接从手术切除的肿瘤组织中分离获得的 T 细胞在体外进行共培养，可以获得 T 细胞单克隆。因为这些 T 细胞和黑色素瘤细胞来自同一名患者，二者具有相匹配的主要组织相容性复合物（majorhistocompatibility complex, MHC）。这些 T 细胞可以用于从肿瘤来源的多肽库或肿瘤 cDNA 库产生的蛋白中筛选肿瘤抗原（图 5-3）。这种方法首先用于发现黑色素瘤患者体内诱发 CTL 反应的抗原，后来用同样的方法，研究者们还鉴定出了 CD4+辅助性 T 细胞识别的抗原肽。

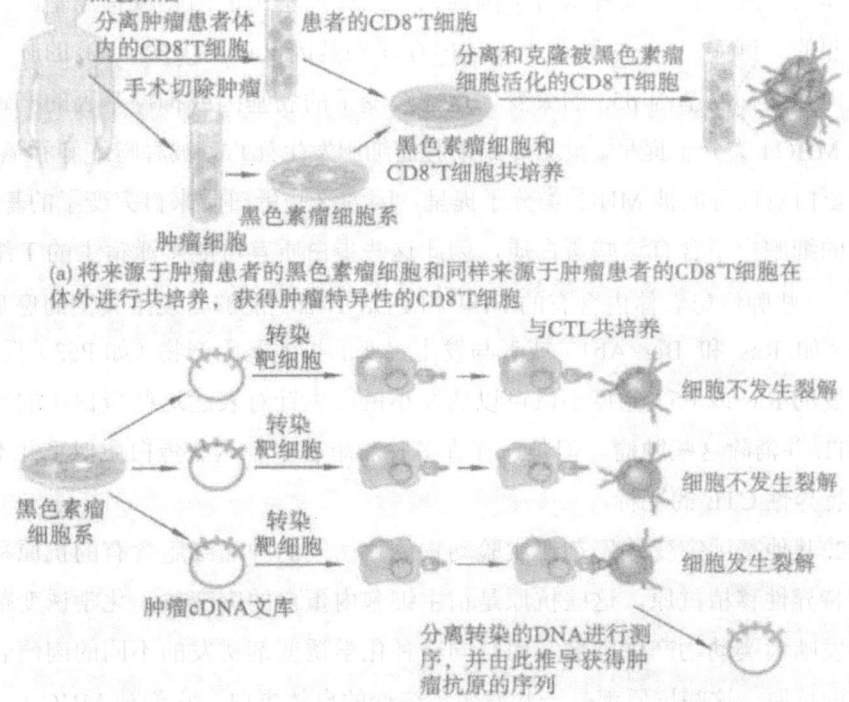

图 5-3 来源于肿瘤患者的 CTL 克隆用于肿瘤抗原的鉴定

重组 cDNA 表达文库血清学分析（serologic analysis of recombinant cDNA expression, SEREX）可鉴定诱发体液免疫的肿瘤抗原。SEREX 是将肿瘤患者 RNA 对应的 cDNA 文库转染到一个细胞系中，用肿瘤患者的血清对这些细胞进行筛选，鉴定出阳性克隆，从这些阳性克隆的基因即可获得它们所表达的肿瘤抗原的信息，这种方法的原理类似于细胞展示技术。

二、肿瘤抗原的性质

（一）基因突变的产物

1. 癌基因或抑癌基因突变、肿瘤细胞中一些基因的表达产物对于肿瘤的恶性转化或维持恶性表型是必需的。通常这些基因是正常的基因通过点突变、染色体缺失或易位，或者病毒基因插入导致原癌基因的活化或抑癌基因的失活引起的。例如：10%的肿瘤患者体内存在癌基因 Ras 的突变，50%的肿瘤患者体内存在抑癌基因 p53 的突变。这些突变了的癌基因或抑癌基因的产物可能被 MHC I 类分子提呈。此外，如果肿瘤细胞发生死亡，被吞噬细胞吞噬后，这些蛋白质也可能被 MHC 类分子提呈。因为这些蛋白质来自突变了的基因，正常的细胞中不含有这些蛋白质，因此这些蛋白质有可能刺激宿主的 T 细胞反应。一些肿瘤患者体内含有的 $CD4^+$ 和 $CD8^+$ T 细胞能够与发生突变的癌基因产物（如 Ras 和 Bcr/Abl）或者与发生突变的抑癌基因产物（如 P53）反应。用突变的 Ras 或 P53 免疫小鼠可以诱发小鼠产生针对表达这些蛋白质的肿瘤的 CTL 并消除这些肿瘤。但是，在许多肿瘤患者中，这些蛋白质似乎并不是肿瘤特异性 CTL 的靶标。

2. 其他基因突变致癌剂在实验动物体内诱发的肿瘤细胞含有的抗原称为肿瘤特异性移植抗原，这些抗原是宿主细胞内蛋白的突变体。化学诱变剂可以诱发啮齿类动物产生肉瘤，而且同一种化学诱变剂诱发的不同的肉瘤表达不同的抗原。这些抗原都是一些发生了突变的自体蛋白，它们被 MHC I 类分子提呈，激活 CTL。这些抗原的种类多样，因为化学诱变剂在诱导基因突变时是随机的。和人类的自发性肿瘤相比，化学诱变剂和放射性诱变剂在动物体内诱导的肿瘤中常发现突变的蛋白，这可能是因为化学诱变剂和放射性诱变剂诱变的靶标主要是细胞内的蛋白。但是因为肿瘤内部基因的不稳定性，肿瘤细胞中可能存在广泛的基因突变，即使这些突变对于肿瘤的恶性表型没有作用，但是它们编码的异常蛋白也可以被视为肿瘤抗原。

（二）表达异常的细胞蛋白

肿瘤抗原还包括一些非突变但是表达异常的细胞蛋白。这一类抗原在人类的肿瘤中比较普遍，如黑色素瘤。这类抗原在正常细胞表达得少，而在肿瘤细胞中表达上调，如酪氨酸激酶。自身蛋白也能诱导免疫反应这一现象似乎有悖于人们对免疫耐受的认识，可能的解释是正常情况下，酪氨酸激酶的表达量较少，不能被免疫系统识别，所以未能在体内诱发免疫耐受。一旦酪氨酸激酶大量表达于肿瘤细胞时，就诱发了机体的免疫应答。酪氨酸可以在肿瘤患者体内诱发特异性的 T 细胞反应的现象使得研发酪氨酸激酶疫苗用于肿瘤的治疗成为可能，相关疫苗的临床试验正在进行之中。

肿瘤睾丸抗原（cancer testis antigen, CTA）在配子和滋养层及肿瘤中表达，在正常组织中不表达。第一例 CTA 是在黑色素瘤抗原（MAGE）的鉴定中发现的，被称为 MAGE，后来在其他多种肿瘤如膀胱癌、乳腺癌、前列腺癌和一些肉瘤中都发现了 MAGE 的表达。特别有意思的是在睾丸中也发现了 MAGE 的表达。随后相继有 40 多种不同的 CTA 被发现，它们都只表达于肿瘤和睾丸，而在其他正常组织中不表达；而且超过一半的抗原都是在位于 X 染色体上的基因表达的。肿瘤中编码 CTA 的基因和正常细胞中的对应的基因是相同的，即这些基因并未发生突变，它们也不参与肿瘤的恶性表型，关于它们的作用目前知之甚少。目前一些以 CTA 为肿瘤疫苗的研究正在进行之中。

（三）致癌病毒产生的肿瘤抗原

致癌病毒的产物可以成为肿瘤抗原并诱发特异性的 T 细胞应答以清除肿瘤。DNA 病毒可以在人类和实验动物体内诱发多种肿瘤的产生。例如：EB 病毒（Epstein-Barr virus, EBV）与 B 细胞淋巴瘤和鼻咽癌的发生有关，人乳头瘤病毒（human papilloma virus, HPV）与宫颈癌的发生有关。乳多空病毒

[包括多瘤病毒和猴病毒40（SV40）]、腺病毒可以在新生儿或免疫缺陷的成年啮齿类动物中诱发恶性肿瘤。大多数DNA病毒诱发的肿瘤中，病毒编码的蛋白抗原可以位于细胞核和细胞质中，也可以位于细胞膜上。这些内源性合成的蛋白质以MHC I复合体的形式提呈在肿瘤细胞表面，因为病毒蛋白对于机体而言是异源性蛋白，所以DNA病毒诱导的肿瘤是目前免疫原性最强的肿瘤。

多项研究表明适应性免疫可以抑制DNA病毒诱导的肿瘤生长。例如，EBV相关的淋巴瘤和HPV相关的皮肤癌和宫颈癌在免疫抑制性的个体[服用免疫抑制剂的患者或者患有适应性免疫缺陷综合征（AIDS）的患者]中更容易产生。和MCA在不同的个体中诱发的肿瘤抗原不相同，因为MCA在诱发基因突变时具有随机性，而DNA-病毒编码的肿瘤抗原在所有的个体中都是相同的，所以免疫系统可以很好地识别并且清除病毒感染的细胞。从这一点上说，相对于其他类型的肿瘤，机体的免疫监视对DNA病毒诱导的肿瘤是最为有效的。

抵抗病毒的免疫应答可以保护机体免受病毒诱导的肿瘤这一现象使得研发病毒疫苗用于肿瘤的防治成为可能。HPV疫苗已经在临床上使用，用于降低女性宫颈癌的发病率。HBV疫苗可用于降低肝癌的发病率。HBV虽然并不直接诱发肝癌，但是其引起的慢性炎症及肝硬化有可能导致肝癌的形成。

RNA肿瘤病毒（逆转录病毒）是引起动物肿瘤的重要原因之一。理论上，逆转录（又称反转录）病毒癌基因的产物应该具有和细胞内突变蛋白同样的抗原特性，实验中可以观察到针对逆转录病毒癌基因产物的体液应答和细胞应答。唯一明确的人类逆转录病毒是人类T细胞白血病病毒1（HTLV-1），可导致成人T细胞白血病/淋巴瘤（ATL，一种CD4+T细胞恶性肿瘤）。虽然在感染该病毒的个体中已经观察到存在针对HTLV-1的特异性免疫应答，但是目前尚不清楚它们是否能降低ATL的发病率。此外，感染该病毒的患者往往处于免疫抑制的状态，这可能是因为该病毒攻击的是CD4+T细胞，会使得体内的免疫功能不健全。

（四）癌胚抗原

癌胚抗原是指在肿瘤细胞和胚胎中高表达但在正常成年人体组织中不表达的蛋白。这些在胚胎发育时表达量较高，但是随着个体的发育，这些蛋白的表达越来越少。癌胚抗原为肿瘤诊断提供了很好的分子标记。随着对抗原检测技术的提高，研究者发现，癌胚抗原不仅仅表达于肿瘤细胞，当机体处于炎症状态时，癌胚抗原在特定组织以及血液循环中也可被检测到，甚至生理条件下，在一些正常组织上也可检测到少量癌胚抗原的表达。目前还没有证据明确癌胚抗原是抗肿瘤免疫的诱导者还是抗肿瘤免疫的靶标。目前，研究得最清楚的癌胚抗原是肝癌细胞产生的甲胎蛋白（alpha-fetoprotein，AFP）和结肠癌细胞表达的癌胚抗原（carcinoembryonic antigen, CEA）。

CEA（CD66）是一个高度糖基化的膜蛋白，属于细胞黏附分子的成员。在胚胎发育的前期，CEA 高表达于肠、胰腺和肝脏；在成年个体中，CEA 仅在肠黏膜和泌乳的乳房中有低剂量的表达。但是 CEA 在许多肿瘤中表达量升高，如结肠癌、胰腺癌、胃癌和乳腺癌等；在这些肿瘤患者的血清中均可检测到高水平的 CEA。所以 CEA 可以用于检测肿瘤的存在或肿瘤是否复发。但是在慢性肠炎、肝炎或者其他情况下，机体血清中 CEA 的浓度也会升高，这限制了 CEA 在临床上作为肿瘤诊断标志的应用。

AFP 是一种存在于血液中的糖蛋白，其在胚胎发育的前期由卵黄囊和肝脏合成和分泌。胎儿血清中 AFP 的浓度高达 2～3 mg/mL，但是在成年个体中，AFP 被白蛋白取代，血清中只有少量的 AFP 存在。但是在肝细胞癌和生殖细胞肿瘤中，AFP 的表达会升高；在胃癌和胰腺癌中，有时也可见 AFP 的表达升高。血清中 AFP 的升高可以用于诊断肝癌或生殖细胞癌及判断是否出现术后复发。但是在一些非肿瘤患者体内也有 AFP 升高的现象，如肝硬化患者的血清中 AFP 也是升高的，所以这也使得 AFP 在临床上的应用受限。

（五）糖脂或者糖蛋白

大部分人类肿瘤和研究中诱导的肿瘤表面的糖蛋白或糖脂的表达量升高，如神经节苷脂、血型抗原和黏蛋白。这些分子表达的改变可能与包括组织浸润和转移在内的一些肿瘤的恶性表型密切相关。虽然这些糖蛋白和糖脂并不是特异性表达于肿瘤细胞的，但是它们在肿瘤中的表达水平高于正常细胞，属于肿瘤相关抗原，在肿瘤诊断或治疗中具有潜在价值。神经节苷脂，包括 GM2, GD2, GD3，是一种糖脂，其在神经母细胞瘤、黑色素瘤和许多肉瘤中高表达。由于这些分子在肿瘤中选择性地表达，它们是肿瘤靶向性治疗（如抗体治疗）中诱人的靶点。用抗神经节苷脂抗体和疫苗治疗或预防黑色素瘤的临床试验正在进行之中。黏蛋白是高分子量糖蛋白，含有大量O－连接的糖基侧链。肿瘤中合成这些侧链的酶常常表达异常，所以导致这些侧链出现异常或多肽核心出现异常而形成肿瘤特异抗原。在肿瘤的诊断和治疗中备受关注的黏蛋白，包括在卵巢癌中表达的 CA125 和 CA199，以及在乳腺癌中表达的 MUC-1。和大部分黏蛋白不同，MUC-1 是一种跨膜蛋白，正常情况下，MUC-1 仅在乳腺导管上皮的表面，这个位置是免疫系统相对不活跃的地方。但是在乳腺导管癌中，MUC-1 的表达失去了这种分布的特异性，并且 MUC-1 可以同时诱发机体的细胞免疫和体液免疫，在肿瘤的治疗中具有良好的前景，目前许多实验室正致力于基于 MUC-1 的肿瘤疫苗的研发。

（六）组织特异性分化抗原

组织特异性分化抗原是指细胞在分化成熟不同阶段出现的抗原，不同来源、不同分化阶段的细胞可表达不同的分化抗原，这些抗原仅在某些特定的组织细胞中表达。肿瘤细胞上分布的组织特异性分化抗原不仅可以作为肿瘤免疫治疗的靶点，而且对于鉴定肿瘤的来源非常重要。例如，黑色素瘤中就含有黑色素细胞的组织分化抗原（如酪氨酸激酶），而淋巴瘤之所以被认为是 B 细胞来源的肿瘤是因为在淋巴瘤中发现了 CD10 和 CD20（B 细胞的组织分化抗原）。世界上第一个被批准用于临床治疗非霍奇金淋巴瘤的单克隆抗体就是抗 CD20 的基因工程抗体（商品名为 Rituxan）。另外，前列腺的组织特异性抗原——前列腺特异性抗原（prostatespecific antigen, PSA）在前列腺癌的早期诊断，治疗反应的监测及预后的判断等方面发挥着重要作用。

第三节 机体的抗肿瘤免疫应答

固有免疫和适应性免疫都参与了机体的抗肿瘤免疫应答，但是它们的机制和特异性各不相同。阐明抗肿瘤免疫应答的机制以及增强抗肿瘤免疫的特异性是肿瘤免疫学家面临的挑战。目前普遍认为抗肿瘤免疫效应以细胞免疫为主。

一、针对肿瘤的固有免疫应答

（一）NK 细胞

NK 细胞能够杀死许多类型的肿瘤细胞，特别是那些 MHCI 类分子表达下调同时表达可以激活 NK 细胞受体的配体的细胞。体外实验中，NK 细胞能够杀死病毒感染的细胞和肿瘤细胞系。NK 细胞识别抗原不需要 MHC 分子对抗原的提呈，MHCI 类分子甚至对 NK 细胞传递抑制性的信号。一些肿瘤细胞可以通过 MHCI 类分子的表达下调来逃避 CTL 的识别和杀伤，这些肿瘤细胞正好成了 NK 细胞的靶细胞。有些肿瘤还表达一些激活 NK 细胞的表面受体 NKG2D 的配体，如 MIC-A, MIC-B 和 ULB。此外，NK 细胞还可以通过 Fc 受体识别已经结合了抗体的肿瘤细胞。一些细胞因子可以提高 NK 细胞对肿瘤的杀伤能力，如 IL-γ, IL-15, IL-12 等。从体外培养的外周血细胞或从给予了高剂量 IL-2 治疗的肿瘤患者的肿瘤浸润淋巴细胞中可以分离淋巴因子激活的杀伤（lymphokine activated killer, LAK）细胞，或者称之为 IL-2 活化的 NK 细胞。LAK 细胞比未活化的 NK 细胞具有更高的对肿瘤细胞的杀伤性。

NK 细胞在体内抗肿瘤免疫中的作用尚不明了。有些研究表明，T 细胞缺陷的小鼠并没有很高的自发性肿瘤发生率，这是因为 NK 细胞发挥了免疫监视的作用。同时，还有研究表明 NK 细胞的缺失会提高 EBV 导致的淋巴瘤的风险。

（二）巨噬细胞

受肿瘤微环境细胞因子的影响，巨噬细胞分化为不同类型的 TAM，主要分为 M1 型和 M2 型。M1 型巨噬细胞抑制肿瘤的生长和转移。M2 型巨噬细胞则发挥相反的作用，即促进肿瘤的发展。

自然杀伤细胞（NK 细胞），辅助性 T 细胞（helper T cell, Th 细胞）等释放的 γ 干扰素（interferon gamma, IFN-γ），粒细胞-巨噬细胞集落刺激因子（granulocyte-macrophage colony-stimulating factor, GM-CSF）或细菌脂多糖（lipopolysaccharide, LPS）均能够活化巨噬细胞，使之形成 M1 型巨噬细胞，此过程称为巨噬细胞的经典激活途径。M1 型巨噬细胞的主要特点是高表达白介素-12（interleukin-12，IL-12）和 IL-23，产生一氧化氮（NO）、活性氧（reactiveoxygen species, ROS）等杀伤分子，多种促炎性细胞因子（IL-1、IL-6、IL-13 和 TNF-α 等）及趋化因子（CCL2, CCL3, CXCL-10 等），高表达诱导型一氧化氮合成酶（inducible NO synthase, iNOS），CD86。M1 型 TAM 能释放多种促炎性细胞因子、免疫激活因子和趋化因子，通过急性促炎性反应、免疫活化反应以及细胞吞噬功能，发挥抗肿瘤的作用：①对肿瘤细胞的直接杀伤作用：M1 型 TAM 通过细胞表型识别出不同于正常组织的肿瘤细胞，释放出 NO、ROS 等，直接消灭肿瘤细胞。②依赖抗体的细胞毒性（antibody-dependent cellular cytotoxicity, ADCC）：M1 型 TAM 在结合于肿瘤细胞表面抗体的引导下，将肿瘤细胞杀死。③诱导特异性免疫应答：M1 型 TAM 通过向 T 细胞提呈抗原，激活特异性免疫应答，调节并促进 Th1 型细胞免疫应答，有效地清除肿瘤细胞。

二、针对肿瘤的适应性免疫应答

肿瘤可以诱发机体的细胞免疫应答，也可以诱发机体的体液免疫应答。T 细胞是抗肿瘤免疫的主力军，所以肿瘤免疫治疗策略的焦点也是增强机体 T 细胞对肿瘤的杀伤作用。

（一）T 细胞

CD8$^+$T 细胞在针对肿瘤的细胞免疫中发挥着重要作用。在致癌剂诱导和 DNA 病毒诱导的荷瘤动物体内可以很清楚地观察到 CTL 的抗肿瘤作用。CTL 能够通过识别肿瘤抗原和 MHCI 类分子的复合物而发挥免疫监视的作用。但是 CTL 是否对非病毒引起的肿瘤也具有免疫监视的作用还存有争议，因为这类肿瘤在 T 细胞缺陷的人群中的发病率并没有明显的升高。但是，从荷瘤动物及肿瘤患者体内的确可以分离获得 CTL，并且有研究表明有 CTL 存在的肿瘤患者的预后比没有 CTL 存在的肿瘤患者的预后更好。从肿瘤浸润淋巴细胞（tumorinfiltrating lymphocyte, TIL）可以分离到杀伤肿瘤的 CTL。

CD8$^+$T 细胞对肿瘤的特异性应答可能需要 DC 对肿瘤抗原的交叉提呈。许多肿瘤抗原并不是来自 APC，所以这些肿瘤细胞并不表达活化 T 细胞的共刺激分子或者活化辅助性 T 细胞的 MHC II 类分子。辅助性 T 细胞可以促进 CD8$^+$T 细胞的分化。肿瘤细胞或者肿瘤抗原可能先被宿主的 APC 吞噬，特别是被 DC 吞噬，肿瘤抗原在 DC 中被加工，然后以 MHCI 类分子（抗原肽复合物）的形式被 DC 交叉提呈给 CD8$^+$T 细胞。APC 含有共刺激分子，使得 CD8$^+$T 细胞分化成为 CTL。同时 DC 还可以将肿瘤抗原肽以 MHCI 类分子（抗原肽复合物）的形式提呈给 CD4$^+$T 细胞，从而活化辅助性 T 细胞（图 5-4）。活化的效应性 CTL 无需共刺激，可以识别和杀伤肿瘤细胞。根据这一理论，分离肿瘤患者的 DC，将其和肿瘤患者的肿瘤细胞或肿瘤抗原共孵育后可以作为疫苗用于提高 T 细胞的抗肿瘤反应。

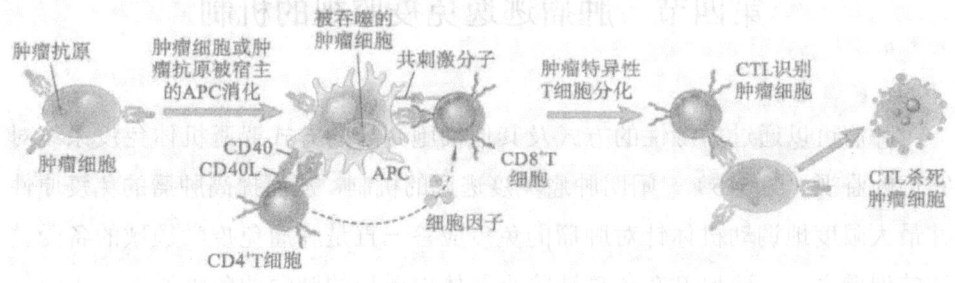

图 5-4 T 细胞对肿瘤的免疫应答

CD4$^+$T 细胞在抗肿瘤免疫中的作用主要表现在辅助 CD8$^+$T 细胞的活化。

其可以分泌 IFN-γ 和 TNF 等细胞因子，上调肿瘤细胞表面 MHC Ⅰ类分子的表达，从而提高 CTL 识别肿瘤细胞的敏感性。研究中发现 IFN-γ、IFN-γ 受体或者 IFN-γ 信号通路相关成分的基因敲除小鼠肿瘤的发病率升高，提示 IFN-γ 在肿瘤免疫中的重要性。另外，$CD4^+T$ 细胞分泌的细胞因子在巨噬细胞和 NK 细胞的活化中也发挥着重要作用。

（二）体液免疫

肿瘤可以诱导机体的体液免疫应答。例如，EBV-相关淋巴瘤患者体内可以检测到抗 EBV 抗原的抗体。抗体发挥抗肿瘤作用的主要机制如下：①ADCC，如 IgG 类抗体能使多种效应细胞如巨噬细胞，NK 细胞、中性粒细胞等发挥 ADCC 效应，使肿瘤细胞溶解；②激活补体系统溶解肿瘤细胞，如 IgM 和某些 IgG 亚类（IgG1, IgG3）与肿瘤细胞结合后，可在补体参与下，溶解肿瘤细胞；③调理作用，如 IgG 类的抗体结合于肿瘤细胞后，吞噬细胞可通过其表面 Fc 受体与 IgG 抗体结合从而增强其吞噬肿瘤细胞的作用；④抗体使肿瘤细胞的黏附特性改变或丧失，抗体与肿瘤细胞膜抗原结合后，可修饰其表面结构，使肿瘤细胞黏附特性发生改变甚至丧失，从而有助于控制肿瘤细胞的生长和转移。

但是值得注意的是，虽然体外实验表明抗体可以杀死肿瘤细胞，但是体内关于体液免疫可以有效地作用于肿瘤细胞的证据非常有限。

第四节 肿瘤逃逸免疫监视的机制

肿瘤可以通过内源性的方式及其他细胞介导的方式躲避机体免疫系统对它们的监视（图 5-5）。阐明肿瘤免疫逃逸的机制，从而提高肿瘤的免疫原性并最大限度地调动机体针对肿瘤的免疫应答一直是肿瘤免疫学领域的备受关注的课题之一。致癌剂在免疫缺陷小鼠体内诱导的肿瘤的免疫原性高于致癌剂在正常小鼠体内诱导的肿瘤，这提示免疫应答会将选择压力传递给肿瘤细胞，从而使得肿瘤细胞降低自己的免疫原性而得以在机体中存活，这被称为

"肿瘤编辑"。肿瘤可以通过内在和外在的方式进行肿瘤编辑。

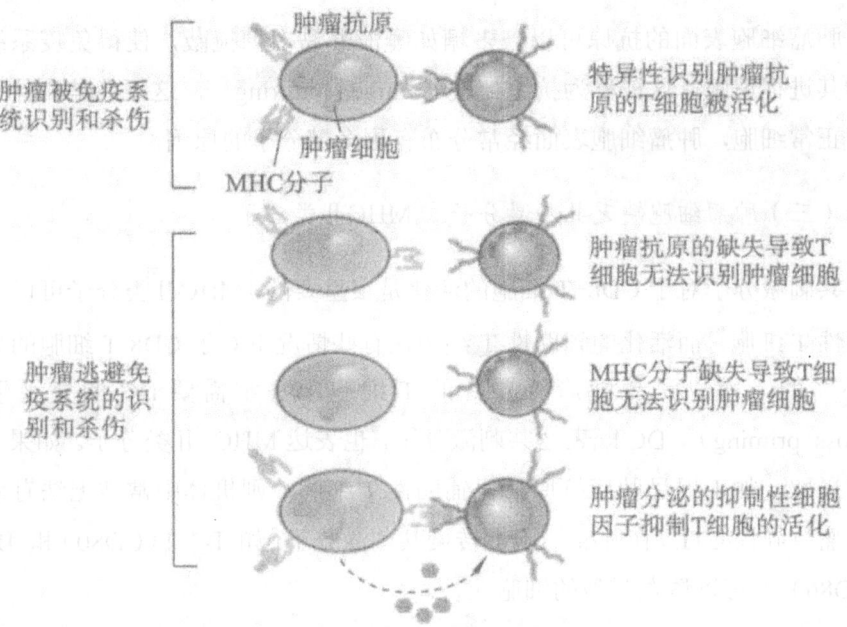

图 5-5　肿瘤免疫逃逸的主要机制

一、肿瘤细胞免疫逃逸的内在机制

（一）肿瘤抗原和 MHC I 类分子表达下调

某些可以诱导免疫应答的抗原在肿瘤中不表达，这种抗原丢失的现象在快速生长的肿瘤细胞中十分常见。因为肿瘤有丝分裂的频率很高，编码肿瘤抗原的基因发生突变或者丢失是很正常的。如果这些抗原对于肿瘤的生长或肿瘤恶性表型的维持并不重要，那么这些抗原的表达缺失对于肿瘤逃避机体的免疫监视是十分有利的。此外，在肿瘤中还可以经常观察到 MHC I 类分子表达下调的现象，使得肿瘤抗原无法有效地被提呈至肿瘤细胞表面，这对于肿瘤细胞逃逸 T 细胞的识别同样是有利的。

（二）肿瘤抗原无法被免疫系统识别

肿瘤细胞表面的抗原可以被多糖如唾液酸黏多糖掩蔽，使得免疫系统无法对其进行识别，这被称为抗原掩蔽（antigen masking）。这可能是为什么相对于正常细胞，肿瘤细胞表面经常分布有更多糖分子的原因。

（三）肿瘤细胞缺乏共刺激分子或MHC Ⅱ类分子

共刺激分子对于CD8+T细胞的活化是很重要的，MHC Ⅱ类分子可以活化辅助性T细胞，而活化的辅助性T细胞在有些情况下对于$CD8^+T$细胞的分化是必需的，所以诱导肿瘤特异性的T细胞应答常需要DC的交叉致敏（cross-priming），DC既表达共刺激分子，也表达MHC Ⅱ类分子。如果DC没有摄取，加工提呈肿瘤抗原活化辅助性T细胞，则机体中常常无法有效产生肿瘤特异性CTL。在肿瘤细胞中转染共刺激分子［如 B7-1（CD80）和 B7-2（CD86）］可以诱发强烈的细胞应答。

（四）肿瘤诱导的免疫抑制

T细胞的抗肿瘤应答可以被一些抑制性分子介导的信号通路抑制，如CTLA-4和 PD-1。提呈肿瘤抗原的APC表面的B7共刺激分子表达水平较低，所以它们会优先和亲和力更高的CTLA-4结合，从而激活免疫抑制信号通路。PD-L1是B7家族的成员之一，该分子在多种肿瘤表面高表达，它能够与T细胞的抑制性受体PD-1结合。动物实验表明，肿瘤表面高表达的PD-L1可以抑制T细胞的抗肿瘤反应。PD-L1还可以表达于APC上，同样也发挥了抑制肿瘤特异性T细胞活性的作用。还有些肿瘤可以表达FasL，通过与淋巴细胞表面的Fas结合诱导淋巴细胞的凋亡。但是这一机制在肿瘤免疫逃逸中还没有完全建立，因为只有很少的肿瘤天然地表达FasL，而且人为地将FasL转染入肿瘤细胞中时，它也并不总是起到保护作用。

除了肿瘤膜表面的分子可以启动免疫抑制性信号通路以外，肿瘤还可以分泌一些抑制性的细胞因子，例如，许多肿瘤可以大量分泌TGF-β，该分子可以抑制淋巴细胞和巨噬细胞增殖和发挥功能。

二、肿瘤细胞免疫逃逸的外在机制

除了肿瘤细胞本身具有逃逸免疫监视的能力之外，在肿瘤微环境中还存在许多发挥免疫抑制作用的细胞亚群。

（一）肿瘤相关巨噬细胞

肿瘤相关巨噬细胞（tumor associated macrophage, TAM）是一群异质性的细胞，它们的组成与氧气的浓度（缺氧或正常）及肿瘤的进程（小或大）有关。在肿瘤发展早期，M1 型巨噬细胞可以浸润到肿瘤组织中，被激活后释放一些促炎性细胞因子和趋化因子，如 CXCL19 和 CXCL10 等，用来募集和促进 Th1、Th17 和 NK 细胞的分化。与之相反的是，在肿瘤发展的晚期或在肿瘤缺氧的微环境中，TAM 极化为 M2 型的巨噬细胞，释放促进 Th2 细胞分化和募集的因子。Th2 细胞和肿瘤细胞分泌的细胞因子 IL-4、IL-10 和转化生长因子-3（transforming growth factor-3, TGF-3），以及维生素 D3、M-CSF 和前列腺素 E2（prostaglandin E2, PGE2），则能够诱导巨噬细胞活化形成 M2 型巨噬细胞，此过程被称为巨噬细胞的替代激活途径。M2 型 TAM 可通过分泌细胞因子如 IL-6、CXCL-8 和 IL-10，直接促进肿瘤细胞的生长；也可以通过阻断 iNOS 途径，减少 NO 的合成，促进多胺类物质的产生，进而促进肿瘤细胞的增殖。此外，M2 型 TAM 分泌的 IL-10、TGF-3 能够抑制 CTL 和 NK 细胞的激活，降低二者对肿瘤细胞的杀伤作用，间接促进肿瘤细胞的增殖。也有报道表明，M2 型 TAM 与肿瘤新生血管形成，肿瘤细胞的浸润和转移，以及肿瘤时的免疫抑制状态有一定关系。总之，TAM 可以是 M1 型的炎症细胞，通过分泌 IL-6、TNF、IL-12 和 L-23 来抑制肿瘤生长，也可以是 M2 型的细胞，通过产生 TGF-3 和 IL-10 抑制免疫细胞而促进肿瘤生长。

（二）调节性 T 细胞

调节性 T 细胞（regulatory T cells, Treg）是一群可以抑制 $CD4^+$ T 细胞和 $CD8^+$ T 细胞的 T 细胞，其分子标记是 $CD4^+CD25^+FoxP3^+$。在肿瘤微环境中，

Treg 发挥的是下调效应性 T 细胞的活性而促进肿瘤生长的作用。动物实验和临床研究均发现 Treg 的数目与肿瘤的体积成正比。动物实验提示去除 Treg 可以增强机体的抗肿瘤反应并减少肿瘤的生长。

（三）髓样来源的抑制性细胞

髓样来源的抑制性细胞（myeloid-derived suppressor cells, MDSCs）是一群不成熟的处于早期分化阶段的细胞，包括未成熟的巨噬细胞，粒细胞、树突状细胞及骨髓前体细胞。小鼠体内 MDSCs 的分子标记通常被认为 $Gr1^+CD11b^+$。关于人体内 MDSCs 的分子标志目前还存有争议，通常认为是 $CD14^-CD11b^+$ 细胞；或者是表达髓系共同标志 CD33，但不表达 MHC Ⅱ类分子 HLA-DR 及成熟的髓系或淋巴系标记的细胞。前列腺素 E2、IL-6、VEGF 和补体成分 C5a 等都可以诱导 MDSCs 的生成。该群细胞可以通过 NO, ROS 和 TGF-β 等分子抑制 $CD4^+T$ 细胞和 $CD8^+T$ 细胞的功能，并能通过促进肿瘤血管生成等多种途径抑制机体的抗肿瘤免疫，使肿瘤细胞逃避机体的免疫监视和攻击，促进肿瘤发展。

（四）Th17 细胞

Th17 细胞参与了多种自身免疫病和慢性炎症综合征。它能够促进炎症的发生和肿瘤微环境中的血管生成并减少 $CD8^+T$ 细胞的浸润。Th17 细胞还可以抑制 $CD4^+T$ 细胞的分化和功能，从而推动肿瘤的生长。但是也有研究发现在 Th17A 缺陷小鼠体内过继性输入肿瘤特异性 Th17 细胞可提高 $CD8^+T$ 细胞的活性。

第五节 肿瘤免疫发展趋势

一、免疫评分

免疫学评分是应用免疫组化量化结合数字影像分析测定肿瘤和浸润边缘的细胞毒性 T 细胞（$CD8^+$）和总 T 细胞（$CD3^+$）的分布密度，并换算成患者的免疫学评分，是针对患者体内免疫反应状态进行免疫评价的一种新方法。与传统的淋巴血管浸润、pTN 分期、MSI 状态、肿瘤分化相比，基于标准免疫组化法和数字影像分析的免疫学评分，重复性高，具有相对更高的预后值。免疫学评分越高，复发风险越低。在结肠癌的研究中显示免疫学评分可更有效、精准预测结肠癌的进展风险，并预测风险实施针对性术后辅助治疗，帮助患者获得更好疗效，使得疾病有更好的转归。研究表明免疫学评分为肿瘤患者复发风险评估提供了准确可靠指标，可作为肿瘤分类的一个新的组成参数，基于免疫学评分的复发风险分类，可用来改善个体化治疗策略，调整个体化治疗方案，防止过度治疗和不恰当治疗。免疫学评分，代表着实体瘤适应性免疫应答评估的重大突破，可能代表了一种新的肿瘤分类系统。一旦各类肿瘤免疫学的临床实用性得到足够验证，可通过预测免疫治疗的有效性，指导更为有效的肿瘤个性化精准治疗，使得免疫评分将在临床得到广泛应用。但是，目前免疫评分只是在部分肿瘤中进行了证实，可以预期，各类肿瘤的免疫评分的研究将成为热点和未来的研究趋势，此外，免疫评分的临床实用性研究也将是趋势之一。

二、肿瘤新抗原

（一）肿瘤新抗原的鉴定与筛选

肿瘤新抗原即肿瘤特异性抗原，是体细胞因外界因素诱发或自发突变而产生的具有免疫原性的新生抗原。肿瘤新抗原仅表达在肿瘤细胞中，且具有免疫原性，可成为精准免疫治疗的潜在特异性靶点。随着癌症基因组图谱（The Cancer Genome Atlas，TCGA）和国际癌症基因组联盟（International Cancer Genome Consortium，ICGC）等肿瘤基因组计划的实施，极大推动了肿瘤突变谱鉴定及肿瘤新抗原（neoantigen）的研究与发展。肿瘤新抗原的筛选和免疫原性鉴定目前主要是应用基因组和转录组测序鉴定肿瘤样本中的突变及其转录水平，再结合计算机软件预测肿瘤突变肽与 MHC 分子的亲和力或应用质谱鉴定与 MHC 分子结合的表位肽，并通过分子生物学手段获得这些突变肽/表位肽，再利用体外和体内免疫学实验鉴定并筛选肿瘤新抗原。肿瘤新抗原来自体细胞突变，在肿瘤中十分普遍，且个体间有很强的异质性。并不是所有的体细胞突变最终都能在蛋白质水平展现，此外，即使体细胞突变通过翻译最终体现在蛋白水平上，但是否有免疫原性和 MHC 亲和性等因素也影响体细胞突变最终是否能成为新抗原。一个体细胞突变是否可以成为一个新抗原通常取决于以下因素：①体细胞突变是否体现在蛋白质水平上，若是同义突变则没有实际意义；②突变表达的蛋白是否可加工成具有免疫原性的抗原多肽；③多肽与患者自身 MHC 分子具有较高的亲和力；④突变肽/MHC 复合体是否被 TCR 识别。

因此，如何鉴定和筛选有临床意义的肿瘤新抗原，是一个繁重而长期的工作，将是肿瘤免疫领域的一个重要研究热点和研究趋势。

（二）肿瘤新抗原疫苗

基于肿瘤新抗原为靶点开发的疫苗部分疗效已被证实，其机制可能是注射肿瘤新抗原疫苗后激活患者免疫系统，从而实现其疗效。临床前以及早期临床研究初步表明，基于肿瘤新抗原制备的疫苗在恶性乳腺癌、结肠癌、肉瘤等肿瘤中可以激活 $CD8^+$ 和 $CD4^+$ T 细胞来治疗肿瘤。目前新抗原疫苗主要包括合成多肽疫苗，RNA 疫苗以及树突细胞疫苗，且均表现出较好的安全性。但是，肿瘤新抗原研究目前尚未有公认的标准流程与参数，不同类型肿瘤抗原、不同患者个体具有异质性，在肿瘤发生、发展与转归过程中，随着肿瘤细胞的进化肿瘤抗原也会发生变化，造成肿瘤新抗原疫苗开发受到较多因素影响,大部分新抗原及相关疫苗还处在研究和临床前实验阶段,还有许多问题需要解决、优化和完善。肿瘤新抗原疫苗制备仍处于探索阶段,但由于肿瘤新抗原疫苗的开发可为临床免疫治疗提供更多的选择,甚至为患者提供针对性的免疫治疗,使其在临床应用和市场方面有非常高的预期,因此,有效的新抗原疫苗的研究开发是未来重要的研究方向。此外,前期研究表明,肿瘤新抗原疫苗与其他免疫治疗(如PD-1等免疫抑制靶点单抗或CAR-T等)、放疗或化疗联合治疗能给患者带来更好的疗效,有望成为今后治疗恶性肿瘤的有效方式之一。肿瘤新抗原与其他治疗策略的联合应用这个领域正处于研究阶段,还有许多基础理论和应用瓶颈需要解决,但由于其较好的临床预期,引起学者们广泛关注,将成为肿瘤免疫治疗中的重要研究方向。

三、肿瘤免疫代谢机制

肿瘤细胞代谢相对于正常细胞具有较高的异质性。为了维持其快速地生长和增殖,肿瘤细胞必须拥有相较于正常细胞更高的代谢速率,代谢改变是肿瘤的重要特征之一。肿瘤细胞的代谢方式是复杂多样的,肿瘤细胞不仅通过有氧糖酵解为自身生长提供能量,也可以通过丝氨酸代谢等途径为细胞复制提供生物大分子,同时也会大量利用谷氨酰胺、脂类物质等促进自身增殖,它会根据自身所处环境的变化而选择适合自己的代谢方式来满足自身增殖,这种通过改变肿瘤代谢方式的适应性也称为代谢重编程。肿瘤微环境(tumor microenvironment, TME)会诱发肿瘤细胞代谢发生重编程,影响与调控肿瘤代谢,形成有别于正常细胞的代谢新机制;同时,肿瘤细胞代谢对肿瘤微环境也产生多方面的影响,肿瘤代谢与TME的相互作用是促进肿瘤免疫逃逸的重要原因之一。越来越多的研究发现,TME中的营养物质以及细胞分泌的代谢产物均可影响周围细胞的命运。如肿瘤细胞通过消耗微环境中的葡萄糖、分泌乳酸酸化微环境、高表达细胞膜组分胆固醇、分泌神经节苷脂以及快速吸收利用胞外氨基酸等方式抑制免疫细胞发挥功能进行免疫逃逸。针对这些代谢产物相关的代谢途径实施靶向肿瘤免疫治疗已在多种实体瘤中表现出良好的治疗效果。如氨基酸代谢与肿瘤的产生、致癌基因的异常表达都有密切关系，尤其是谷氨酰胺代谢。谷氨酰胺是人体内最为丰富的非必需氨基酸，而在特定情况下则是肿瘤细胞的必需氨基酸。因此，通过靶向谷氨酰胺代谢，可有效抑制肿瘤的生长。目前，已开发出靶向于谷氨酰胺，抑制谷氨酰胺摄入和抑制关键酶阻断谷氨酰胺代谢两类的药物。但是靶向肿瘤代谢所导致的代谢改变势必会影响抗肿瘤的免疫细胞功能及活性，如何找到肿瘤细胞特有的代谢通路、代谢产物以及代谢酶作为靶点进行特异性阻断，并在抑制肿瘤与维持免疫细胞活性之间找到平衡的治疗方法是目前通过靶向代谢进行抗肿瘤免疫治疗亟待解决的问题，因此，探索有别于正常细胞的肿瘤代谢新途径、新机制，寻找更好的特异性靶向于肿瘤代谢的靶点，是肿瘤代谢研究的主要方向，已成为近年来肿瘤免疫的研究热点。

第六章 肿瘤免疫治疗

第一节 肿瘤免疫治疗的策略

传统的放疗和化疗的特异性较低,在杀死肿瘤细胞的同时对机体正常的细胞也产生严重的损伤,肿瘤免疫疗法则具有很高的特异性。肿瘤免疫治疗的目的在于,一方面增强机体免疫系统对肿瘤细胞的识别和应答能力,另一方面解除机体所处的免疫抑制状态,肿瘤免疫治疗主要包括使用肿瘤疫苗、非特异性的免疫系统激活剂、细胞因子治疗、抗体包括单克隆抗体阻断 CTLA-4 和 PD-1/L1 的疗法及过继性细胞对肿瘤进行的治疗等。

一、肿瘤疫苗

肿瘤疫苗主要是指利用肿瘤细胞或肿瘤抗原物质免疫机体,使宿主免疫系统产生针对肿瘤抗原的抗肿瘤免疫应答,从而阻止肿瘤生长、转移和复发。肿瘤疫苗包括很多种,如肿瘤细胞疫苗,肿瘤多肽(蛋白)疫苗、树突状疫苗,肿瘤抗原 DNA 疫苗等。传统的以肿瘤抗原肽和佐剂对肿瘤患者进行免疫的方法仍然是激活机体免疫应答的策略之一,近年来,人们在 DC 疫苗方面也取得了很大的进展。DC 疫苗应用是指分离肿瘤患者的 DC,将其和肿瘤抗原共孵育,或者将表达肿瘤抗原的基因转染入 DC,然后再把这些 DC 回输入肿瘤患者体内(图 6-1)。基于此策略的细胞疫苗已被批准用于治疗前列腺癌。该疫苗是先从前列腺癌患者的外周血中分离 DC,将 DC 在体外与 GM-CS 和前列腺酸性磷酸酶的重组融合蛋白共孵育,然后回输给患者。另一项肿瘤疫苗的设计策略是构建编码肿瘤抗原的病毒载体作为 DNA 疫苗。细胞疫苗和 DNA 疫苗都是最有效地诱导 CTL 的策略，因为这两种策略产生的抗原均合成于细胞质中，可以被 MHC I 类分子提呈。那些只在某一种肿瘤上表达的抗原不适合用于肿瘤疫苗的设计，因为它要求分离鉴定每一种肿瘤的抗原，这在实际操作中不太现实。而那些在多种肿瘤中均有的肿瘤抗原，如黑色素瘤抗原、酪氨酸激酶、gp100 及突变的 Ras 和 P53 则比较适合作为肿瘤疫苗的候选分子。用疫苗来对肿瘤患者进行治疗的一个限制性因素是这些疫苗应答是治疗性疫苗而非仅仅是预防性的，而治疗性疫苗常很难诱导足够强的免疫反应去清除所有的肿瘤细胞。

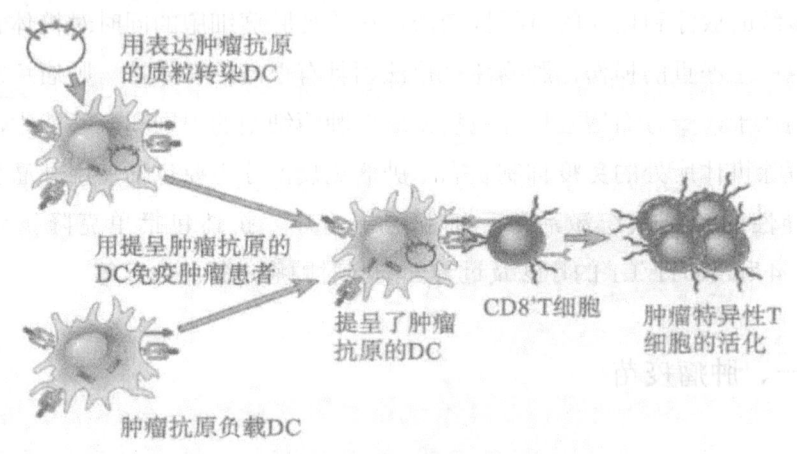

图 6-1 肿瘤细胞疫苗

肿瘤细胞疫苗的制备可以采用两种方式，一种是在分离的 DC 中外源性表达肿瘤抗原，另一种是将 DC 和肿瘤抗原共孵育，使 DC 负载肿瘤抗原。

预防性疫苗可以用于预防病毒引起的肿瘤。例如，前面提到的 HPV 疫苗可以降低 HPV 导致的宫颈癌的发病率。这种方法在预防猫白血病病毒诱发的猫白血病和疱疹病毒诱发的鸡淋巴瘤[又称马立克氏病（Marek's disease）]方面非常成功。

此外，针对肿瘤细胞表面缺少共刺激分子和 MHC 类分子的表达，因而只能诱发机体微弱的免疫应答的情况，可以制备外源性高表达共刺激分子或者细胞因子的肿瘤疫苗（图 6-2）

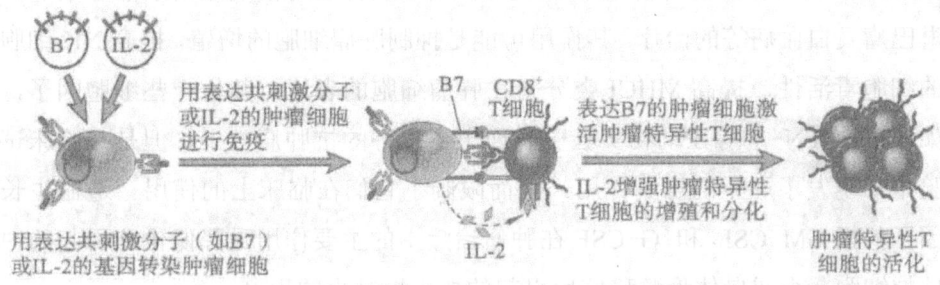

图 6-2　在肿瘤细胞中转染共刺激分子或细胞因子以增强肿瘤细胞的免疫原性

在动物实验中，外源性表达 B7 的肿瘤细胞可以诱发机体对肿瘤的特异性免疫应答，在临床试验中，分离获得患者的肿瘤细胞并在体外进行扩大培养，然后将表达共刺激分子的基因转染肿瘤细胞构建重组的肿瘤细胞，经过照射灭活后，用这些重组的肿瘤细胞重新免疫肿瘤患者进行治疗。该方法的优点是无须明确知道肿瘤抗原是什么。

二、非特异性的免疫系统激活剂

肿瘤疫苗可以特异性地激活机体的免疫系统，同时一些非特异性的免疫刺激剂，如卡介苗，短小棒状杆菌，酵母多糖，香菇多糖和 OK432 可以非特异性地激活机体的免疫系统，这些物质在肿瘤免疫治疗中也备受关注。例如，BCG（卡介苗）能激活巨噬细胞从而促进巨噬细胞介导的对肿瘤的杀伤作用。而且，BCG 本身还具有免疫佐剂的功能，可以激活 T 细胞对肿瘤抗原的识别。BCG 目前正用于膀胱癌的治疗。

三、细胞因子治疗

细胞因子也可以直接用于不同肿瘤的治疗（表 6-1）。临床上使用最多的是高剂量的 IL-2，它能够刺激 T 细胞产生其他细胞因子，如 TNF、IFN-γ 等，这些细胞因子可以作用于血管内皮细胞和其他一些类型的细胞。IL-2 在黑色素瘤和肾细胞癌患者体内能够诱导 10%的患者产生肿瘤消退，目前 IL-2 已被批准用于这两种肿瘤的治疗。IFN-α和化疗联合应用被批准用于黑色素瘤、淋巴瘤及白血病等的治疗。其作用可能是抑制肿瘤细胞的增殖，提高NK细胞的细胞毒活性，提高MHCI类分子在肿瘤细胞的表达。其他一些细胞因子，如TNF、IFN-γ等在动物实验中表现出了良好的抗肿瘤效果，但是在临床试验中却诱发了严重的毒副作用，因而限制了它们在临床上的使用。造血生长因子包括GM-CSF和G-CSF在肿瘤治疗中的主要作用是降低化疗引起的中性粒细胞减少或自体骨髓移植后引起的血小板减少的程度。

表6-1 用于肿瘤治疗的细胞因子

细胞因子	动物实验中肿瘤是否消退	临床试验	毒性
IL-2	是	黑色素瘤，肾癌，结肠癌，阳性反应率<15%	血管渗漏，休克，肺水肿
IFN-α	否	已被批准用于黑色素瘤的治疗	发热，无力
TNF	局部消退	肉瘤，黑色素瘤	脓毒性休克综合征
GM-CSF	否	常规用于促进造血功能的恢复	骨痛

注：IL，白介素；IFN，干扰素；TNF，肿瘤坏死因子；GM-CSF，粒细胞-巨噬细胞集落刺激因子。

四、抗体对肿瘤的治疗

单克隆抗体具有高亲和力、高特异性的特征，因而对于恶性肿瘤的治疗具有高度靶向性。自第一款单克隆抗体药物Rituximab被FDA批准上市以来，超过100种的单克隆抗体类药正在进行动物实验或临床试验，其中许多药物已获批用于肿瘤的治疗。单克隆抗体治疗肿瘤的机制有多种，主要包括：①阻断癌变信号通路而影响细胞的增殖及凋亡，如：靶向EGFR的抗体——Erbitux被批准用于治疗结直肠癌及头颈癌；靶向Her-2的抗体——Herceptin被批准用于治疗Her-2阳性的乳腺癌等。②阻断肿瘤的血管新生，例如，靶向VEGF-A的抗体——Avastin被批准用于治疗转移性结直肠癌、卵巢癌、非鳞状非小细胞肺癌、转移性乳腺癌、宫颈癌和恶性胶质瘤。③调节机体对于肿瘤细胞的免疫反应，例如检查点阻断法（checkpointblockade），此疗法使用单克隆抗体阻断 CTLA-4 和 PD-1/L1 在 T 细胞激活中的分子刹车作用，CTLA-4 和 PD-1/L1 是分别表达在 T 细胞和肿瘤细胞表面的抑制 T 细胞进一步活化的分子，对此信号通路的阻断可以提高 CTL 的效能。目前共有 1 种针对 CTLA-4 的抗体药物 Ipilimumab 和 5 种针对 PD-1 的抑制剂在欧美几十个国家上市，包括 2 种 PD-1 抗体和 3 种 PD-L1 抗体，具体如下：Nivolumab（商品名为 Opdivo）；Pembrolizumab（商品名为 Keytruda）；Atezolizumab（商品名为 Tecentriq）；Avelumab（商品名为 Bavencio）；Durvalumab（商品名为 Imfinzi）。该疗法的发现者获 2018 年诺贝尔生理学或医学奖。

近些年，分子生物学及蛋白质工程的发展也使得嵌合型、人源化乃至全人源的单克隆抗体成为治疗癌症的新手段，特别是嵌合型抗体可以将高细胞毒性的抗肿瘤药物直接输送至肿瘤所在的微环境中。例如，由抗 HER-2 的单抗与细胞毒性药物 DM1 组成的抗体药物偶联体 Kadcyla 已获批主要用于 HER-2 过表达的晚期转移性乳腺癌。

五、过继性细胞治疗

过继性细胞治疗是从肿瘤患者体内分离淋巴细胞，在体外进行扩大培养并使其成为具有抗肿瘤活性的细胞后回输入肿瘤患者体内。该类细胞主要包括淋巴因子激活的杀伤细胞（LAK 细胞）自然杀伤细胞（NK 细胞）、细胞因子诱导的杀伤细胞（CIK 细胞）、肿瘤浸润淋巴细胞（TIL），$\gamma\delta$T 细胞、自然杀伤 T 细胞（NKT 细胞）、CD3 单抗激活的杀伤细胞（CD3AK）等。例如：将来自肿瘤患者的外周血单个核细胞（PBMC）在体外和高浓度的 IL-2 共培养形成 LAK 细胞后，将 LAK 细胞回输入肿瘤患者体内（图 6-3）。此方法和化学药物的联合应用在荷瘤小鼠实验中取得了令人赞叹的消退实体瘤的结果。过继性 LAK 细胞目前主要用于晚期肿瘤患者的治疗，其治疗效果具有个体差异性。过继性 TIL 也是过继性细胞治疗的热点。因为 TIL 中可能富含肿瘤特异性 CTL 和活化的 NK 细胞。目前过继性 TIL 主要用于黑色素瘤的研究。继 TIL 和 LAK 细胞之后，嵌合抗原受体 T 细胞（chimeric antigen receptor

T cell, CAR-T 细胞）成为过继性细胞治疗的另一颗耀眼的新星。CAR-T 细胞是通过基因工程技术，使能够识别肿瘤特异性抗原的受体表达在其表面的 T 细胞。嵌合抗原受体使得 T 细胞对肿瘤抗原的杀伤绕过了抗原提呈阶段及 MHC 的限制性，使其杀伤活性得到最大化（图 6-4）。

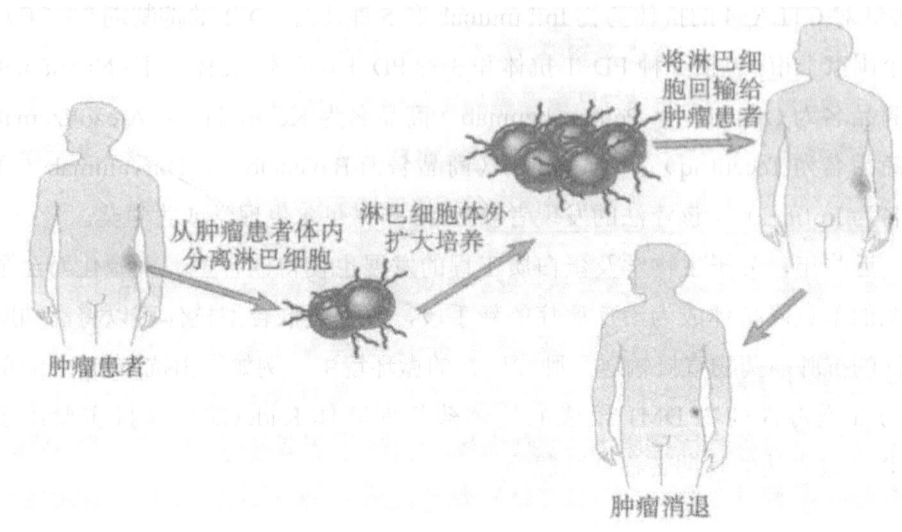

图 6-3 过继性细胞治疗

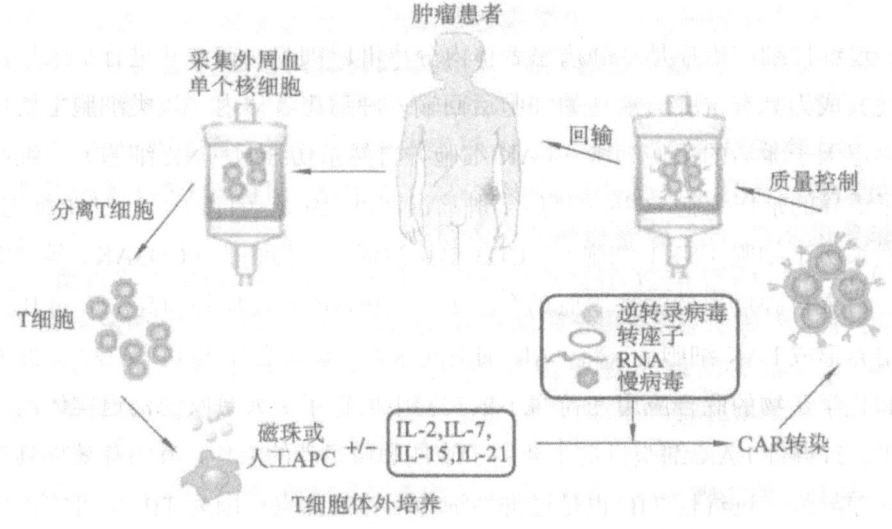

图 6-4 嵌合抗原受体 T 细胞（CAR-T 细胞）的治疗流程

2012 年，世界上第一例接受试验性 CAR-T 细胞疗法的儿童白血病患者艾米丽·怀特海德（Emily Whitehead）在接收 CAR-T 细胞治疗后，癌症完全消失。2017 年 8 月 31 日，美国食品药品监督管理局批准诺华的 CAR-T 细胞疗法 Kymriah（tisagenlecleucel）上市，用于治疗急性淋巴细胞白血病，这是 FDA 批准的首款基因治疗药物。

第二节　肿瘤免疫治疗药物

癌症是全球范围内的危害人类健康的疾病。2016 年，国家癌症中心根据 72 个肿瘤登记处上报的、覆盖全国 8550 万人口的、2009—2011 年的数据，预估 2015 年中国癌症总发病 429.16 万例，总死亡 281.42 万例。现阶段，肿瘤内科学治疗、外科手术治疗和放射治疗仍是肿瘤治疗的三大主要手段，其中，以肿瘤内科学治疗进展尤为突出，包括分子靶向治疗和免疫治疗。近年来，随着基础免疫学的发展，PD-1/PDL1、CTLA-4 等免疫检查点抑制剂展示了非常好的应用前景，为肿瘤的免疫治疗翻开了崭新的一页。

肿瘤免疫治疗药物在许多肿瘤类型，特别在肺癌、黑色素瘤、肾癌、尿路上皮癌、淋巴瘤等方面都取得了巨大成功，相继被国外药监部门批准了新的适应证并上市。肿瘤免疫治疗根据作用机制主要分为主动免疫治疗和被动免疫治疗。主动免疫治疗通过激活患者自身免疫系统，阻止肿瘤生长、转移和复发，其主要包括强化免疫细胞功能（细胞因子）、抗原依赖（治疗性疫苗）和非抗原依赖（免疫检查点抑制剂，主要调节 T 细胞功能）。被动免疫治疗指被动获得抗肿瘤活性的免疫抑制剂或细胞等，从而直接靶向肿瘤，其主要包括抗肿瘤单克隆抗体治疗和过继性细胞治疗。

一、主动免疫

（一）免疫检查点抑制剂

免疫检查点抑制剂是一类通过抑制 T 细胞或肿瘤特异性细胞上的分子而

增强 T 细胞功能的免疫调节物，主要包括：抗程序性细胞死亡 1/程序性细胞死亡 1 配体（PD-1/PD-L1）的抗体，如派姆单抗（Pembrolizumab），纳武单抗（Nivolumab），阿特朱单抗（Atezolizumab）和度伐单抗（Durvalumab）；抗细胞毒性 T 细胞相关抗原 4（CTLA-4）的抗体，如易普利姆玛（Ipilimumab），曲美母单抗（Tremelimumab）。

1. PD-1/PD-L1 抑制剂和 CTLA-4 抑制剂

（1）PD-1/PD-L1 抑制剂

PD-1 主要表达于活化 T 细胞表面，与其配体（PD-L1/PD-L2）结合后，可减弱信号的传导，也可耗竭 CD8+T 细胞及促进调节性 T 细胞的增殖，从而抑制机体抗肿瘤免疫应答。Pembrolizumab 和 Nivolumab 可阻断 PD-1 受体，从而阻断或逆转 PD-1/PD-L1 通路的免疫抑制作用。Atezolizumab 可阻断 PD-L1 对其受体 PD-1 和 B7.1 的结合，阻断 T 细胞的负向调控信号。Durvalumab 是抗 PD-L1 单抗，可逆转 PD-1 介导的抑制性信号，增加效应 T 细胞的功能，恢复肿瘤细胞杀伤作用。

2014 年 9 月 4 日，依据 KEYNOTE-001 研究结果，Pembrolizumab 成为第一个被批准用于二线治疗晚期或不能切除的黑色素瘤患者的 PD-1 抑制剂，其长期随访结果提示接受 Pembrolizumab 治疗的患者的 3 年总生存率为 40%，中位总生存期为 25.9 个月。此外，Pembrolizumab 被美国食品药品监督管理局（FDA）认定为是治疗晚期黑色素瘤的突破性疗法。随之，Pembrolizumab 先后于 2015 年、2016 年被批准用于非小细胞肺癌（non-small celllung cancer, NSCLC）的二线、一线治疗，颠覆了几十年来对进展期 NSCLC 患者治疗模式和疗效的认识。Pembrolizumab 先后获 FDA 批准用于治疗头颈鳞癌、霍奇金淋巴瘤、尿路上皮癌、微卫星不稳定性（MSI-H）或错配基因修复缺陷（dMMR）变异的实体瘤和胃癌/胃食管结合部腺癌等。传统化疗药物主要可以通过三种途径激活抗肿瘤免疫：激活免疫原性细胞死亡（蒽环类，5-FU，奥沙利铂）、干扰肿瘤免疫逃逸机制（5-FU，环磷酰胺，奥沙利铂）、直接刺激肿瘤免疫（吉西他滨、紫杉醇、培美曲塞）。因此化疗联合免疫治疗一直是临床研究的热点。基于 KEYNOTE-021 G（KEYNOTE-189）队列研究结果，Pembrolizumab 联合卡铂/培美曲塞成为晚期非鳞状 NSCLC 患者的有效

（联合组和化疗组的客观缓解率 ORR 分别为 47.6%和 18.9%, P＜0.001）且可耐受的一线治疗选择。与 KEYNOTE-189 研究结果相似，KEYNOTE-407 研究结果显示，Pembrolizumab 联合化疗（紫杉醇/卡铂或白蛋白紫杉醇）用于晚期鳞癌一线治疗，可以提高接近 1 倍的 ORR（联合组和化疗组的 ORR 分别为 58.4%和 35.0%, P=0.0004）。

2014 年 12 月 22 日，基于 CheckMate 037 研究结果，Nivolumab 被 FDA 批准用于晚期黑色素瘤二线治疗。对于晚期 BRAF 阴性的黑色素瘤患者，Nivolumab 联合 Ipilimumab 治疗取得了显著的疗效，于 2015 年 10 月 1 日批准用于 BRAF 阴性、不可切除或转移性黑色素瘤的一线治疗。与传统的化疗药物相比，Nivolumab 在晚期 NSCLC 治疗中具有明显的优越性，先后获 FDA 批准用于转移性鳞状 NSCLC、转移性非鳞状 NSCLC 的治疗。2017 年 9 月 22 日，FDA 批准 Nivolumab 用于治疗既往接受过索拉非尼治疗的肝细胞癌患者。因此，Nivolumab 成为最早被 FDA 批准用于治疗肝癌的免疫肿瘤抑制剂。此外，Nivolumab 获批用于治疗肾癌、非霍奇金淋巴瘤、头颈鳞癌、尿路上皮癌及结直肠癌等。

2016 年 5 月 18 日，Atezolizumab 获得 FDA 批准用于治疗尿路上皮癌（UC），成为获批治疗这类癌症的首个 PD-1/PD-L1 免疫疗法。2017 年 4 月，PD-L1 抗体 Atezolizumab（Tecentriq）扩大适应证范围，获批用于治疗无法进行常规顺铂化疗的局部晚期或转移性尿路上皮癌。2016 年 10 月 18 日，基于 POPLAR 和 OAK 试验的结果，Atezolizumab 被批准用于二线及以上晚期 NSCLC 的治疗，且未要求根据 PD-L1 表达情况选择患者。值得关注的是，首个证明用肿瘤免疫治疗联合疗法一线治疗晚期非鳞状 NSCLC 患者可以改善 PFS 的Ⅲ期临床研究 IMpower150 的结果显示，接受 Atezolizumab 联合 CPB（卡铂＋紫杉醇＋贝伐珠单抗）方案治疗的患者与仅接受 CPB 方案治疗的患者相比，疾病恶化或死亡风险降低 38%，12 个月疾病无进展生存率是 CPB 组的两倍多（37% vs. 18%），客观缓解率也高于 CPB 组（64% vs. 48%），且安全性与单个药物的安全性一致。2016 年 2 月，FDA 授予 Durvalumab 治疗 PD-L1 阳性、不能手术或转移性尿路上皮癌突破性疗法资格。2017 年 5 月，Durvalumab 获 FDA 加速批准用于转移性膀胱癌的治疗。2017 年，欧洲肿瘤内科学会上公布的 PACIFIC 研究结果中显示，在接受含铂方案同步放化疗后的局部、晚期、不可手术的 NSCLC 患者中，单药 Durvalumab 巩固治疗能够显著提高患者无进展生存期（16.8 月 vs. 5.6 月，P＜0,0001），且具有较高的客观缓解率（28.4% vs. 16%，P＜0.001）。2017 年 7 月，FDA 授予 Durvalumab 用于治疗接受了标准含铂方案的同步放化疗后，未发生疾病进展的无法手术切除的局部晚期 NSCLC 患者的突破性疗法称号。此外有研究结果显示，Durvalumab 联合白蛋白结合型紫杉醇二线治疗 NSCLC 可显著延长患者生存期和提高客观缓解率，为免疫联合化疗提供新的有潜力的治疗方案。

（2）CTLA-4 抑制剂：CTLA-4 是免疫反应的负调节器，其位于 T 细胞表面，可与其配体（CD80/CD86）结合，传递抑制性信号，下调 T 细胞活化水平。Ipilimumab 是第一个获 FDA 批准的免疫检查点抑制剂，通过阻断 CTLA-4 与其配体的结合，可解除抑制信号，提升 T 细胞活化水平，提高机体的抗肿瘤免疫应答水平。

2011 年 3 月，Ipilimumab 经 FDA 批准用于不可切除或者转移性黑色素瘤的治疗，目前该药已获全球 40 多个国家批准。Ipilimumab 用于治疗肺癌、肾癌、前列腺癌、头颈部肿瘤、胃癌已处于Ⅲ期临床研究阶段。

2. 生物标志物

目前尚缺乏完美的生物标志物指导免疫治疗。PD-L1 蛋白表达，肿瘤突变负荷（TMB），MSI/MMR 或可能存在其他生物标志物能更好地预测免疫治疗的效果。PD-L1 蛋白表达水平检测也存在一些亟待解决的问题，包括 PD-L1 蛋白表达的时空异质性、PD-L1 蛋白表达的诱导性和动态性、检测 PD-L1 蛋白抗体的差异性及结果判读的不确定性等。由于肿瘤的异质性、不同的计算方法和获取样本的不同时间，TMB 通过肿瘤组织样本或血液样本检测的一致性仍需提高。

3．毒副反应

以免疫检测点抑制剂（ICIs）为代表的肿瘤免疫治疗取得显著效果，改变了肿瘤治疗的格局，安全性整体良好，但也产生了新的需要关注的问题，即免疫相关的毒性（irAEs）。在Ⅲ期临床试验中，PD-1/PD-L1 抑制剂 irAEs 发生率小于 30%，不到 20% 的患者出现严重 irAEs。Meta 分析的数据显示，单药 Ipilimumab 导致的总体 irAEs 发生率小于 75%,3 级以上的严重 irAEs 发生率则高达 43%。irAEs 是免疫系统产生的非特异性反应,主要涉及人体 11 个器官的生理系统。根据临床出现的频率 irAEs 主要分两大类：常见毒性和罕见毒性。常见毒性见于皮肤,肌肉骨骼及胃肠、内分泌、呼吸等系统；罕见毒性见于心血管、血液、肾脏、神经和眼。然而,不同的 ICIs 的 irAEs 的发病机制不尽相同,且患者的临床症状和体征具有差异性,均影响 irAEs 发生的严重程度、持续时间和临床管理。因此,需要早期根据受累器官和毒性程度,识别和应用免疫抑制和（或）免疫调节剂进行及时干预和有效管理 irAEs。

（二）细胞因子

IL-2 是主要由活化的 $CD4^+$ T 细胞和 $CD8^+$ T 细胞产生的具有广泛生物活性的细胞因子。IL-2 优化抗原提呈至 T 细胞的过程,体外可诱导 PBMC（外周血单个核细胞）或肿瘤浸润淋巴细胞（TIL）成为淋巴因子激活的杀伤细胞（LAK 细胞）,参与调控免疫应答。目前,IL-2 可用于治疗肾细胞癌,NSCLC 和黑色素瘤。粒细胞-巨噬细胞集落刺激因子（granulocyte-macrophage colony-stimulating factor, GM-CSF）是一种主要由巨噬细胞和活化 T 细胞产生的细胞因子,其可通过促进树突状细胞分化、成熟和活化,进而促进 Th、Tc、NK 细胞识别肿瘤相关抗原（TAAs）,引起系统性抗肿瘤反应。有研究显示,吉西他滨/多西他赛化疗联合 rh GM-CSF 治疗 NSCLC 安全有效。2015 年,Golden E B 等首次应用放疗联合 GM-CSF 治疗 NSCLC,在治疗中约 22%（4/18）的 NSCLC 患者出现远位效应,表明局部放疗联合 GM-CSF 治疗可诱发全身抗肿瘤免疫反应。α、β 干扰素主要通过抑制肿瘤细胞增殖和分化（阻止细胞由 G0→G1）,促进部分恶性细胞表型的逆转而发挥抗肿瘤作用。γ 干扰素可通过促进 MHC 类分子的表达,增强肿瘤靶细胞杀伤 CTL 的敏感性,也可通过诱导凋亡来发挥抗肿瘤作用。目前在临床上,干扰素可用于治疗多种肿瘤,如血液系统的肿瘤,淋巴瘤、肝癌、喉癌、卵巢瘤、直肠癌等,且都有明显作用,以对血液系统恶性肿瘤的疗效最为显著。

二、被动免疫

（一）单克隆抗体

抗肿瘤单克隆抗体主要通过与肿瘤细胞上的特定靶标结合来杀死肿瘤细胞，一般包括抗肿瘤抗体和抗肿瘤抗体偶联物。目前，获得 FDA 批准应用于抗肿瘤的单克隆抗体药物有 10 余种，主要有作用于细胞膜分化相关抗原的抗肿瘤单克隆抗体利妥昔单抗（Rituximab），奥法木单抗（Ofatumumab），奥妥珠单抗（Obinutuzumab），地诺单抗（Denosumab）等，作用于表皮生长因子受体的抗肿瘤单克隆抗体曲妥珠单抗（Trastuzumab）、曲妥珠单抗依酯（Trastuzumab emtansine），以及作用于血管内皮细胞生长因子的抗肿瘤单克隆抗体贝伐珠单抗（Bevacizumab）、雷莫芦单抗（Ramucirumab）。

利妥昔单抗是第一个获 FDA 批准用于临床治疗的单抗，用于治疗 CD20 阳性的惰性及侵袭性 B 细胞非霍奇金淋巴瘤。利妥昔单抗主要通过与 CD20 分子结合引起的直接效应和介导依赖抗体的细胞毒性（antibody-dependent cellular cytotoxicity, ADCC），补体依赖的细胞毒性（complement dependent cytotoxicity, CDC）作用发挥抗肿瘤效应。曲妥珠单抗可与 HER-2/Neu 受体结合，抑制 P3K/Akt 信号通路传导和介导 ADCC，从而抑制肿瘤生长，已经 FDA 批准用于治疗 HER-2 过表达所致的乳腺癌、胃癌、食管胃交界癌。贝伐珠单抗通过与内源性的血管内皮细胞生长因子（vascular endothelial cell growth factor growth factor, VEGF）竞争性结合 VEGF 受体，抑制内皮细胞的有丝分裂，减少新生血管的形成，从而阻断肿瘤生长所需的血液、氧气和其他营养供应，发挥抗肿瘤作用。至今，贝伐珠单抗已经被 FDA 批准用于治疗 NSCLC、乳腺癌、结直肠癌、肾细胞癌、宫颈癌、卵巢癌。

（二）过继性细胞免疫治疗

过继性细胞免疫治疗，通过体外提取/筛选、活化并回输自体/异体具有肿瘤特异性杀伤作用的效应细胞，包括淋巴因子激活的杀伤细胞（lymphokine activated killer cell, LAK 细胞）、肿瘤浸润淋巴细胞（tumor infiltrating lymphocyte, TIL)、自然杀伤细胞（nature killer cell, NK 细胞），细胞因子诱导的杀伤细胞（cytokine induced killer cell, CIK 细胞）、嵌合抗原受体 T 细胞（chimeric antigen receptor T cell, CAR-T 细胞）等，刺激机体免疫系统，从而杀伤肿瘤，延长患者生存期和（或）改善无进展病程的疗效。

LAK 细胞因需使用大剂量 IL-2，毒性较大，且 LAK 细胞体外扩增能力较低，体内杀瘤活性不高，而逐渐退出临床治疗。在转移性黑色素瘤患者治疗中，TIL 联合 IL-2 可获得较单用 IL-2 或 LAK 细胞更高的疾病缓解率。此外，TIL 在宫颈癌、卵巢癌、肾癌、胃肠道及头颈部肿瘤治疗中取得了一定突破性进展。NK、T 混合淋巴细胞可在体外有效扩增，应用于 NSCLC 可有较显著的生存获益，且无明显不良反应。国内外大量临床试验研究已经表明，相对于单纯化疗，CIK 细胞生物治疗联合化疗可提高临床疗效。目前，CAR-T 细胞已有 3 代，第 3 代 CAR-T 细胞可在肿瘤微环境中产生共刺激信号，提高 T 细胞的活性，已广泛应用于血液系统肿瘤的治疗。

免疫治疗是一个快速发展的治疗肿瘤的全新领域，仍面临一系列相关问题：①肿瘤细胞可通过多种途径逃避机体免疫监视，导致机体对免疫治疗产生耐受而疗效欠佳，因此须进一步探讨免疫抑制机制，更准确地使用生物标志物，实现对肿瘤的精准免疫治疗；②如何有效处理肿瘤免疫治疗中出现的自身免疫反应，调节机体免疫状态的平衡，从而在保证疗效的同时提高安全性还有待进一步研究；③肿瘤免疫治疗反应快速，可使疾病进程稳定，甚至可表现为疾病进展时仍有生存获益；如何准确评价其疗效，尚须制定新的疗效评估标准；④如何有效地将免疫治疗与肿瘤传统治疗方式或多种免疫治疗联合，发挥其在综合治疗中的优势还需进一步研究。

第三节 肿瘤微环境和肿瘤免疫治疗

一、肿瘤微环境的概述

免疫疗法在近年的巨大进展为肿瘤病人带来新的希望。不过，免疫疗法目前只对血液系统肿瘤有效,对实体瘤的治疗效果非常有限。与血液系统肿瘤相比,实体瘤除包含肿瘤细胞之外,还包含大量非肿瘤的间质细胞和细胞外基质,两者共同构成支持肿瘤生长的微环境。肿瘤微环境的存在是实体瘤与抗肿瘤免疫相互作用的重要前提,它为肿瘤细胞抑制抗肿瘤免疫反应提供了许多便利条件。

因此,只有深入认识并针对性消除肿瘤微环境的免疫抑制机制,才可能提高免疫疗法对实体瘤的疗效。本节我们将介绍肿瘤微环境的概念、组成,以及肿瘤微环境免疫治疗的最新进展。

肿瘤微环境是一个新名词,不过类似的概念却有较长的历史。最早的说法是19世纪末英国医生詹姆斯(James)提出的"种子和土壤"的概念,他把肿瘤细胞比作种子,把周围的适宜环境比作土壤。种子和土壤的说法可以看作肿瘤微环境概念的雏形。"肿瘤微环境"一词真正出现是在20世纪70年代中期的一些零星文献中,不过随者寥寥。直到21世纪初,人们在寻找到一系列癌基因却依旧无法完全解释肿瘤行为的时候,对肿瘤微环境的报道才出现爆发式增长。目前认为,肿瘤细胞本身的突变并不足以解释肿瘤的行为,影响肿瘤发育及恶变的不仅包括肿瘤细胞的基因表达,也包括肿瘤微环境内间质细胞的基因表达。肿瘤,尤其是实体瘤可以看作是由恶变细胞和间质细胞共同构成的一个复杂的器官样结构。启动肿瘤发生的突变只存在于肿瘤细胞内,但是推动肿瘤生长的事件却与间质细胞息息相关。不仅如此,肿瘤和肿瘤微环境还能够相互影响,或者通过直接作用,或者通过选择压力,使具有某些表型的间质细胞克隆能够获得生存优势。肿瘤细胞具有的这种能够影响动员甚至改造间质细胞的能力,使得靶向肿瘤微环境的治疗既有可能性,也有必要性。

二、肿瘤微环境的成分

肿瘤微环境的成分包括多种间质细胞和细胞外基质。细胞外基质在肿瘤形成过程中担负脚手架功能,附着于细胞外基质是细胞生存、生长和增殖的前提,否则细胞会发生失巢凋亡。细胞外基质还可以吸附生长因子和细胞因子，并在需要的时候通过酶切释放出来，从而调节细胞的增殖和功能，维持组织稳态。在肿瘤微环境中，细胞外基质可以被肿瘤和间质细胞分泌的蛋白酶所改造，影响细胞与细胞间、细胞与基质间的相互作用，许多生长因子、生长因子受体和细胞因子的生物学活性也因此被改变。

肿瘤微环境中的间质细胞可以分为三大类：先天性免疫细胞、获得性免疫细胞和非免疫细胞。先天性免疫细胞主要是单核巨噬细胞和粒细胞，在免疫反应中担负初始化和调节功能。获得性免疫细胞主要是淋巴细胞，尤其是T淋巴细胞（T细胞），是免疫反应的效应细胞和抗肿瘤的直接执行者非免疫细胞以成纤维细胞为主，还包括内皮细胞、周细胞、脂肪细胞等，对肿瘤形成起支持作用，对肿瘤和抗肿瘤免疫的相互作用也有一定影响。

（一）肿瘤微环境中的先天性免疫细胞

肿瘤微环境中浸润的巨噬细胞曾被视为抗肿瘤免疫的主要力量，但是更多的研究发现，巨噬细胞浸润密度在多数情况下与预后差有关，只有很少患者的巨噬细胞密度与预后良好有关。根据刺激不同，巨噬细胞可以有不同的活化状态，既可以活化成为具有较强吞噬能力、促炎能力和抗肿瘤活性的经典激活型（M1型），也可活化成为具有较强消炎能力、组织修复能力和促肿瘤生长及转移能力的替代激活型（M2型）。目前认为，肿瘤相关巨噬细胞是由巨噬细胞集落刺激因子（M-CSF）和趋化因子CCL2等细胞因子招募至肿瘤微环境中的，代表着一群独特的M2型巨噬细胞，能够促进血管新生、组织重塑和修复。此外，肿瘤相关巨噬细胞还通过释放抑制性因子如白介素-10（IL-10），前列腺素、活性氧或者表达共抑制分子B7S1等抑制淋巴细胞的功能。

除了肿瘤相关巨噬细胞以外，在肿瘤血管新生过程中，还有一群独特的表达血管生成素受体（Tie2）的单核细胞参与。$Tie2^+$单核细胞代表以造血和促血管新生为主的单核细胞和间充质来源的周细胞前体。循环中的$Tie2^+$单核细胞已经发生重编程，具有较高的促血管生成能力，表达高水平促血管新生基因，如金属蛋白酶-9（MMP-9）和血管内皮生长因子（VECF）。在小鼠中消除$Tie2^+$细胞导致血管新生受阻，肿瘤体积减小。血管生成素可以调节$Tie2^+$

单核细胞基因表达，增强其促血管新生的功能。

肿瘤微环境中也存在许多中性粒细胞，根据肿瘤微环境的不同，它们可以抗肿瘤或者促肿瘤。最近有人报道了肿瘤相关中性粒细胞的极化。转化生长因子-β（TGF-β）促进2型中性粒细胞N2到1型中性粒细胞（N1）的转化，这与M1型巨噬细胞向M2型巨噬细胞的转化类似。N1型肿瘤相关中性粒细胞表达较多的免疫激活因子和趋化因子、较低的精氨酸酶活性，具有较高的杀死肿瘤的能力，而N2型具有促肿瘤性质。TGF-β被阻断会导致N2型肿瘤相关中性粒细胞的聚集。

除了成熟的单核巨噬细胞和粒细胞，肿瘤微环境中还存在大量未成熟的髓源性单核细胞和粒细胞，它们具有抑制T细胞增殖的能力，被称为髓源抑制细胞（MDSC）。髓源抑制细胞在肿瘤分泌的粒细胞-巨噬细胞集落刺激因子（GM-CSF）等的动员下进入外周血，在脾脏和肿瘤部位大量聚集。髓源抑制细胞通过多种机制抑制细胞免疫：分泌TGF-B下调T细胞功能；产生精氨酸酶改变T细胞信号传导、活化和生存；抑制$CD8^+$T细胞产生IFN-γ；刺激调节性T细胞发育。限制髓源抑制细胞聚集能够增强抗肿瘤免疫。

另外，肿瘤微环境中还存在着一群自然杀伤细胞（NK细胞），在先天性免疫系统中发挥重要的作用。自然杀伤细胞可以通过受体识别靶细胞配体直接接触杀伤靶细胞，或者通过抗体依赖细胞介导的细胞毒作用（antibody dependent cell-mediated cytotoxity，ADCC）杀伤靶细胞。自然杀伤细胞还可以通过分泌细胞因子如IFN-γ、肿瘤坏死因子（TNF-α）、GM-CSF等对T细胞、B细胞、抗原呈递细胞（APC）等具有促进作用，与细胞毒性T细胞（CTL）共同承担机体细胞免疫功能。

（二）肿瘤微环境中的获得性免疫细胞

肿瘤微环境中的获得性免疫细胞既有B细胞，也有T细胞。B细胞对抗肿瘤免疫既具有促进作用也有抑制能力，其中调节性B细胞可以通过分泌IL-10、IL-35或者表达PD-L1等抑制抗肿瘤免疫。T细胞是抗肿瘤免疫的主要效应细胞，不过由于肿瘤微环境处于免疫抑制状态，其中的T细胞的数量和功能都受到限制。上述具有免疫抑制功能的间质细胞可以抑制T细胞的移动、增殖和杀伤肿瘤作用。此外，肿瘤细胞常常获得表达凋亡相关因子配体（FasL）的能力，然后将死亡信号传递给激活的 Fas^+ T 细胞，诱导 T 细胞凋亡。肿瘤不会被自身武器伤害，是因为它们耐受凋亡，这也使它们不惧怕凋亡介导的 CTL 的杀伤作用。除了 $CD8^+$ 和 $CD4^+$ T 细胞，肿瘤微环境中还存在调节性 T 细胞（Treg）。Treg 是一群 $CD4^+$ T 细胞亚群，具有 $CD4^+CD25^+FoxP3^+$ 的特异性表型，能够抑制其他 T 细胞的增殖。Treg 通过接触机制或者分泌 IL-10 和 TGF-β 发挥功能。FoxP3 是 Treg 最特异的标志。Treg 聚集于肿瘤微环境，防止抗肿瘤免疫。许多种人类肿瘤都伴有 Treg 数量增加，在胰腺癌和乳腺腺瘤患者的肿瘤微环境和外周血中，Treg 数量明显增加。Treg 聚集显著标志患者生存期缩短，消除 Treg 能够加强免疫治疗效果。

（三）肿瘤微环境中的非免疫细胞

肿瘤微环境中的非免疫细胞主要是肿瘤相关成纤维细胞。在实体肿瘤中，肿瘤相关成纤维细胞占据肿瘤体积的相当份额，在胰腺癌、胃癌中甚至占到 50%~70%。成纤维细胞的主要作用是产生细胞外基质中的结缔组织，包括多种化学性质和功能各异的成分，如胶原、蛋白聚糖、蛋白水解酶及其抑制剂，以及一些生长因子等。虽然肿瘤相关成纤维细胞和创伤及溃疡时出现的成纤维细胞有许多相似之处，但是肿瘤相关成纤维细胞实际上是一群独特的细胞，它们有自己独特之处，并能积极促进肿瘤的生长和恶变。肿瘤相关成纤维细胞来自正常的成纤维细胞，它们在肿瘤细胞诱导下表达促炎基因，然后通过免疫细胞招募、血管新生等机制促进肿瘤生长和转移。在肿瘤中注入肿瘤相关成纤维细胞可以导致更多巨噬细胞浸润和更多脉管形成。与正常成纤维细胞相比，肿瘤相关成纤维细胞具有表观遗传学变异，甚至遗传学变异，这些证据使肿瘤相关成纤维细胞成为抗肿瘤治疗的潜在靶点。

除了上述细胞，肿瘤微环境还包括内皮细胞、周细胞、脂肪细胞等多种细胞，它们也从不同方面支持着肿瘤的生长。

三、肿瘤微环境对肿瘤的影响

肿瘤微环境对肿瘤的结构和行为，以及肿瘤对抗肿瘤治疗的反应都很重要，不过对肿瘤微环境作用的认识经历了一个发展的过程。肿瘤微环境内有大量免疫细胞浸润，因此人们最初认为这代表着患者体内抗肿瘤的积极状态。在某些肿瘤中的确如此，比如在快速生长的恶性黑色素瘤中如果密集存在T细胞浸润，则肿瘤患者的复发率和死亡率都比较低。不过，在大多数恶性肿瘤中，情况并非如此。越来越多的观察和研究表明，肿瘤微环境在肿瘤进展的不同阶段都可以促进肿瘤侵袭、转移和肿瘤内血管新生，这在肿瘤进展期表现最为明显。

对肿瘤微环境的研究也深化了对肿瘤免疫的认识。1957年，伯内特（Burnet）和托马斯（Thomas）等人提出了"免疫监视"学说。该理论认为，机体的免疫系统在机体内随时执行监视功能，它们通过细胞免疫机制识别并清除癌变的异常细胞。当免疫监视功能由于种种原因被削弱时，肿瘤发病率会大大提高。尽管免疫监视理论有一定的实验基础，但始终有许多无法回答的问题，因而一直存在各种争议，不过"免疫监视"理论的形成为肿瘤免疫学的研究和肿瘤抗原的发现带来了曙光。到了2002年，施赖伯（Schreiber）等人在一系列研究的基础上对"免疫监视"理论基础进行了深入完善，提出"免疫编辑"理论。该理论认为，免疫系统除识别和杀伤肿瘤组织外，也参与肿瘤的耐受和逃逸。肿瘤免疫编辑的发生经历三个过程：肿瘤发生初期免疫系统对肿瘤细胞的清除（elimination），之后肿瘤生长与免疫清除的平衡（equilibrium）和后期肿瘤细胞对免疫监视机制的逃逸（escape），即"3E"学说。该理论认为，当恶变细胞绕过自我生长监控后会遭遇机体免疫系统的监视，后者通过一系列非特异性和特异性杀伤细胞的作用来清除肿瘤细胞；在平衡阶段，清除阶段幸存下来的肿瘤细胞经过了机体免疫系统的"雕塑"后具有相对低的免疫原性，它们可以和机体的免疫系统长期处于势均力敌的平衡状态；接下来是逃逸阶段，在平衡阶段选择下来的肿瘤细胞可以在免疫功能正常或异常的机体中利用一系列逃逸机制冲破阻碍、进行生长，发展成为临床可见的肿瘤病灶。

按照免疫监视理论，肿瘤微环境不是静止不变的，而是处于动态变化之中。实际情况确实如此。间质细胞可以影响肿瘤细胞，肿瘤细胞也可以影响、改造并不断筛选间质细胞，从而持续对肿瘤微环境进行重塑，最终将它们改造成能够促进肿瘤生长、侵袭和扩散的成分。目前认为，肿瘤微环境对肿瘤生长的促进能力，是通过其中的免疫和非免疫细胞以及相关因子的作用来实现的。间质细胞可以提供血管新生因子，促进肿瘤部位形成血管，从而为肿瘤输送营养，促进其扩散。免疫治疗主要应该努力阻止肿瘤微环境的这些"恶"的方面。

四、靶向肿瘤微环境的免疫治疗

单纯靶向肿瘤细胞可能是传统抗肿瘤治疗效果不佳的重要原因。传统的肿瘤治疗包括手术、放疗和化疗，在某些病例中还有激素治疗，都以高度增殖的突变肿瘤细胞为目标。由于促进肿瘤生长的外部因素始终存在，因此只针对肿瘤细胞的治疗效果有限。单纯靶向肿瘤细胞的免疫疗法也存在类似问题，在许多临床靶向肿瘤细胞的免疫治疗研究中，客观缓解率通常都很低。

与靶向肿瘤细胞的传统治疗相比，靶向肿瘤微环境的抗肿瘤疗法并不多，靶向肿瘤微环境的免疫疗法也是刚刚起步。不过，肿瘤微环境内多种多样的成分为靶向治疗提供了丰富的靶点，肿瘤微环境内的非免疫和免疫成分都可以作为靶点，肿瘤环境中多种免疫逃逸元素也可以作为靶点。目前，靶向肿瘤微环境的免疫治疗的探索方向主要有以下几个方面。

1. 靶向肿瘤微环境中的免疫抑制分子：包括靶向血管新生因子及免疫抑制因子，在其他章节会有详述。

2. 靶向天然免疫细胞、比如用 Chodronate liposomes 等材料清除肿瘤相关巨噬细胞；用巨噬细胞清道夫受体 1（macrophage scavenger receptor 1，MSR1）抗体恢复抗原呈递细胞功能；用 C-KIT 抑制剂舒尼替尼等清除髓源抑制细胞；用白喉毒素和 IL-2 的偶联蛋白清除 Treg 细胞；用基因工程手段靶向 NK 细胞等。

3. 靶向获得性免疫细胞、主要是指以 T 细胞为基础的几种免疫治疗方法，

在其他章节会有详述

  4. 靶向非免疫细胞其中最受关注的是肿瘤相关成纤维细胞，常见的靶分子是成纤维细胞活化蛋白（fibroblast activating protein，FAP）。抑制肿瘤相关成纤维细胞招募和扩增或者中和其所分泌的多种促癌信号都可以促进肿瘤消退。

  5. 以 DC 细胞为载体的肿瘤疫苗也属于广义上的靶向肿瘤微环境的免疫疗法，DC 细胞是重要的抗原呈递细胞，它携带的抗原可以在体内激活细胞免疫，从而克服过继转移 T 细胞效应时间短的缺点。

第七章 肿瘤治疗学研究

第一节 肿瘤免疫细胞治疗

机体免疫系统的主要生物学功能是保持"自身"的完整性，这有赖于免疫系统有效地清除疾病或感染的细胞，同时确保健康的细胞和组织不受攻击。细胞和可溶性分子间的相互作用形成了非常复杂的调控网络，将固有免疫和适应性免疫整合在一起，共同维持自身的完整性。其中的细胞网络包括 T 细胞、B 细胞、自然杀伤细胞（natural killer cell，NK 细胞）、树突状细胞（DC 细胞）和巨噬细胞等抗原呈递细胞以及基质细胞、内皮细胞和上皮细胞等。可溶性因子可以协助细胞网络感知健康和损伤，并调控免疫系统清除受损细胞从而保护机体免受感染。广义上说，免疫细胞的功能可分为效应性功能或调节性功能。主要的免疫效应细胞是 T 细胞和 NK 细胞，分别介导适应性免疫和固有免疫。

越来越多的证据显示免疫系统在控制肿瘤生长的过程中发挥关键作用。免疫效应细胞靶向并清除肿瘤细胞的直接证据来源于同种异体造血干细胞移植后利用供者淋巴细胞输入（donor lymphocyteinfusion，DLI）治疗白血病复发，在相当部分的复发患者中产生了供者 T 细胞导致的强烈抗白血病反应。肿瘤免疫治疗中最初的细胞过继免疫治疗是将大量 T 细胞输入到患者体内，并在随后的临床试验中显示出有希望的结果。最新的研究进展是利用基因工程修饰 T 细胞以进一步提高 T 细胞治疗的潜力，在合成生物学原理的基础上为 T 细胞免疫治疗提供了一个黄金时代。事实上，最近的临床试验结果显示基因工程化的 T 细胞在靶向肿瘤方面具有巨大的潜力。

细胞过继免疫治疗最早可以追溯到50年前在啮齿类动物模型中的应用。在人类中首次应用细胞过继免疫治疗的临床实践是1991年西雅图小组将巨细胞病毒（cytomegalovirus，CMV）特异性T细胞克隆在体外扩增后回输给移植后免疫重建的患者，用于预防高危的CMV感染。美国癌症研究所的罗森博格小组在利用TIL细胞治疗恶性肿瘤的领域进行了开拓性的工作。已有的研究显示T细胞免疫治疗方法具有明显的抗肿瘤作用，靶向肿瘤的策略需要同时考虑T细胞和肿瘤细胞的生物学特性，并且需要迅速产生大量肿瘤特异性淋巴细胞。因此，细胞过继免疫治疗的研究重点转向了更好地了解免疫效应细胞的特点，从而介导和驱动抗肿瘤活性，并开发更好的分离扩增免疫效应细胞的方法

细胞过继免疫治疗中最常用的两种免疫效应细胞是T细胞和NK细胞。支持研究这两种细胞的重要特性是它们都能够识别和杀伤肿瘤细胞，并可在离体条件下进行分离和培养。

一、NK细胞

NK细胞的抑制性受体通过结合正常细胞表面表达的MHC-I类分子，能够抑制NK细胞对自身正常细胞的攻击。肿瘤细胞常下调MHC分子以逃避T细胞介导的杀伤，但这却可以使这些肿瘤细胞成为NK细胞的潜在靶点。另一方面，表达MHC-I类分子的肿瘤细胞则能够抑制NK细胞介导的杀伤作用。因此，半相合的同种异体NK细胞已被成功用于癌症免疫治疗，并且未引起明显的移植物抗宿主病。尽管同种异体NK细胞最终导致免疫介导的排斥反应，但NK细胞为基础的细胞治疗已在血液肿瘤患者中显示出有希望的结果。在恶性黑色素瘤等实体瘤的临床试验中，NK细胞治疗尚未能有效导致肿瘤消退。最近，新的利用基因工程的方法使NK细胞表达嵌合抗原受体有望提高NK细胞对肿瘤细胞的识别和杀伤作用，目前正在进行早期的临床试验。

二、NKT 细胞

NKT 细胞能够调节抗肿瘤免疫应答，并具有刺激效应细胞的功能。iNKT 细胞的一个重要优势是它们识别 CD1d 分子呈递的 α-半乳糖神经酰胺，可刺激这些细胞在体外或体内扩增。CIK 细胞是离体激活的淋巴细胞，通过将外周血单个核细胞（peripheral blood mononuclear cell，PBMC）在含有 IFN-γ、抗 CD3 抗体和 IL-2 的培养基中培养 2 周以上产生。抗 CD3 抗体和 IL-2 对于 CIK 细胞的扩增和活化至关重要。CIK 细胞由一群异质性细胞组成，主要含有 $CD3^+CD56^-$ 和 $CD3^+CD56^+$ 两个亚群，以及少量 $CD3^-CD56^+$ 细胞。$CD3^+CD56^+$ 细胞是 CIK 细胞中最具细胞毒功能的细胞亚群。CIK 细胞的细胞毒作用主要由穿孔素介导，并且依赖于 NKG2D、NKp30 和 DNAM-1 等活化性受体。与其他细胞治疗产品相比，CIK 细胞的主要优势是易于在体外扩增，具有非 MHC 限制性的细胞毒性，并能有效清除对多药耐药的肿瘤细胞。

三、γδT 细胞

γδT 细胞是外周血中一群非常少见的 T 细胞（占 4%—10%），主要存在于肠道等黏膜免疫部位。T 细胞受体（TCR）通常由 α 和 β 两条链组成，但 γδT 细胞的 TCR 由 γ 和 δ 两条链组成。γδT 细胞能够以非经典 MHC 依赖方式识别包括应急诱导抗原在内的多种标靶，发挥细胞毒作用并分泌促炎性细胞因子。目前正在测试体外扩增的未修饰的 γδT 细胞或利用基因工程表达 CAR 的 γδT 细胞在细胞过继免疫治疗中的应用前景。

四、TIL 细胞

TIL 细胞曾经被认为是临床上最有效的肿瘤细胞过继免疫治疗手段。由于肿瘤微环境中多种免疫抑制机制的存在，从肿瘤组织中分离的 TIL 细胞通常处于功能失活状态，经过体外短暂扩增后可以重新激活。离体培养并经过抗肿瘤活性筛选的 TIL 细胞能够以 MHC 限制性方式通过 TCR 识别并杀伤肿瘤细胞。早期研究中采用从恶性黑色素瘤组织或引流淋巴结中分离并体外扩增未经筛选的 TIL 细胞，尽管临床有效率可达 30%，但 TIL 细胞在体内存在时间很短。为了延长输注 TIL 细胞在体内的存活时间，随后的临床研究评价了回输 TIL 细胞前给予患者非清髓性化疗（环磷酰胺和氟达拉滨）的预处理。联合清除淋巴细胞的预处理，可以将 TIL 细胞的临床疗效提高到 50%，并伴有更多 TIL 细胞在体内的扩增和存在。为了评价进一步清除淋巴细胞的作用，联合全身放疗预处理的临床试验显示 TIL 细胞过继免疫治疗的临床有效率可达 49%—72%。

五、基因工程化 T 细胞

基因工程化 T 细胞用于癌症治疗的方法目前主要有两种：一是转入亲和性高的肿瘤特异性 TCR，二是转入合成的 CAR。最近的临床研究提示这两种方法都能够介导有效的抗肿瘤作用。

由于分离 TIL 细胞需要新鲜的肿瘤组织，并且一些患者的 TIL 细胞在体外较难培养，因此只有部分肿瘤患者可以获得 TIL 细胞治疗的机会。为了提高 TIL 细胞的临床应用和疗效，随后开发了基因修饰的 T 细胞用于细胞过继免疫治疗。已知表达特定 TCR 的 T 细胞能够识别肿瘤细胞表面 MHC 分子呈递的肿瘤抗原表位。利用病毒或非病毒系统将抗原特异性 TCR 转入外周血 T 细胞，可以使这些 T 细胞表达抗原特异性 TCR。尽管 TCR 基因修饰可能提高 T 细胞治疗的临床应用，但客观有效率总体上仍然偏低。此外，向 T 细胞导入针对自身抗原的高亲和性 TCR 可能会对正常组织产生"脱靶"毒副反应。因此有必要寻找更安全有效的肿瘤抗原，克隆相应 TCR 并转入 T 细胞中用于肿瘤治疗。

肿瘤细胞内存在大量的基因突变，这些突变可能产生具有强烈免疫原性的"新抗原"。通过高通量测序及大数据分析，研究人员已经成功建立了筛选和预测 T 细胞识别的特定突变抗原的方法。识别肿瘤细胞表达的新抗原的 T 细胞可能是肿瘤微环境中发挥抗肿瘤作用的主要群体，也是免疫检查点抑制剂发挥作用的主要效应细胞。利用基因工程的方法，将识别新抗原的 TCR 转入外周血T细胞,产生大量新抗原特异性的T细胞,已在初步的临床研究中显示出令人振奋的疗效。由于正常细胞不表达肿瘤细胞的突变抗原,因此识别突变抗原的基因工程化T细胞理论上具有更好的安全性。

与TCR不同,CAR是人工合成的受体,它主要由三部分组成:位于胞外的抗体单链可变区、跨膜区和位于胞内的信号传递区域。1989年伊萨哈(Eshhar)最早提出了CAR的概念,随后很多研究者开始尝试将抗体识别概念引入到T细胞中发挥作用,并通过不断改造和优化CAR的结构提高CAR-T细胞对肿瘤的识别和杀伤功能。因为抗体的单链可变区能直接结合靶细胞表面的抗原表位,所以基于CAR技术的治疗策略可以不需要MHC限制性的抗原递呈,这可以避免MHC下调和抗原呈递改变相关的肿瘤免疫逃逸。使CAR技术取得成功的一个关键因素是寻找肿瘤细胞表面表达而正常细胞不表达的靶抗原。CAR-T细胞在B细胞白血病和淋巴瘤治疗中已取得了非凡的成就,因此2017年8月美国FDA批准了诺华公司的CAR-T细胞治疗药物Kymriah上市,用于治疗急性淋巴细胞白血病,这是FDA批准的首个基因治疗药物。但目前的临床试验证实CAR-T细胞在一些常见实体瘤(如神经母细胞瘤、非霍奇金淋巴瘤、肾癌和卵巢癌)中的治疗效果仍很有限。

六、改善肿瘤微环境

肿瘤微环境中存在着复杂的免疫抑制机制,其中包括多种具有抑制作用的细胞,例如:调节性T细胞(regulatory T cell,Treg)、髓源抑制细胞(myeloid-derived suppressor cell,MDSC)、肿瘤相关巨噬细胞(tumor-associated macrophage,TAM)、基质中的成纤维细胞和其他尚未确定的具有抑制功能的细胞。这些抑制性细胞能通过分泌多种抑制性细胞因子,或者通过细胞表面表达的抑制性分子,抑制肿瘤微环境中免疫效应细胞清除肿瘤细胞的功能。体内肿瘤微环境中的这些免疫抑制机制,同样不利于回输的免疫效应细胞发挥作用。因此,回输免疫效应细胞前通过化疗药物或全身放疗预处理,清除宿主体内原有的淋巴细胞,可以改善患者体内,特别是肿瘤微环境中的免疫抑制状态,对提高肿瘤免疫细胞治疗的疗效至关重要。此外，最近的临床试验显示，阻断细胞表面抑制性受体，例如免疫检查点 PD-1 和 CTLA-4，能明显改善肿瘤微环境中免疫效应细胞的功能。联合免疫检查点抑制剂，可能促进免疫细胞治疗的临床疗效，这还需要更多的临床前研究和临床试验。

七、小结

距离临床首次证实 T 细胞过继回输的可行性已过去了 20 多年。目前利用基因工程化 T 细胞的细胞过继免疫治疗正在临床试验中显示出激动人心的成果，特别是在晚期和其他治疗无效的肿瘤患者中。预计未来几年中更多细胞工程技术的商品化将成为可能。

第二节 肿瘤基因治疗

基因治疗（gene therapy）是将有治疗作用的一段核苷酸通过一定方式转移到靶细胞中，从而改变靶细胞内基因或基因产物的异常，以达到治疗效应的一种方法。基因治疗最初由美国科学家迈克尔·布莱泽（Michael Blazer）在 20 世纪 60 年代提出。随着恶性肿瘤的发病机制在基因水平的认识和阐释，以及分子生物学技术的完善，基因治疗日益被接受并应用于临床当中，同时进行了大量的临床研究。

一、基本概念

基因治疗的两大要素是载体系统和载入目的基因。其中载体系统分为病毒载体和非病毒载体，以下将详细予以介绍。

1. 病毒载体

（1）逆转录病毒载体：逆转录病毒（retrovirus，RV）为 RNA 病毒。该载体是将部分结构基因去掉并插入外源目的基因，在体外的包装细胞内组装成含有目的基因的重组逆转录病毒。该重组逆转录病毒不具致病性。逆转录病毒感染细胞后，将其整合至细胞染色体，实现其携带外源目的基因的作用。这种载体具有转染效率高、靶向性差、体内病毒滴度较低的特点。但逆转录病毒只能转染处于分裂增殖期的细胞，且与受染细胞的整合具有随机性，故具有潜在的危险性。现阶段国内外学者们仍在寻求开发新的更为高效、安全、稳定的逆转录病毒载体。

（2）腺病毒载体：腺病毒（adenovirus，AdV）为双链DNA病毒，它能感染各时相的细胞，以其高效转染和高效表达而成为应用广泛的病毒载体。但腺病毒作为载体也有自身的局限性：

①表达时间短，容量小（4.5 kb），免疫原性强。

②缺乏理想的动物模型来进行临床前毒性研究。

③对肝细胞的天然嗜性容易造成腺病毒颗粒在肝脏中积累从而诱发肝脏损伤。

这些使得腺病毒作为基因治疗的载体具有一定的危险性，从而限制了其在临床上的应用。

（3）腺相关病毒载体：腺相关病毒（adenovirus-associated virus，AAV）为单链DNA病毒，具有长期稳定整合的特点，且适用于表达生物活性物质的基因，在高滴度情况下也未发现引起炎症反应的副作用，已有逐步取代腺病毒载体之势。目前，该载体的主要局限性是难以大量生产和载体容量有限，但新的复制模型有望解决这些问题。

（4）单纯疱疹病毒载体：单纯疱疹病毒（herpes simplex virus，HSV）为双链DNA病毒，可引起口唇及生殖道黏膜感染，且具有嗜神经性。此类病毒可感染神经末梢并导致潜伏感染，这一特性常被用来进行脑部肿瘤的基因治疗，但它所引起的神经毒性及潜伏性感染也不容忽视。

（5）痘病毒载体：痘病毒（poxvirus，PV）为双链DNA病毒，主要用于制备疫苗。痘病毒载体具有低毒性和高容量的特点，其与单纯疱疹病毒载体是仅有的能够同时携带多个外源基因的转运系统，因而作为体内转基因的载体具有独特优势，但是在应用于人体时，由于免疫原性强，限制了在临床中的应用。

2. 非病毒载体

（1）真核细胞表达质粒载体：真核细胞表达质粒载体主要用于基因治疗的直接体内治疗方案，该方法是将治疗用的目的基因克隆到构建好的真核细胞表达质粒载体中去，采用肌内注射的方法，直接转移到体内，在肌肉组织中表达目的蛋白质，从而发挥治疗作用。

（2）阳离子多聚物载体：阳离子多聚物（cationic polymer）载体是用带正电荷多聚物静电结合、浓缩 DNA，再通过静电作用结合细胞膜或通过携带的靶向配体与存在于细胞膜上的受体结合，内吞进入细胞内。目前常用的主要有聚赖氨酸、聚乙烯亚胺、树状高分子载体、明胶、壳聚糖及其衍生物等。然而由于存在电荷相关毒性及比病毒载体转染率低等缺点，其临床应用也受到限制。近年来，随着材料及合成技术的飞速发展，人工合成的生物可降解阳离子多聚物主要用于制备纳米级载体。

（3）纳米颗粒：纳米颗粒（nanoparticle）是一类由天然高分子物质或合成高分子材料制成的颗粒直径为纳米级的载体，其表面经过生物修饰或理化修饰后具有靶向作用。有研究显示表面存在乙肝病毒 L 抗原的 L 纳米颗粒具有嗜肝细胞性，其体内试验结果首次证明了纳米颗粒可用于将抗肿瘤的治疗基因导入人类肝脏肿瘤中。但存在体内环境中纳米载体难以检测等问题，尚待深入研究。

（4）阳离子脂质体：脂质体（liposome）载体为脂质双分子层组成的环形封闭囊泡，它可通过被宿主细胞融合、内吞等方式将其所携带的核酸分子送入细胞。

（5）其他载体：包括活菌载体，如双歧杆菌属、沙门菌属、梭状芽孢杆菌属等。

3. 载入目的基因依据作用机制，目的基因可分为以下几种。

（1）靶向肿瘤细胞的基因：包括具有杀伤和促进凋亡作用的基因以及改变恶性生物学特征的基因。如抑癌基因 P53、P16、Rb 等，细胞杀伤基因 TK、Fas 等。

（2）靶向免疫系统的基因：如细胞因子 IL-15、IL-24，共刺激分子 B7 基因，以及激发对外源性抗原免疫应答的 MHC-Ⅰ编码基因。

（3）靶向肿瘤血管的基因：如血管内皮抑素基因，它是抑制肿瘤血管内皮增殖并促进其凋亡的基因，起到抗肿瘤作用。

二、肿瘤基因治疗常用方案

目前常用的治疗方案包括免疫性基因治疗、病因性基因治疗和溶瘤腺病毒基因治疗等。

（1）免疫性基因治疗：是指将某些细胞因子（如 IL-2、TNF-α 等）的基因转染到机体免疫细胞（如 TIL 细胞、LAK 细胞及细胞毒性淋巴细胞）中，大幅度提高机体免疫系统对肿瘤细胞的识别和反应能力。将一些与免疫识别有关的基因（如 HLA-B7 等）转染到体外培养的肿瘤细胞，经照射后再植入肿瘤患者体内；或者将表达 HLA-B7 的病毒载体或质粒 DNA 与脂质复合物直接注射到瘤体内，以大幅度增强肿瘤细胞对机体免疫系统的免疫原性，诱导宿主的免疫反应而提高宿主的免疫监视功能。

（2）病因性基因治疗：病因性基因治疗是指替代或恢复由于缺失或突变而丢失的抑癌基因。主要针对抑癌基因从而达到治疗肿瘤的目的。

（3）溶瘤腺病毒基因治疗：溶瘤腺病毒基因治疗是指对腺病毒进行改造后，依赖其产生溶瘤和抗肿瘤免疫反应而抗肿瘤。2005 年，我国研发的用于头颈部肿瘤治疗的基因治疗药物 H101 基因工程腺病毒注射液安柯瑞（Oncorine）上市，这也是全球第一个上市的溶瘤病毒基因治疗产品。

三、肿瘤基因治疗新进展

2009 年，研究人员将基因治疗用于 X－连锁隐性遗传病肾上腺脑白质营养不良（adrenoleukodystrophy，ALD）取得了重大突破，他们给 ALD 患者移植 ABCD1 基因修饰后的造血干细胞，治疗 2 年之后的患者体内仍可检测到正常 ALD 蛋白表达，患者的症状也得到了明显改善，该结果发表在《科学》杂志上。

2010 年 7 月，《新英格兰医学杂志》发表了专题文章对基因疗法进行总结，9 名男婴实施了基因治疗 9 年，除 1 名男婴因患白血病死去，其他 8 名男婴的淋巴细胞水平都达到正常值，体重和身高并未停止增长，甚至可以像其他正常的孩子一样去上学。

2014 年，《新英格兰医学杂志》报道了利用安全性更高的 G-retrovirus 病毒载体（SIN-GcVector）治疗了 9 位患者，除了 1 位患者死于腺病毒感染外，其他 8 位患者成功地恢复了免疫系统，存活最长的已经超过了 3 年。

T-VEC 是一种能够表达粒细胞－巨噬细胞集落刺激因子（GM-CSF）并具有特异性溶瘤作用的疱疹病毒，它能靶向并裂解肿瘤细胞，激活机体的免疫系统，从而杀灭肿瘤细胞。T-VEC 已经完成了恶性黑色素瘤的III期临床试验，取得了较好的临床治疗效果。

在所有的基因治疗临床试验方案中，80% 以上是在美洲和欧洲进行的，亚洲、大洋洲和非洲等占较小的份额。近年来中国基因治疗临床试验发展迅速，已经有 24 个治疗方案处于临床试验阶段，但仅占全球总数的 1.3%。截至 2016 年底，全球范围内共有 2050 多项临床试验或已完成，或进行中，或获得监管机构批准进入临床应用。2012 年 7 月，欧洲药品管理局（EMA）在欧盟范围内批准由荷兰生物技术公司 UniQure 研发的以重组腺相关病毒为载体的基因治疗药物格利贝拉（Glybera，AAV-LDL）上市，用于经严格限制高脂肪饮食却仍然发生严重或反复发作胰腺炎的脂蛋白酯酶缺乏症（LPLD）患者的治疗。LPLD 是一种罕见的严重遗传性疾病，目前其他方法无法治愈。该产品于 2013 年在欧盟上市，这是西方国家首项获批上市的基因治疗产品，具有重要的象征意义。

2015 年美国 FDA 批准了用改良后的疱疹病毒治疗某些形式的黑色素瘤。在动物实验中，将其与免疫检查点抑制剂的疗法联合给予时，病毒可能更好地发挥作用，可以增强针对肿瘤的免疫应答。

2018 年《自然》发表的研究结果显示，选取 21 名晚期恶性黑色素瘤患者为对象，把溶瘤免疫疗法与 PD-1 的检查点抑制剂帕博利珠单抗一起使用，取得了可喜的结果：62% 的患者肿瘤显著缩小，33% 的患者肿瘤完全消失。

四、肿瘤基因治疗的展望

历经 30 多年的发展，肿瘤基因治疗趋于成熟。但基因治疗应用于恶性肿瘤等重大疾病的治疗还面临如下挑战。

1. 基因的准确导入

如何将基因安全高效地导入到肿瘤治疗部位是基因治疗的重要挑战。大多数的肿瘤基因治疗依赖于病毒载体和非病毒载体系统，缺乏靶向性使得外源基因难以安全高效地靶向导入到肿瘤部位，最终导致疗效不理想，甚至会产生很大的毒性作用。

2. 基因治疗的安全性

相对于逆转录病毒，腺病毒和腺相关病毒安全性更高。为了提高基因治疗的安全性，除了改进技术，2012 年美国颁布了《细胞与基因治疗产品临床前评估指南》，特别强调了基因治疗的安全性，要求在动物实验中评价该项治疗的毒性。这将有助于临床试验。

3. 新技术的运用

最近几年，CRISPR/CAS9 技术在疾病中的应用得到了大量的关注，希望能够早日用于临床，为肿瘤治疗带来革命性的变化。

4. 基因治疗与其他治疗的联合

单一治疗方法往往并不能达到人们的期望，肿瘤的联合治疗成为一种必然的趋势，尤其在基因治疗和免疫治疗联合方面。2015 年安进（Amgen）与默沙东（Merck&Co）达成合作，启动 T-VEC 与 PD-1 抗体（Keytruda）联合治疗转移性恶性黑色素瘤的 I 期临床试验，并于 2016 年公布了该项研究结果，总缓解率得到明显提高。基因治疗联合免疫检查点抑制剂疗法可能是未来肿瘤治疗的重要发展方向。

第三节 肿瘤分子靶向治疗

一、肿瘤分子靶向治疗概述

肿瘤的分子靶向治疗是以可能导致细胞癌变的环节，如细胞信号传导通路、原癌基因和抑癌基因、细胞因子及受体、抗肿瘤血管形成、自杀基因、免疫检查点等为靶点，从分子水平来逆转肿瘤恶性生物学行为，抑制肿瘤细胞生长，甚至使其完全消退的一种全新的生物治疗模式。

肿瘤分子靶向治疗的特点：分子靶向治疗可对肿瘤细胞发挥特异性杀伤作用，对正常组织细胞的毒副作用很小。

肿瘤的分子靶向治疗的作用机制：阻滞信号传导、抑制血管新生、调节细胞周期、基因治疗、阻断免疫检查点等。

二、肿瘤分子靶向治疗的种类和特点

（一）肿瘤分子靶向治疗的分类

根据药物的作用靶点和性质，可将主要的分子靶向治疗分为以下几类：

（1）小分子酪氨酸激酶抑制剂，如吉非替尼（Gefitinib，Iressa，易瑞沙）、伊马替尼（Imatinib，Glivic，格列卫）、达沙替尼（Dasatinib，施达赛）等。

（2）mTOR 抑制剂如依维莫司、坦西莫司。

（3）靶向肿瘤的单克隆抗体药物，如血管内皮生长因子抑制剂贝伐珠单抗、抗 CD20 的利妥昔单抗等，特异性地拮抗或中和肿瘤生长相关的刺激因子或抗原，达到抑制肿瘤的作用。

（4）免疫检查点抑制剂如 CTLA-4 单抗、PD-1 单抗、PD-L1 单抗等。

肿瘤分子靶向药物的发展异常迅速，自 2015 年至 2018 年 6 月期间，又有约 77 种肿瘤靶向治疗药物经美国 FDA 批准上市；尤其是免疫检查点抑制剂类靶向治疗药物的发展，使得肿瘤治疗领域取得了新的突破。

（二）不同种类分子靶向药物作用特点

1. 小分子酪氨酸激酶抑制剂

分子量小，可口服给药且易于化学合成，生产成本比较低廉，但其半衰期较短，需每天服用。

2. 单克隆抗体药物

大分子靶向治疗药物，特点是靶向性较强，半衰期长，可达数天至数周，一般每1—4周给药1次。

3. mTOR 抑制剂

与雷帕霉素结构相似的依维莫司、坦西莫司属于分子量较大的药物，依维莫司可口服给药，坦西莫司须静脉给药。

4. 免疫检查点抑制剂

PD-1等免疫检查点抗体类药物，并不直接针对肿瘤，而是通过阻断肿瘤对人体自身免疫系统的抑制，动员免疫系统参与攻击肿瘤，属于治疗思路上的革命性突破。PD-1单抗激活免疫系统发挥的抗肿瘤作用，由于免疫系统的记忆性，一旦启动，效应持久。目前上市的免疫检查点抑制剂多为单克隆抗体，必须注射给药。

三、肿瘤分子靶向治疗的疗效预测

1. 维罗非尼和达拉非尼与 BRAF 突变

维罗非尼和达拉非尼是 BRAF 激酶的高特异性抑制剂。维罗非尼于2011年被美国 FDA 批准用于治疗晚期手术无法切除的伴随 BRAF 激酶 V600 位点突变恶性黑色素瘤的治疗。而达拉非尼是在2013年经美国 FDA 批准可单药用于治疗手术不能切除的或转移性 BRAF 激酶 V600 突变的恶性黑色素瘤。其中 BRAF 激酶 V60OE 突变的患者较 BRAF 激酶 V600K 突变的治疗反应率高。

2. 伊马替尼与 C-KIT 突变

胃肠间质瘤是软组织肉瘤的一种病理亚型，其临床病理学有很大异质性。

但大部分胃肠间质瘤却有相似的癌基因 PDGFRa. 和 C-KIT 的突变。伊马替尼的敏感性与 C-KIT 基因的突变位点的位置相关。有 C-KIT 外显子 11 突变的肿瘤对伊马替尼的敏感性较具有其他外显子突变的肿瘤高出 10 倍以上。针对有 C-KIT 外显子 9 突变的肿瘤可通过将伊马替尼的剂量提高到 800mg/d 来提高药物的疗效。研究表明，应用伊马替尼 3—6 个月即产生快速耐药性最常发生在有 PDGFRα. 突变和 C-KIT 外显子 9 突变的肿瘤中。所以应用伊马替尼治疗前进行相关基因检测有助于选择最佳治疗剂量和预测疗效。

3.吉非替尼与 EGFR 突变

吉非替尼、厄洛替尼和埃克替尼属于第一代小分子酪氨酸激酶抑制剂（TKI），对不同类型的肿瘤均具有抗肿瘤作用，对于非小细胞肺癌（NSCLC）的治疗效果较好。研究发现，在对 TKI 治疗敏感的 NSCLC 患者中，存在的最主要的 ECFR 突变是外显子 19 的缺失突变和外显子 21 的单个氨基酸突变。莱利（Riely）分析了 ECFR 突变类型与生存期的关系，发现存在外显子 19 缺失突变的患者较外显子 21 突变的患者有更长的中位生存期。德本（Tokumo）对术后接受吉非替尼治疗的患者分析发现，外显子 21 L858R 点突变的患者较外显子 19 缺失突变的患者有更长的总生存期。

4.帕木单抗和西妥昔单抗与 K-RAS 突变

ECFR 是 ERBB 受体酪氨酸激酶家族成员之一，配体通过与 EGFR 胞外结合域结合可启动多条胞内信号转导通路，如 EGFR-RAS-RAF-MAPK、EGFR-PI3K-AKT-mTOR 和 ECFR-JAK-STAT 等，参与细胞增殖、分化、凋亡等过程。ECFR 下游相关的信号通路的异常活化与结直肠癌的发生、发展和分子靶向药物的耐药密切相关。所以，ECFR 依赖的信号通路相关分子的状态对预测 ECFR 靶向治疗疗效起着指导意义。

帕木单抗是全人源化的靶向 ECFR 的单克隆抗体，2006 年经美国 FDA 批准上市用于结直肠癌的治疗。临床试验证实，具有 K-RAS 突变的结直肠癌患者是应用 ECFR 单抗治疗预后不良的指标；这类病人不会从帕木单抗中获益，而且会缩短疾病无进展生存期（PFS）和总生存期（OS）。西妥昔单抗是一种抗 EGFR 的人/鼠嵌合型 IgC1 单克隆抗体，是第一个被批准用于结直肠癌治疗的生物靶向药物。多项研究证实，K-RAS 基因突变同样是西妥昔单抗疗效不佳的预测因子。虽然 K-RAS 野生型转移性结直肠癌对帕木单抗治疗有反应，但仍有一部分病人治疗反应较差。研究发现，MAPK 途径中的一个激酶 BRAF 存在突变的结直肠癌患者，对抗 ECFR 治疗反应差，对传统治疗耐药，预后差。

5. PD-1 单抗的疗效预测

可通过以下几个方面预测 PD-1 单抗的治疗效果。

（1）肿瘤组织中 PD-L1（PD-1 配体）的表达水平：PD-L1 表达越高，有效率越高。PD-L1 表达超过 50% 的晚期 NSCLC，可以单独应用 PD-1 单抗治疗。

（2）MSI 检测：检测组织或外周血 MSI（微卫星不稳定性）：MSI-H 的消化道肿瘤，有效率可以达到 50% 左右。

（3）肿瘤基因突变负荷（TMB）检测：肿瘤基因突变负荷高的患者接受 PD-1 抑制剂治疗的有效率高、生存期长。

（4）肿瘤浸润淋巴细胞检测：肿瘤组织中浸润的淋巴细胞越多，PD-1 抑制剂的有效率越高。

四、分子靶向治疗面临的挑战

1.分子靶向治疗药物的耐药性

分子靶向治疗药物主要通过抑制肿瘤表面相关生长因子受体或信号传导，调控肿瘤免疫微环境从而使肿瘤细胞生长受到抑制，其耐药机制与传统化疗药物完全不同。信号传导是一个多因素、多环节交叉的网络调控系统，引起分子靶向治疗药物耐药的因素是多方面的。

（1）维罗非尼和达拉非尼的耐药：尽管 BRAF 激酶 V600 突变的晚期不能手术的恶性黑色素瘤患者可从 BRAF 特异性抑制剂维罗非尼和达拉非尼的治疗中获益，但是大多数患者在接受治疗 6—8 个月内会产生耐药。其内在机制可能有 ERK 依赖性或 ERK 非依赖性的天然或获得性耐药。在有 BRAF 突变的恶性黑色素瘤患者中有 15%—20% 的患者伴随细胞周期蛋白 D1 的扩增，这与 BRAF 抑制剂的高耐药率相关。另外一个可预测维罗非尼和达拉非尼耐药性的生物标志是抑制基因 PTEN 的状态。据报道，PTEN 的缺失与 BRAF 抑制剂的耐药性具有相关性。另一方面，组织表达 PTEN 又和用达拉非尼治疗患者较短的 PFS 相关。其他的机制还包括肝细胞生长因子（HGF）及其配体 c-MET 之间的相互作用。有临床试验证实，加用 HGF 或 c-MET 抑制剂患者可恢复对 BRAF 抑制剂的敏感性。

（2）吉非替尼和厄洛替尼耐药：尽管存在"敏感"突变位点的 NSCLC 患者治疗早期对第一代 ECFR 抑制剂有很高的治疗反应率并可出现肿瘤缩小甚至完全消退，但几乎所有的患者在长期治疗过程中都会出现耐药和肿瘤进展。进展中位时间往往出现在抗肿瘤治疗的 10—13 个月。有人在基因组范围内系统分析了对第一代 EGFR 抑制剂耐药的 NSCLC 患者的病理标本，发现产生耐药的机制主要有三个方面：

①"逃逸"旁路的过度激活，如 MET，HER-2，BRAF，AXL，MAPK1 或 PIK3CA 的上调。

②恶性肿瘤组织的转化，如从 NSCLC 转化为 SCLC，或者获得某些干性特征。

③EGFR 激酶外显子 20 区域 T790M 的错义突变可能是获得性耐药的主要机制之一。该突变形成的氨基酸侧链会形成空间阻碍，影响吉非替尼或厄洛替尼和靶向位点的结合。最近研究发现，在未经治疗的 NSCLC 患者中，有约 40%的患者存在低水平的 T790M，这预示 T790M 突变的积累可能是治疗选择的结果而不是获得性耐药的原因。第二代 ECFR 抑制剂，如最近被批准上市的阿法替尼，对存在 T790M 突变的患者有一定的疗效，但因为它对野生型 ECFR 有同样的抑制作用，其剂量依赖性毒性较大，限制了临床应用。旨在开发新型的针对突变 EGFR 有效而对野生型 ECFR 无影响的第三代 EGFR 抑制剂的研究仍在进行中。

（3）曲妥珠单抗的耐药：曲妥珠单抗的耐药相关因素一般分为两类，一类是影响受体结合效率的因素，另一类是下游信号组件相关的因素。抗体结合效率低下直接影响药物作用的发挥，与药物的耐受性相关。如 p95HER-2 是一个缺乏胞内结合区的 HER-2 片段，不能和曲妥珠单抗结合，可以抑制 HER-2 靶向胞内信号通路相关治疗的敏感性。另外，HER-2 的阻断可旁路活化 HER-3，HER-2 及磷酸化的 p95HER-2 都能与 HER-3 形成稳定的异源二聚体并活化下游 PI3K 及 MAPK 信号通路，提示 HER-3 活化可能是曲妥珠单抗耐药机制之一。HER-2 与其他旁路信号途径如 HER-1（ECFR）、胰岛素样生长因子 1 受体（IGF-1R）等之间的交互活化，都可降低对曲妥珠单抗治疗的敏感性。HER-2 与 HER-1（EGFR）双重特异性酪氨酸激酶抑制剂拉帕替尼（Lapatinib）联合卡培他滨，与卡培他滨单药组相比可显著抑制疾病进展时间（8.4 个月 vs 4.4 个月）和延长疾病无进展生存期（8.4 个月 vs 4.1 个月）。拉帕替尼联合卡培他滨，已被美国 FDA 批准用于 HER-2 阳性曲妥珠单抗治疗后疾病进展的转移性乳腺癌的治疗。新一代的重组人源化 HER-2 单抗帕妥珠单抗能通过阻断 ECFR/HER-2 和 HER-2/HER-3 的异源二聚化及其启动的下游信号通路，在逆转曲妥珠单抗耐药方面发挥一定的作用。

（4）EGFR 单克隆抗体的耐药：对 ECFR 单克隆抗体类药物耐药机制的研究目前主要集中于信号通路的旁路活化。EGFR 单克隆抗体的耐药机制可能为以下几点：

①丰富的 EGFR 旁路，如 IGF-1R、PDGFR 等，其活性超过 EGFR 而直接活化其下游的信号通路。

②功能性 PTEN 基因的失活引起 AKT 通路的过度活化。

③ECFR 下游效应分子的结构性活化，如 RAS 活化引起 Raf-MAPK 的上调，与 ECFR 失去偶联。目前的研究已证实，K-RAS 突变会导致结直肠癌患者对帕木单抗和西妥昔单抗原发性耐药，所有考虑给予以上两种单抗进行靶向治疗的患者，必须首先进行 K-RAS 基因型的检测，如果是突变型，则预示应用帕木单抗和西妥昔单抗的疗效不佳，预后差。

（5）免疫检查点抑制剂的耐药：对 PD-1 单抗有效的病人，一般疗效持久，但仍有 30%左右的患者出现了耐药，可能与肿瘤细胞利用了其他免疫检查点来发挥免疫抑制功能相关，如机体代偿性高表达 TIM3，LAG3，CD73 或 IDO 等免疫抑制功能相关蛋白。将 PD-1 单抗与其他免疫检查点抑制剂联合，是克服耐药的关键。对于天然耐药的患者，可以通过 PD-1 单抗疗效预测的方法进行相关检测，根据病情选择合理的联合治疗方案，或者更换为其他治疗手段。

2.肿瘤分子靶向治疗药物的毒副作用

许多靶向治疗药物与不良反应或事件相关，这些毒副作用与其发挥疗效的机制联系紧密（如 ECFR 抑制剂的皮肤和胃肠道毒性，VECF 抑制剂引起的高血压，PD-1 单抗和 CTLA-4 单抗引起的免疫相关毒性等）。在已注册的临床试验中，与其对照组相比，靶向治疗引起的严重不良反应事件，如治疗中断、治疗相关的死亡并非罕见。因而，我们不能奢望靶向治疗就一定比先于它出现的非靶向治疗毒性更小。

五、展望

随着医学免疫学、细胞生物学和分子生物学的快速发展和进步，单克隆抗体靶向药物和小分子抑制剂靶向药物在各自的临床应用领域取得了很大进展。对那些已有有效靶向治疗药物的肿瘤类型来说，未来十年的主要挑战在于怎样克服已上市药物的耐药问题和前瞻性地开发新一代对抗耐药的靶向药物。再者，优化现有治疗方案，靶向治疗联合辅助治疗有望延迟或阻止疾病的复发。通过大范围的基因组的分析研究发现，目前的肿瘤还是以无明确靶向和以罕见基因突变为驱动的孤儿疾病为主。另外，还有许多肿瘤受到多种因素的驱动。鉴于目前科研开发手段的局限，靶向治疗可能并不是多数肿瘤患者的灵丹妙药。寄希望于批准和开发更多靶向治疗药物上市，联合免疫治疗与化疗等综合治疗方案，发挥协同抗肿瘤作用，应该是未来抗肿瘤治疗的主要方向。

第四节　肿瘤微环境和肿瘤免疫治疗

一、肿瘤微环境的概述

免疫疗法在近年的巨大进展为肿瘤病人带来新的希望。不过，免疫疗法目前只对血液系统肿瘤有效，对实体瘤的治疗效果非常有限。与血液系统肿瘤相比，实体瘤除包含肿瘤细胞之外，还包含大量非肿瘤的间质细胞和细胞外基质，两者共同构成支持肿瘤生长的微环境。肿瘤微环境的存在是实体瘤与抗肿瘤免疫相互作用的重要前提，它为肿瘤细胞抑制抗肿瘤免疫反应提供了许多便利条件。因此，只有深入认识并针对性消除肿瘤微环境的免疫抑制机制，才可能提高免疫疗法对实体瘤的疗效。本节我们将介绍肿瘤微环境的概念、组成，以及肿瘤微环境免疫治疗的最新进展。

肿瘤微环境是一个新名词，不过类似的概念却有较长的历史。最早的说法是 19 世纪末英国医生詹姆斯（James）提出的"种子和土壤"的概念，他把肿瘤细胞比作种子，把周围的适宜环境比作土壤。种子和土壤的说法可以看作肿瘤微环境概念的雏形。"肿瘤微环境"一词真正出现是在 20 世纪 70 年代中期的一些零星文献中，不过随者寥寥。直到 21 世纪初，人们在寻找到一系列癌基因却依旧无法完全解释肿瘤行为的时候，对肿瘤微环境的报道才出现爆发式增长。目前认为，肿瘤细胞本身的突变并不足以解释肿瘤的行为，影响肿瘤发育及恶变的不仅包括肿瘤细胞的基因表达，也包括肿瘤微环境内间质细胞的基因表达。肿瘤，尤其是实体瘤可以看作是由恶变细胞和间质细胞共同构成的一个复杂的器官样结构。启动肿瘤发生的突变只存在于肿瘤细胞内，但是推动肿瘤生长的事件却与间质细胞息息相关。不仅如此，肿瘤和肿瘤微环境还能够相互影响，或者通过直接作用，或者通过选择压力，使具有某些表型的间质细胞克隆能够获得生存优势。肿瘤细胞具有的这种能够影响、动员甚至改造间质细胞的能力，使得靶向肿瘤微环境的治疗既有可能性，也有必要性。

二、肿瘤微环境的成分

肿瘤微环境的成分包括多种间质细胞和细胞外基质。细胞外基质在肿瘤形成过程中担负脚手架功能，附着于细胞外基质是细胞生存、生长和增殖的前提，否则细胞会发生失巢凋亡。细胞外基质还可以吸附生长因子和细胞因子，并在需要的时候通过酶切释放出来，从而调节细胞的增殖和功能，维持组织稳态。在肿瘤微环境中，细胞外基质可以被肿瘤和间质细胞分泌的蛋白酶所改造，影响细胞与细胞间、细胞与基质间的相互作用，许多生长因子、生长因子受体和细胞因子的生物学活性也因此被改变。

肿瘤微环境中的间质细胞可以分为三大类：先天性免疫细胞、获得性免疫细胞和非免疫细胞。先天性免疫细胞主要是单核巨噬细胞和粒细胞，在免疫反应中担负初始化和调节功能。获得性免疫细胞主要是淋巴细胞，尤其是T淋巴细胞（T细胞），是免疫反应的效应细胞和抗肿瘤的直接执行者。非免疫细胞以成纤维细胞为主，还包括内皮细胞、周细胞、脂肪细胞等，对肿瘤形成起支持作用，对肿瘤和抗肿瘤免疫的相互作用也有一定影响。

1.肿瘤微环境中的先天性免疫细胞

肿瘤微环境中浸润的巨噬细胞曾被视为抗肿瘤免疫的主要力量，但是更多的研究发现，巨噬细胞浸润密度在多数情况下与预后差有关，只有很少患者的巨噬细胞密度与预后良好有关。根据刺激不同，巨噬细胞可以有不同的活化状态，既可以活化成为具有较强吞噬能力、促炎能力和抗肿瘤活性的经典激活型（M1型），也可活化成为具有较强消炎能力、组织修复能力和促肿瘤生长及转移能力的替代激活型（M2型）。目前认为，肿瘤相关巨噬细胞是由巨噬细胞集落刺激因子（M-CSF）和趋化因子CCL2等细胞因子招募至肿瘤微环境中的，代表着一群独特的M2型巨噬细胞，能够促进血管新生、组织重塑和修复。此外，肿瘤相关巨噬细胞还通过释放抑制性因子如白介素-10（IL-10）、前列腺素、活性氧或者表达共抑制分子B7S1等抑制淋巴细胞的功能。

除了肿瘤相关巨噬细胞以外，在肿瘤血管新生过程中，还有一群独特的表达血管生成素受体（Tie2）的单核细胞参与。$Tie2^+$单核细胞代表以造血和促血管新生为主的单核细胞和间充质来源的周细胞前体。循环中的$Tie2^+$单核细胞已经发生重编程，具有较高的促血管生成能力，表达高水平促血管新生基因，如金属蛋白酶-9（MMP-9）和血管内皮生长因子（VEGF）。在小鼠中消除$Tie2^+$细胞导致血管新生受阻，肿瘤体积减小。血管生成素可以调节$Tie2^+$单核细胞基因表达，增强其促血管新生的功能。

肿瘤微环境中也存在许多中性粒细胞，根据肿瘤微环境的不同，它们可以抗肿瘤或者促肿瘤。最近有人报道了肿瘤相关中性粒细胞的极化。转化生长因子－β（TGF-β）促进2型中性粒细胞（N2）到1型中性粒细胞（N1）的转化，这与M1型巨噬细胞向M2型巨噬细胞的转化类似。N1型肿瘤相关中性粒细胞表达较多的免疫激活因子和趋化因子、较低的精氨酸酶活性，具有较高的杀死肿瘤的能力，而 N2 型具有促肿瘤性质。TGF-β 被阻断会导致 N2 型肿瘤相关中性粒细胞的聚集。

除了成熟的单核巨噬细胞和粒细胞，肿瘤微环境中还存在大量未成熟的髓源性单核细胞和粒细胞，它们具有抑制 T 细胞增殖的能力，被称为髓源抑制细胞（MDSC）。髓源抑制细胞在肿瘤分泌的粒细胞-巨噬细胞集落刺激因子（GM-CSF）等的动员下进入外周血，在脾脏和肿瘤部位大量聚集。髓源抑制细胞通过多种机制抑制细胞免疫：分泌 TGF-β 下调 T 细胞功能；产生精氨酸酶改变 T 细胞信号传导、活化和生存；抑制 $CD8^+$ T 细胞产生 IFN-γ；刺激调节性 T 细胞发育。限制髓源抑制细胞聚集能够增强抗肿瘤免疫。

另外，肿瘤微环境中还存在着一群自然杀伤细胞（NK 细胞），在先天性免疫系统中发挥重要的作用。自然杀伤细胞可以通过受体识别靶细胞配体直接接触杀伤靶细胞，或者通过抗体依赖细胞介导的细胞毒作用（antibody dependent cell-mediated cytotoxity，ADCC）杀伤靶细胞。自然杀伤细胞还可以通过分泌细胞因子如 IFN-γ、肿瘤坏死因子（TNF-α）、GM-CSF 等对 T 细胞、B 细胞、抗原呈递细胞（APC）等具有促进作用，与细胞毒性 T 细胞（CTL）共同承担机体细胞免疫功能。

2.肿瘤微环境中的获得性免疫细胞

肿瘤微环境中的获得性免疫细胞既有 B 细胞，也有 T 细胞。B 细胞对抗肿瘤免疫既具有促进作用，也有抑制能力，其中调节性 B 细胞可以通过分泌 IL-10、IL-35 或者表达 PD-L1 等抑制抗肿瘤免疫。T 细胞是抗肿瘤免疫的主要效应细胞，不过由于肿瘤微环境处于免疫抑制状态，其中的 T 细胞的数量和功能都受到限制。上述具有免疫抑制功能的间质细胞可以抑制 T 细胞的移动、增殖和杀伤肿瘤作用。此外，肿瘤细胞常常获得表达凋亡相关因子配体（FasL）的能力，然后将死亡信号传递给激活的 Fas^+ T 细胞，诱导 T 细胞凋亡。肿瘤不会被自身武器伤害，是因为它们耐受凋亡，这也使它们不惧怕凋亡介导的 CTL 的杀伤作用。除了 $CD8^+$ 和 $CD4^+$ T 细胞，肿瘤微环境中还存在调节性 T 细胞（Treg）。Treg 是一群 $CD4^+$ T 细胞亚群，具有 $CD4^+$ $CD25^+$ $FoxP3^+$ 的特异性表型，能够抑制其他 T 细胞的增殖。Treg 通过接触机制或者分泌 IL-10

和TGF-β发挥功能。FoxP3是Treg最特异的标志。Treg聚集于肿瘤微环境，防止抗肿瘤免疫。许多种人类肿瘤都伴有Treg数量增加，在胰腺癌和乳腺腺瘤患者的肿瘤微环境和外周血中，Treg数量明显增加。Treg聚集显著标志患者生存期缩短，消除Treg能够加强免疫治疗效果。

3.肿瘤微环境中的非免疫细胞

肿瘤微环境中的非免疫细胞主要是肿瘤相关成纤维细胞。在实体肿瘤中，肿瘤相关成纤维细胞占据肿瘤体积的相当份额，在胰腺癌、胃癌中甚至占到50%—70%。成纤维细胞的主要作用是产生细胞外基质中的结缔组织，包括多种化学性质和功能各异的成分，如胶原、蛋白聚糖、蛋白水解酶及其抑制剂，以及一些生长因子等。虽然肿瘤相关成纤维细胞和创伤及溃疡时出现的成纤维细胞有许多相似之处，但是肿瘤相关成纤维细胞实际上是一群独特的细胞，它们有自己独特之处，并能积极促进肿瘤的生长和恶变。肿瘤相关成纤维细胞来自正常的成纤维细胞，它们在肿瘤细胞诱导下表达促炎基因，然后通过免疫细胞招募、血管新生等机制促进肿瘤生长和转移。在肿瘤中注入肿瘤相关成纤维细胞可以导致更多巨噬细胞浸润和更多脉管形成。与正常成纤维细胞相比，肿瘤相关成纤维细胞具有表观遗传学变异，甚至遗传学变异，这些证据使肿瘤相关成纤维细胞成为抗肿瘤治疗的潜在靶点。

除了上述细胞，肿瘤微环境还包括内皮细胞、周细胞、脂肪细胞等多种细胞，它们也从不同方面支持着肿瘤的生长。

三、肿瘤微环境对肿瘤的影响

肿瘤微环境对肿瘤的结构和行为，以及肿瘤对抗肿瘤治疗的反应都很重要，不过对肿瘤微环境作用的认识经历了一个发展的过程。肿瘤微环境内有大量免疫细胞浸润，因此人们最初认为这代表着患者体内抗肿瘤的积极状态。在某些肿瘤中的确如此，比如在快速生长的恶性黑色素瘤中如果密集存在T细胞浸润，则肿瘤患者的复发率和死亡率都比较低。不过，在大多数恶性肿瘤中，情况并非如此。越来越多的观察和研究表明，肿瘤微环境在肿瘤进展的不同阶段都可以促进肿瘤侵袭、转移和肿瘤内血管新生，这在肿瘤进展期表现最为明显。

对肿瘤微环境的研究也深化了对肿瘤免疫的认识。1957年，伯内特（Burnet）和托马斯（Thomas）等人提出了"免疫监视"学说。该理论认为，机体的免疫系统在机体内随时执行监视功能，它们通过细胞免疫机制识别并清除癌变的异常细胞。当免疫监视功能由于种种原因被削弱时，肿瘤发病率会大大提高。尽管免疫监视理论有一定的实验基础，但始终有许多无法回答的问题，因而一直存在各种争议，不过"免疫监视"理论的形成，为肿瘤免疫学的研究和肿瘤抗原的发现带来了曙光。到了2002年，施赖伯（Schreiber）等人在一系列研究的基础上对"免疫监视"理论基础进行了深入完善，提出"免疫编辑"理论。该理论认为，免疫系统除识别和杀伤肿瘤组织外，也参与肿瘤的耐受和逃逸。肿瘤免疫编辑的发生经历三个过程：肿瘤发生初期免疫系统对肿瘤细胞的清除（elimination），之后肿瘤生长与免疫清除的平衡（equilibrium）和后期肿瘤细胞对免疫监视机制的逃逸（escape），即"3E"学说。该理论认为，当恶变细胞绕过自我生长监控后会遭遇机体免疫系统的监视，后者通过一系列非特异性和特异性杀伤细胞的作用来清除肿瘤细胞；在平衡阶段，清除阶段幸存下来的肿瘤细胞经过了机体免疫系统的"雕塑"后具有相对低的免疫原性，它们可以和机体的免疫系统长期处于势均力敌的平衡状态；接下来是逃逸阶段，在平衡阶段选择下来的肿瘤细胞可以在免疫功能正常或异常的机体中利用一系列逃逸机制冲破阻碍、进行生长，发展成为临床可见的肿瘤病灶。

按照免疫监视理论，肿瘤微环境不是静止不变的，而是处于动态变化之中。实际情况确实如此。间质细胞可以影响肿瘤细胞，肿瘤细胞也可以影响、改造并不断筛选间质细胞，从而持续对肿瘤微环境进行重塑，最终将它们改造成能够促进肿瘤生长、侵袭和扩散的成分。目前认为，肿瘤微环境对肿瘤生长的促进能力，是通过其中的免疫和非免疫细胞以及相关因子的作用来实现的。间质细胞可以提供血管新生因子，促进肿瘤部位形成血管，从而为肿瘤输送营养，促进其扩散。免疫治疗主要应该努力阻止肿瘤微环境的这些"恶"的方面。

四、靶向肿瘤微环境的免疫治疗

单纯靶向肿瘤细胞可能是传统抗肿瘤治疗效果不佳的重要原因。传统的肿瘤治疗包括手术、放疗和化疗，在某些病例中还有激素治疗，都以高度增殖的突变肿瘤细胞为目标。由于促进肿瘤生长的外部因素始终存在，因此只针对肿瘤细胞的治疗效果有限。单纯靶向肿瘤细胞的免疫疗法也存在类似问题，在许多临床靶向肿瘤细胞的免疫治疗研究中，客观缓解率通常都很低。

与靶向肿瘤细胞的传统治疗相比，靶向肿瘤微环境的抗肿瘤疗法并不多，靶向肿瘤微环境的免疫疗法也是刚刚起步。不过，肿瘤微环境内多种多样的成分为靶向治疗提供了丰富的靶点，肿瘤微环境内的非免疫和免疫成分都可以作为靶点，肿瘤环境中多种免疫逃逸元素也可以作为靶点。目前，靶向肿瘤微环境的免疫治疗的探索方向主要有以下几个方面。

（1）靶向肿瘤微环境中的免疫抑制分子包括靶向血管新生因子及免疫抑制因子，在其他章节会有详述。

（2）靶向天然免疫细胞，比如用 Chodronate liposomes 等材料清除肿瘤相关巨噬细胞；用巨噬细胞清道夫受体 1 （macrophage scavenger receptor 1，MSR1）抗体恢复抗原呈递细胞功能；用 C-KTT 抑制剂舒尼替尼等清除髓源抑制细胞；用白喉毒素和 IL-2 的偶联蛋白清除 Treg 细胞；用基因工程手段靶向 NK 细胞等。

（3）靶向获得性免疫细胞、主要是指以 T 细胞为基础的几种免疫治疗方法。

（4）靶向非免疫细胞其中最受关注的是肿瘤相关成纤维细胞，常见的靶分子是成纤维细胞活化蛋白（fibroblast activating protein，FAP）。抑制肿瘤相关成纤维细胞招募和扩增或者中和其所分泌的多种促癌信号都可以促进肿瘤消退。

（5）以 DC 细胞为载体的肿瘤疫苗也属于广义上的靶向肿瘤微环境的免疫疗法－DC 细胞是重要的抗原呈递细胞，它携带的抗原可以在体内激活细胞免疫，从而克服过继转移 T 细胞效应时间短的缺点。

第八章 肿瘤的联合治疗

第一节 手术联合生物治疗

一、手术治疗的现状

治疗肿瘤的传统方法以手术为主,手术切除的优点主要包括:能够预防或降低肿瘤发展的危险,有助于肿瘤的诊断或分期,清除原发灶等。随着科学技术的发展,手术方式的选择也趋向多元化,如胸腔镜、腹腔镜等微创手术逐渐取代传统手术方式,从而降低手术本身给患者带来的内环境紊乱和免疫功能失衡等副反应。但是随着对肿瘤这一项世界难题的认识加深,手术的局限性也逐渐显露,其中最重要的包括残留病灶的复发转移等,所以术后早期根据患者病情应联合化疗、放疗等辅助治疗以消除术后残余病灶,改善肿瘤患者的预后。免疫治疗是继上述三大治疗手段后的第四种治疗方法,具有安全性高、副反应小等特点。所以手术联合免疫治疗已成为肿瘤治疗的发展方向之一。

二、手术与肿瘤患者免疫状态的关系

研究数据显示机体免疫功能状态决定了肿瘤的发生发展,肿瘤患者术后免疫功能的状态为术后的辅助治疗提供了可靠的依据。资料显示,肺癌患者术后第 2 天和第 7 天 CD8T 细胞较术前有明显的升高,但是第 14 天及第 28 天均呈现下降的趋势,并且低于术前的比例,而 $CD4^+/CD8^+$ 细胞比值术后早

期达到最低值，之后呈现升高的趋势。上述研究表明，手术能够减小肿瘤患者的肿瘤负荷，使免疫功能得到短暂的恢复，但是长时间过后，由于肿瘤的存在，机体会再次进入免疫抑制状态。在一项对肝癌患者术后免疫功能检测的研究中也发现，术后 5d 左右，手术本身及麻醉等会影响机体免疫功能，术后第 15 天时其他免疫指标虽有恢复，但是 CD8 与 CD28 恢复不太满意，这说明免疫抑制是肿瘤源性的。另外，关于食管癌患者术后免疫状态的评估显示，术后第 10 天 $CD3^+$、NK 细胞较术前及术后第 3 天明显升高，$CD4^+$ 细胞及 $CD4^+/CD8^+$ 比值较术前明显升高，术后第 10 天 $CD8^+$ 细胞水平较术前、术后第 3 天明显降低；肾脏肿瘤、脑胶质瘤、恶性骨肿瘤等实体瘤的研究也显示术后肿瘤患者仍然处于免疫抑制的状态。以上数据表明，手术对肿瘤患者免疫功能的影响具有双面性：一方面手术减小了患者肿瘤负荷，减弱了肿瘤源性的免疫抑制；但是另一方面，手术、麻醉等使患者体内微环境失衡，免疫功能降低，维持并加重了免疫抑制的存在。

免疫抑制的存在给肿瘤治疗带来了极大的困难，这种抑制能够减弱患者自体的抗肿瘤能力，同时能够减弱回输的效应性细胞杀伤肿瘤的作用。肿瘤患者免疫抑制机制主要包括两方面：一方面，外科手术及其他类型的创伤均可引起机体免疫功能紊乱，手术所引起的应激、疼痛、出血及患者对手术的恐惧或焦虑等心理活动均可使体内免疫微环境失衡，出现免疫功能抑制；另一方面，肿瘤患者免疫抑制的主要机制是肿瘤源性的，肿瘤细胞持续存在并能够分泌具有免疫抑制性的细胞因子如 IL-10、IL-6、TGF-β 等，并且可以招募髓源抑制细胞及调节性 T 细胞等进一步抑制效应性细胞的功能，增加免疫抑制，促进肿瘤的发展，所以术后免疫状态与复发有密切的关系。一项关于肝癌术后辅助治疗的研究显示，121 例肝癌患者术后细胞免疫功能均有不同程度的下降，4 周后部分恢复，其中术后 8 周免疫功能仍未恢复者 1 年复发率达到 65.0%，而术后免疫功能恢复正常者 1 年复发率仅为 25.9%，两组患者差异非常显著，提示机体免疫功能在抗肝癌术后复发方面起着重要的作用。所以迅速提高免疫功能或加快术后免疫功能恢复有助于降低术后复发率。在术后的早期给予免疫支持治疗，能及时改善肿瘤患者机体免疫功能，这对于防止由于免疫功能的进一步下降而导致存在于体内的微小病灶迅速生长及转移是有益的。

三、手术联合免疫治疗为肿瘤患者带来新的希望

国内外近期研究表明,免疫治疗联合手术、化疗及放疗等手段在恶性黑色素瘤、肾癌、肺癌、结直肠癌、肝癌和乳腺癌等治疗中取得了良好的效果。21世纪初,医学界权威杂志《柳叶刀》发表了关于手术联合生物免疫治疗的临床试验,该研究以150例手术肝癌患者为研究对象,其中行过继免疫细胞回输组76例(体外利用重组IL-2扩增患者来源的T淋巴细胞,并给予患者CD3单抗注射辅助治疗),在对患者长达7年的随访中发现,免疫治疗组早期及总的复发率均明显低于对照组(单独手术组),且与复发相关的死亡率明显较低,这表明手术联合免疫治疗能够有效降低肿瘤的复发率,提高患者生存率,改善肿瘤患者的预后。在近期一项关于肾癌患者术后行免疫治疗的研究中发现,免疫治疗组中患者的3年无病生存率达96.7%,而对照组为57.7%,并且3年的总生存率也明显高于对照组。在一项肾癌患者回顾性研究中发现,与单纯手术治疗组相比,生物治疗联合手术治疗能提高肾癌患者3年和5年生存率。此外,国外多个实验室对恶性黑色素瘤、肺癌等肿瘤患者在手术后行免疫治疗的随访均显示,免疫治疗与手术结合能够有效延长肿瘤患者生存期,提高生活质量。

近年来,关于肺癌、结直肠癌术后结合免疫治疗的研究同样表明术后早期结合免疫治疗,能够有效抑制肿瘤的复发与转移,延长患者的生存期并提高生活质量。

目前手术联合免疫治疗主要有以下几种方案:①与新辅助治疗相似,患者术前行免疫细胞回输治疗。针对发现较晚、错失手术切除机会的肿瘤患者,先行免疫细胞治疗,能有效缩小肿瘤体积,防止肿瘤细胞扩散及转移,为手术治疗提供条件。②术后结合免疫治疗,能够有效杀伤患者体内残存的肿瘤细胞,提高机体免疫力,防止肿瘤的复发与转移,改善肿瘤病人的预后。③术前术后均行免疫治疗。该方案将免疫治疗列为常规辅助治疗,在肿瘤患者与肿瘤病魔抗战中长期利用免疫疗法,为改善预后提供进一步的支持。

四、以免疫指标为基础开发新的手术治疗手段

手术治疗中准确识别微小肿瘤残留的技术可以降低手术切缘复发的风险。随着 PD-1 单克隆抗体在肿瘤中的开发和应用，目前以乳腺癌模型为基础的一项发明（PD-1-IRDye800CW）通过荧光分子成像监测探针的生物分布和术中成像，即与 IgG 相比，PD-1-IRDye800CW 在肿瘤区域表现出特异性信号。此外，PD-1-IRDye800CW 引导的手术结合 PD-1 抗体免疫疗法抑制肿瘤再生和微肿瘤转移，提高了存活率。但目前此项技术仅用于基础研究，需要通过完善该技术的使用条件，加快临床转化的应用。

总之，手术对肿瘤患者免疫状态的影响是双面的，手术能够减轻患者的肿瘤负荷，解除肿瘤源性的免疫抑制，但是其本身所带来的应激及创伤等可能使免疫功能紊乱。所以对于肿瘤患者，术后应该早期结合免疫治疗，恢复机体抗肿瘤能力，调节自身免疫功能，提高生活质量，延长生存期。

第二节 化疗联合生物治疗

一、化学药物治疗肿瘤的现状

近年来，由于诸多因素的作用，肿瘤的患病率在逐年增高，但是有效治疗手段的开发却进展相对缓慢。随着人们对肿瘤发生发展规律认识的逐步加深，对肿瘤的治疗也从最初以治愈肿瘤为目的，调整为以延长生存为导向，逐渐延伸致使患者带瘤生存、将肿瘤视为慢性疾病进行长期治疗的阶段。同时，肿瘤的治疗手段也在不断发展完善。化疗作为一种古老的治疗手段，早期便被应用于肿瘤的治疗，但是进展缓慢。20 世纪 40 年代氮芥治疗淋巴瘤的应用拉开了现代肿瘤化疗的序幕。20 世纪 60 年代美国国家癌症中心成立了全国肿瘤化疗服务中心。我国抗癌药物的研究于 1958 年启动，之后相继出现环磷酰胺、顺铂、紫杉醇和拓扑异构酶抑制剂等新一代化疗药物。常规化疗方案仅能消灭分化的肿瘤细胞，而残存的肿瘤干细胞是导致肿瘤复发与转移的

主要因素。随着抗肿瘤药物研究的深入，21世纪初分子靶向药物的出现为肿瘤患者带来新的希望。但是随之出现的肿瘤患者对药物副作用的不可耐受性及对化疗药物包括分子靶向药物的耐药性，使肿瘤治疗面临着巨大的挑战。新的治疗手段与传统的肿瘤治疗方法如化疗相结合，提高抗肿瘤的能力，改善肿瘤患者的生活质量及生存期成为抗肿瘤治疗的发展趋势。免疫治疗作为新兴的肿瘤治疗手段，其疗效已逐渐被国内外医学界所认可。大量研究证实，免疫治疗可与化疗等传统治疗肿瘤手段相结合，达到更好的抗肿瘤效果。

二、生物治疗联合化疗的现状

传统的概念认为，抗肿瘤化疗仅仅对分裂期肿瘤细胞产生抗增殖和毒性作用，常导致人体组织器官的损伤和耐药肿瘤克隆的产生。但近期研究证实，化疗和免疫治疗的联合应用可提高机体的抗肿瘤免疫反应，增强免疫治疗的疗效。

1.肿瘤疫苗联合化疗

肿瘤疫苗可向免疫系统呈递一种或多种肿瘤抗原，诱导机体产生新的抗肿瘤免疫反应。然而，多个临床试验证实，单独应用肿瘤疫苗并不足以引起肿瘤（尤其是进展期疾病）的消退，因为大多数标准剂量的化疗方案常可导致免疫抑制效应的发生。肿瘤疫苗联合化疗的方案就相对复杂化了。早期研究证实，低剂量的环磷酰胺（CTX）可显著增强疫苗的抗肿瘤反应。更深入的研究揭示，低剂量的环磷酰胺与分泌粒细胞-巨噬细胞集落刺激因子（CM-CSF）的肿瘤疫苗联合应用，其效应增强作用尤其显著。德雷克（Drake）运用原发性小鼠前列腺癌模型进行的肿瘤疫苗治疗研究发现，单独应用肿瘤疫苗不足以诱导抗原特异性T细胞的扩增或反应；然而，于免疫治疗前一天先给予低剂量的环磷酰胺对小鼠进行联合治疗，显著增强了免疫诱导的细胞毒性T细胞的扩增和反应，并使肿瘤缩小。这些研究显示，环磷酰胺的剂量和给药时间都是至关重要的一项应用GVAX肿瘤疫苗治疗乳腺癌的Ⅰ期临床试验证实,环磷酰胺以200 mg/kg的剂量于GVAX肿瘤疫苗应用前一天应用，可监测到很强的抗肿瘤免疫反应。所以在临床研究中，免疫治疗和化疗联合时，化疗药物应用的剂量、用药时机及其作用机制都是需要慎重考虑的问题。

2. T 细胞功能调节剂联合化疗

目前，针对调节性 T 细胞对肿瘤的反应而设计的治疗方案大大扩展了免疫治疗的潜力。CTLA-4、PD-1 和 LAG3 都是表达在 T 细胞表面的负性调节分子，这三种分子都与外周免疫耐受的调节相关。伊匹木单抗是完全人源化 CTLA-4 单克隆抗体。在一项Ⅲ期临床试验中，伊匹木单抗联合达巴卡嗪治疗转移性恶性黑色素瘤患者，与单独应用达巴卡嗪相比，显著延长了总生存期（11.2 个月 vs 9.1 个月）。另外一项Ⅱ期临床试验，招募Ⅲ-Ⅳ期非小细胞肺癌（NSCLC）或广泛期小细胞肺癌（SCLC）患者，研究应用伊匹木单抗联合标准剂量化疗（卡铂+紫杉醇，即 CP 方案）的安全性和优化用药次序。结果显示，伊匹木单抗免疫治疗联合 CP 方案化疗在患者中耐受性良好，而且，免疫治疗在化疗结束后应用可使患者获得更长的疾病无进展生存期（PFS）。该研究没有探讨剂量的效应，但其数据显示，免疫治疗联合化疗的临床治疗效果与治疗的次序紧密相关。

三、化疗联合生物治疗的展望

未来的肿瘤治疗，将从单一治疗方法转向多种疗法相联合的综合治疗策略，其中生物治疗将发挥重要的作用。生物治疗作为肿瘤治疗的新型治疗模式，主要通过肿瘤宿主防御机制或生物制剂的作用调节机体自身的抗肿瘤免疫反应，从而抑制或消除肿瘤。我国生物治疗仍处于初步发展阶段，与化疗的联合应用仍需要进一步地探究。联合化疗的最佳剂量、最佳给药时间及化疗的免疫调节作用，都是下一步研究的重点。随着人们对免疫系统在抗肿瘤中角色的深入理解，以及联合治疗手段的合理应用，免疫治疗必将在肿瘤治疗中发挥更重要的作用。

第三节 放疗联合生物治疗

放射治疗（简称放疗）是利用 X 射线、电子线、质子束及其他粒子束等对肿瘤进行治疗的一种方法，已经历了一个多世纪的发展。在伦琴发现 X 线、居里夫人发现镭之后，放疗很快就用于临床治疗恶性肿瘤，直到目前放疗仍是恶性肿瘤重要的局部治疗方法。放疗可以通过电离辐射继发产生的带电粒子和自由基使 DNA 双链或单链断裂，破坏肿瘤细胞的基因，使肿瘤细胞死亡。局部放疗导致肿瘤细胞快速死亡的同时，残存细胞也会进入休眠，可能是因为肿瘤新生血管减少、DNA 破坏、有丝分裂受抑、信号转导通路受阻及炎性微环境改变等。在肿瘤的临床治疗中，约有 70%以上的肿瘤患者接受过不同程度的放疗，许多肿瘤患者获得长期生存，甚至得以痊愈，如早期鼻咽癌、淋巴瘤和皮肤癌等。有些肿瘤患者，如中晚期头颈部癌、食管癌、乳腺癌和结直肠癌等，起初不能进行手术治疗或切除困难，但经术前新辅助放疗后，肿瘤缩小，减少了术中播散机会，提高了切除率和术后生存率。还有些肿瘤病人由于体质差、有合并症而不能手术或不愿手术，单纯放疗也能取得不错的效果。放疗虽然可以直接杀死大部分肿瘤细胞，暂时控制病情，在很多早中期甚至晚期恶性肿瘤治疗中都显示很好的疗效，但因肿瘤具有无限的复制潜能、侵袭和转移特性，极易复发并转移至患者其他部位，因此多数患者需要配合手术、化疗或生物治疗以达到局部彻底控制或消除潜在的远处转移病灶，获得更好的疗效。

癌变是人体正常细胞产生基因突变，突变的积累导致细胞复制失去控制而导致的。癌变的细胞由于具备了一些正常细胞没有的特征分子（比如突变的癌基因），能被体内的免疫系统所识别并清除，以防止它们继续在体内扩增。但当机体内识别和杀伤癌变细胞的免疫效应细胞在功能及数量上处于劣势时，癌变细胞就会大量复制，通过伪装来逃避免疫系统的打击，并攻击免疫系统。生物治疗目前被认为是癌症治疗中除手术、放疗、化疗外的第四种治疗手段，主要通过体外扩增自体免疫效应细胞或运用生物制剂来调节机体免疫功能，从而消除肿瘤微小残留病灶或抑制肿瘤细胞增殖。这种治疗方式正被越来越多的患者所接受。生物治疗的最大优势在于对残存癌细胞的杀伤，尤其在癌症术后预防复发方面有一定的作用。

放疗联合免疫治疗针对不同类型、不同分级癌症患者的临床前试验及临床试验结果都呈现出可以增强抗肿瘤效果，提高临床反应率，但仍缺乏前瞻性研究的大量病例来更可靠地评估放疗联合免疫治疗对恶性肿瘤的远期影响。如何寻找治疗的最佳次序、最佳的放射分割剂量、靶区、免疫制剂等，是目前亟待解决的问题和未来研究的重点。

第四节 微创介入治疗联合生物治疗

微创介入治疗是一种有效的肿瘤综合治疗方法，与其他疗法相兼容，尤其适用于21世纪肿瘤治疗的新型方式。该方法利用微创介入治疗，可以极大程度减轻或消除肿瘤负担，甚至达到临床治愈的效果（症状消失、影像学显示病灶活性消失、相关实验室检查阴性）。结合肿瘤生物免疫治疗，可以更好地消灭残留的肿瘤细胞，从而阻止肿瘤局部复发和转移，提高肿瘤治疗效果。

微创介入治疗技术能够通过抗肿瘤血管或局部的直接物理、化学破坏最大限度地破坏肿瘤组织，达到消除可见病灶的目的。然而，由于该方法无法完全根除病变并会影响术后患者的免疫功能，很容易导致肿瘤复发。在这种情况下，如果能联合生物免疫治疗，激发人体对肿瘤的免疫力，从而消灭残余的癌细胞，避免肿瘤的局部复发和转移。这种联合治疗可以提升肿瘤的治疗效果。

近年来，微创医学和生物医学被视为癌症综合诊疗的两个主要方向，符合21世纪医学发展的趋势。微创介入治疗可以显著提高对放化疗的敏感性，减轻手术前肿瘤的负担，并与生物治疗相结合，显著降低手术后的复发和转移风险，从而提升患者的生活质量，延长生存期。这种联合治疗是一种个体化治疗，在临床上得到广泛应用。

第八章 肿瘤的联合治疗

传统的手术、放疗和化疗是传统的肿瘤三大治疗手段，尽管在某些病例中能有效提高疗效，但也存在一定局限性，如对放化疗不敏感等。随着科学技术的进步和社会医疗理念的变革，肿瘤治疗已从创伤大、对机体免疫系统造成较大损伤的方式转向微创治疗和生物治疗。通过深入研究，结合微创干预和生物细胞治疗的优势，必将在癌症个体化、人性化的综合治疗中发挥更大作用，为更多肿瘤患者带来希望。

第九章 肿瘤免疫细胞治疗的临床研究

第一节 LAK、CIK、γδT细胞的临床试验及进展

由于环境污染、基因突变等因素，恶性肿瘤在我国的发生、发展呈逐渐上升趋势并严重威胁着人类的生命健康。肿瘤的治疗方法主要为手术、放疗、化疗等，但大部分肿瘤患者早期并无明显症状，初诊已为晚期，失去手术机会；放疗、化疗引起的毒副作用较大，且年龄较大或身体虚弱者对放疗、化疗不能耐受，部分癌症患者对化疗药物产生耐药性，故采用新的肿瘤治疗方法是目前研究的热点。细胞过继免疫治疗（ACI）是指体外抽取外周血，分离出外周血单个核细胞（PBMC），经诱导培养、大量扩增后将具有抗肿瘤活性的免疫细胞输注给肿瘤患者，通过直接杀伤肿瘤细胞或增强患者免疫功能达到治疗肿瘤的目的。免疫治疗是目前最具潜力的肿瘤治疗方法之一。临床应用的免疫细胞类型包括淋巴因子激活的杀伤细胞（LAK细胞）、细胞因子诱导的杀伤细胞（CIK细胞）及γδT细胞等。LAK细胞是由IL-2激活的一群异质性细胞。CIK细胞可来源于外周血、脐带血、骨髓等。骨髓来源的CIK细胞取材困难，体外扩增活性较外周血CIK细胞差。与外周血CIK细胞及骨髓CIK细胞相比，脐血CIK细胞来源广泛、较易采集且免疫原性低。γδT细胞分泌大量IFN-γ，被募集到肿瘤部位发挥抗肿瘤效应。免疫细胞临床试验开展较为广泛，通过对患者病情的评估采取不同类型的免疫细胞进行回输，能够提高患者生存时间，改善其生活质量。

一、LAK 细胞在肿瘤免疫治疗临床试验中的进展

（一）LAK 细胞的概念

LAK 细胞是在 PBMC 中加入 IL-2 进行诱导培养的一种非特异性杀伤细胞，这种类型的细胞可以杀伤多种对细胞毒性 T 细胞（CTL 细胞）和自然杀伤细胞（NK 细胞）不敏感的肿瘤细胞。LAK 细胞最早应用于临床肿瘤免疫治疗并取得了一定的疗效。采用 IL-2 和 OKT-3 单抗联合刺激 PBMC 诱导的 LAK 细胞扩增能力和杀伤能力较强。LAK 细胞的表型为 $CD3^+CD4^+CD8^+$、$CD3CD8^+$、$CD3CD56^+$ 及 $CD3\ CD56^+$ 等，故其具有明显的异质性。LAK 细胞具有广泛的杀瘤谱，对自体肿瘤细胞、同种异体或异种的肿瘤细胞均具有杀伤作用。

（二）LAK 细胞的杀伤机制

LAK 细胞的杀伤机制主要有以下两个方面：一是通过受体介导的方式识别肿瘤细胞发挥直接杀伤作用；二是 LAK 细胞能够分泌多种细胞因子如 IFN-γ、IL-2 和颗粒酶-B 等杀伤肿瘤细胞。LAK 细胞表面能够表达多种配体如杀伤样受体 2（natural killer grot2D，NKG2D）和淋巴细胞功能相关分子-1（lymphocyte function-associated antigen-1，LFA-1）等。在肿瘤细胞表面可以表达相关配体如 MIC 分子和细胞间黏附分子-1（intercellular cell adhesion molecule-1，ICAM-1）。由于在肿瘤微环境中肿瘤细胞可以通过多种机制如下调 MIC 和 ICAM-1 等配体而发生逃逸，避免淋巴细胞对其进行攻击，故在肿瘤细胞表面上调 ICAM-1 的表达可以提高 LAK 的杀伤能力。采用 ICAM-1 的中和抗体阻断其在肿瘤细胞的表达会降低 LAK 细胞对其识别能力进而降低 LAK 的抗肿瘤效应。

（三）LAK 细胞的临床试验进展

1992 年罗森博格报道了 LAK 细胞联合 IL-2 治疗转移性肾细胞癌患者，治疗后患者的肿瘤转移灶减少，且 20%的患者出现了缓解。但是由于 IL-2 用

量过大，在治疗过程中出现严重的毒副反应。LAK 细胞的单独使用降低了临床疗效，因而 LAK 细胞的临床应用存在一定的局限性。目前，将 LAK 细胞与基因治疗、靶向治疗或其他免疫治疗相结合以增强抗肿瘤效果。收集健康供者外周血 PBMC，加入 IL-2 在 37℃ 5% CO_2 条件下培养 24 h，加入抗 CD3 单克隆抗体诱导培养 LAK 细胞，体外经表型检测其亚群包括 27% $CD3^+CD56^+$ 和 2.8% $CD3^-CD56^+$。$CD3^+CD56^+$ 细胞高表达 NKG2D，能够识别肿瘤细胞表面表达的 MIC-A 分子。NKG2D 也可识别 UL16 结合蛋白（ULBP），其表达于肿瘤细胞。P53 能够刺激肿瘤细胞表达 ULBP，故将 LAK 细胞与 P53 基因转染相联合提高了 LAK 细胞的抗肿瘤效果。LAK 细胞联合利妥昔单抗治疗滤泡性淋巴瘤患者的 II 期临床试验结果显示利妥昔单抗能够增强患者体内 LAK 细胞的细胞毒作用，并有效清除表达 CD20 抗原的肿瘤细胞。不同的供者其免疫状态不同，获得的免疫细胞质量也不同。为了提高 LAK 细胞的杀伤能力，对健康供者或肿瘤患者进行筛选，挑出适合扩增 LAK 细胞的 PBMC。由于 IL-2 是活化 LAK 细胞的一个非常重要的细胞因子，故利用单核苷酸多态性（single nucleotide polymorphism，SNP）鉴别 PBMC 中 IL-2 和 IL-2R 基因的表达。高表达 IL-2R 的 PBMC 加入 IL-2 刺激活化后能够诱导出增殖能力强、杀伤效果显著的 LAK 细胞，为临床应用提供了新思路。但目前临床免疫细胞治疗类型主要是 CIK、NK 和 TIL 等，LAK 细胞逐渐被其他的免疫细胞所代替。

二、CIK 细胞在肿瘤免疫治疗临床试验中的进展

（一）CIK 细胞的制备

CIK 细胞是由 PBMC 经体外添加 CD3 单克隆抗体、IFN-γ、IL-2 等刺激物诱导成的一种高效的免疫活性细胞，其主要效应细胞是 $CD3^+CD56^+$ 细胞。$CD3^+CD56^+$ 细胞主要来源于 $CD3^+CD56^-$ 的 T 细胞并获得 $CD56^+$ 的标记。

（二）CIK 细胞的杀伤机制

CIK 细胞对各种实体瘤和血液系统恶性肿瘤均具有较高的杀伤能力其杀伤机制主要通过以下三种途径。

1. CIK 细胞对肿瘤细胞的识别是通过 NKT 细胞表面的 NKG2D 受体与乳腺癌、卵巢癌、胃癌等肿瘤细胞表达的配体 MHC-Ⅰ类链相关分子（MHC class I chain-related molecules，MIC）相结合肿瘤细胞的溶解最终是通过颗粒酶和穿孔素实现的；NKG2D 也可作为 T 淋巴细胞的协同刺激分子增强 CIK 细胞的抗肿瘤活性。通过抗体封闭 NKG2D 的实验能够证明 CIK 细胞主要是通过 MHC 非限制性的细胞毒作用进行肿瘤细胞的杀伤。

2. CIK 细胞中 $CD8^+$ T 细胞及 $CD3^+CD56^+$ 细胞活化后表达可溶性 FasL，与靶细胞表面 Fas 结合形成 Fas 三聚体，导致胞内死亡结构域相聚成簇，继而招募胞质内 TNF 受体相关死亡结构域蛋白，通过激活胞内胱天蛋白酶级联反应而导致肿瘤细胞的凋亡。

3. CIK 细胞可释放大量细胞因子如 IFN-γ、IL-2 和 TNF-α 等，对肿瘤细胞具有杀伤作用也可激活机体免疫系统，增强抗肿瘤能力。

（三）CIK 细胞的临床试验进展

在临床试验中，CIK 细胞被用于多种肿瘤如肾癌、恶性黑色素瘤、肺癌、乳腺癌、卵巢癌、肝癌等。赵璇等报道了 CIK 细胞联合 DC 对早期和晚期肾癌患者的治疗。CIK 细胞来源于患者自身，体外扩增培养 14d 后，对 CIK 细胞的细胞表型、分泌细胞因子的水平和杀伤肾癌细胞株的能力进行检测，并经内毒素、真菌和细菌检测合格后回输给患者。与单纯进行常规治疗的肾癌患者相比较，CIK 细胞治疗组 3 年生存期和无病生存期显著提高，且早期患者治疗效果优于晚期患者。在恶性黑色素瘤治疗中，早期患者输注 CIK 细胞后能够显著延长生存时间，提高生活质量，而晚期患者治疗效果欠佳。CIK 细胞联合化疗治疗非小细胞肺癌患者能够延长其生存期且无毒副作用。CIK 细胞不仅能够杀伤肿瘤细胞，同时也能够靶向杀伤肿瘤干细胞。$CD133^+$ 作为肿瘤细胞的干性标记物在很多文献中已有报道，将 CD133 高表达和低表达的肿瘤细胞分选出来,与 CIK 细胞共孵育后检测其对肿瘤细胞的杀伤能力,结果表明 CIK 细胞对 CD133 高表达的肿瘤细胞即肿瘤干细胞具有显著的杀伤效果。CIK 细胞在体外实验中抗肿瘤效果显著,但在临床试验中肿瘤患者外周血来源的 CIK 细胞由于回输后在患者体内存活时间短、活性低,治疗效果不是十分理想,并且由于肿瘤患者免疫功能低下,不能获得足够数量的免疫细胞,故抽取肿瘤患者自体外周血经体外诱导培养 CIK 细胞时较难获得大量免疫活性高的细胞。晚期肿瘤患者由于体质虚弱,不能耐受反复抽血,而输注异体外周血 CIK 细胞时易引发免疫排斥。脐血单个核细胞(cord blood mononuclearcell,CBMC)中前体细胞含量高,较易扩增大量的 CIK 细胞,其杀瘤活性较强,移植后移植物抗宿主病(graft-versus-host disease,GVHD)发生率低,故脐血 CIK 细胞的临床应用具有一定的优势。

(四)CIK 细胞的研究进展

有文献报道,脐血 CIK 细胞与外周血 CIK 细胞相比,体外扩增能力更强,且 $CD3^+CD56^+$ 比例更高。脐血 CIK 细胞高表达趋化因子受体 CCR6 和 CCR7,表明了其趋化到肿瘤部位的能力较强。在体外杀伤实验及动物模型中,也证明了脐血 CIK 细胞具有较强的抗肿瘤能力。在临床试验中,脐血 CIK 细胞治疗 15 例不同类型的肿瘤患者,观察到了 66.6%的疾病稳定(SD)和 13.3%的部分缓解(PR)。脐血 CIK 细胞免疫原性低,其 MHC-Ⅰ类和 MHC-Ⅱ类分子表达水平较低,输注给肿瘤患者后安全性高,极少数患者出现发热症状,药物处理后该症状消失。用化疗药物处理脐血 CIK 细胞后,其耐药基因表达水平及抗凋亡能力均高于外周血 CIK 细胞,表明了脐血 CIK 细胞联合化疗能够更加有效地治疗肿瘤患者。脐血 CIK 细胞能够更加广泛地应用于临床,提高肿瘤患者的疗效。

在体外培养中如何提高 CIK 细胞的扩增能力及增强其体内抗肿瘤效应是解决 CIK 细胞临床应用受到限制的关键问题之一。铜绿假单胞菌注射液作为免疫佐剂在临床中用于治疗肿瘤患者。将铜绿假单胞菌注射液与 CIK 细胞共培养后,能够通过 Toll 样受体信号通路的激活而显著提高 CIK 细胞体外扩增能力,同时增强其杀伤肿瘤细胞的能力。在临床试验中,不同类型的肿瘤患者接受铜绿假单胞菌注射液处理后的 CIK 细胞获得了完全缓解或稳定状态，为免疫治疗提供了新的策略。

三、γδT 细胞在肿瘤免疫治疗临床试验中的进展

（一）γδT 细胞的概念及杀伤机制

γδT 细胞是机体免疫防御系统的第一道防线，在抗微生物感染中发挥重要作用，近年来研究发现其在抗肿瘤免疫中也发挥重要作用，故 γδT 细胞具有一定的临床应用潜力。γδT 细胞具有细胞毒性和分泌多种细胞因子及趋化因子的能力。γδT 细胞既可直接识别蛋白质或肽类抗原，又能识别 MHC-Ⅰ类相关抗原分子 MIC-A 和 MIC-B。其杀伤机制主要是通过释放大量 IFN-γ，驱动 T 细胞分泌早期细胞因子，诱导 $CD4^+$T 细胞向 Th1 方向分化；同时与其他免疫细胞如 NK 细胞、DC 细胞和 NKT 细胞发生相互作用，参与抗肿瘤免疫应答。γδT 细胞也可分泌 TNF-α、IL-2、IL-6 等细胞因子发挥免疫调节作用，介导炎症反应等。γδT 细胞通过识别 MIC-A 和 MIC-B 激活 TCR 和 NKG2D，使其产生细胞毒活性和释放细胞因子。此外，γδT 细胞激活后上调 FasL 和肿瘤坏死因子相关凋亡诱导配体（tumor necrosis factor-related apoptosis-inducing ligand. TRAIL），诱导对 Fas 和 TRAIL 敏感的肿瘤细胞发生凋亡。γδT 细胞能与靶细胞表面的单克隆抗体的 Fc 端相连接，两者相互识别后即可通过 γδT 细胞的抗体依赖细胞介导的细胞毒作用杀伤与其结合的肿瘤细胞。

（二）γδT 细胞的临床试验进展

γδT 细胞在外周血中的比例只有 5%，而健康人外周血中 γδT 细胞含量明显高于肿瘤患者。因此，γδT 细胞需要在体外活化、扩增后输注给患者才能达到一定的治疗效果。PBMC 只加入 IL-2 和抗 CD3 单抗不能很好地扩增 γδT 细胞，需要加入唑来膦酸等双膦酸盐类药物或者单磷酸磷脂进行 γδT 细胞的扩增，其纯度能达 90% 以上。有报道显示，白介素-18（IL-18）在 γδ

T细胞的扩增中起到关键作用,使用抗体中和培养体系中的IL-18,γδT细胞不能正常扩增。在临床试验中,肿瘤患者使用低剂量唑来膦酸和IL-2能够体内扩增γδT细胞,但连续使用唑来膦酸却可持久抑制体内γδT细胞的增殖,使γδT细胞在血液中长期处于低水平。故γδT细胞的扩增培养是个值得深入探讨的问题。过继回输体外培养的γδT细胞用于乳腺癌、恶性黑色素瘤、白血病、肾癌及肺癌等患者,安全性好,客观缓解率可达到11.3%。本努纳(Bennouna)等报道了肾癌患者应用γδT细胞治疗后,与对照组相比肿瘤体积明显缩小、生存期延长且毒副作用小其治疗效果显著。γδT细胞用于晚期肾癌患者的治疗,结果表明γδT细胞可以有效延长患者的肿瘤倍增时间,肿瘤体积亦明显缩小。患者出现了轻微的不良反应,给予相应的治疗后,症状缓解,故γδT细胞在临床的应用具有一定的安全性。最新研究表明,γδT细胞具有与DC细胞相似的特性能够发挥抗原呈递的作用,其广阔的应用前景需要进一步探究。

（三）γδT细胞的应用前景

γδT细胞与其他治疗方法进行联合应用,效果更显著,主要是由于其具有较强的抗肿瘤效果及在体内容易扩增。γδT细胞尽管应用前景宽广,但仍存在很多问题,需要进一步的探究。

1.寻找以γδT细胞为基础的免疫治疗,与其他治疗方式进行联合,选择最佳的治疗方案,最大程度发挥抗肿瘤效应。

2.γδT细胞临床治疗的安全性需要进一步的观察和确认,在增加回输细胞的剂量的同时避免引起相应的副反应。

3.研究γδT细胞表面其他信号通路,并探索其与体外扩增及活性的关系,为进行大规模临床试验提供研究方法和思路,进而推动γδT细胞在临床试验中的应用。

四、展望

免疫治疗是肿瘤治疗最具希望的一种治疗方法。免疫细胞的体外扩增简单有效,能够直接或间接杀伤肿瘤细胞,提高患者的免疫力,达到抑制肿瘤的效果。由于肿瘤细胞的异质性、肿瘤微环境的复杂性和肿瘤细胞的多种免疫逃逸机制,大多数免疫治疗如LAK和CIK细胞治疗在体外实验中效果显著,但在临床治疗中效果较差。多种免疫治疗手段联合治疗肿瘤是未来发展的趋势,如抗PD-1单抗和CIK细胞免疫治疗结合有望提高CIK细胞的疗效。根据患者的病情回输不同类型的免疫细胞,也能提高免疫治疗的疗效。此外,对免疫细胞培养方法的优化需要进一步研究,培养在体内存活时间长、分化程度低的免疫细胞,回输给患者后能够长时间发挥抗肿瘤作用。记忆细胞在清除病毒或抗原的过程中发挥重要作用,体外多种方法可诱导记忆细胞的形成并促进T细胞的功能,如在培养体系中加入细胞因子IL-7和IL-15可以维持T细胞的生存。一些小分子抑制剂如TWS119能够促进Wnt信号通路下游转录因子TCF-1的表达,促进记忆T细胞的生成等。不同类型的免疫细胞如CIK细胞回输后在体内存活时间较短,在培养过程中可以加入不同的细胞因子诱导低分化状态的细胞使其输注给患者后能够在体内长期存活。γδT细胞成为新一代细胞过继免疫治疗的主力军,尽管前景广阔但在某些方面仍存在很多问题,如体外扩增、与其他免疫治疗联合的时间、回输的剂量和次数等。总之,免疫治疗已占据越来越重要的地位,为肿瘤患者带来了新的希望和曙光。

第二节 自然杀伤T细胞的临床试验及进展

自然杀伤T细胞(natural killer T cell,NKT细胞)是一种具有特定标志的T细胞亚群,既表达T细胞表面标志(如CD3、TCRαβ),又表达NK细胞的表面标志(主要为NK1.1)。NKT细胞只能识别由CD1d分子呈递的特异性糖脂类分子,如α-半乳糖神经酰胺(a-galactosylceramide,α.-GalCer),不能识别由MHC呈递的多肽。NKT细胞通过α-GalCer与CD1d分子结合被激活,活化后的NKT细胞可迅速分泌一系列的细胞坏死相关因子,如穿孔素和TNF-α,直接杀伤肿瘤细胞;NKT细胞也可作为一种重要的"免疫佐剂"，通过激活其他具有杀伤活性的效应细胞，如 NK 细胞和 CD8$^+$T 细胞，介导固有免疫和获得性免疫反应间接发挥抗肿瘤作用。目前，NKT 细胞已成为一种极具应用前景的抗肿瘤免疫细胞，如何使 NKT 细胞发挥最佳的抗肿瘤效应也成为目前国内外研究的热点。

一、NKT 细胞的分型及功能

NKT 细胞可分为 Ⅰ、Ⅱ、Ⅲ 型，根据 CD1d 限制性与否分为限制性 NKT 细胞（Ⅰ、Ⅱ型）和非限制性 NKT 细胞（Ⅲ型），根据 T 细胞受体（TCR）的恒定性与否分为 Ⅰ 型 NKT 细胞和 Ⅱ 型 NKT 细胞。

现在最受关注的 Ⅰ 型 NKT 细胞，又称为 iNKT （invariant NKT）细胞，可表达半恒定 TCR（semi-invariant TCR），即由一条恒定的 TCRα 链（人类表达 V$_α$ 链为 V$_α$24）和一条限制性 TCRβ 链组成。由于具有相对恒定的 TCR，iNKT 细胞可以识别较为特异的抗原，如由抗原呈递细胞（APC）表面分子 CD1d 呈递的特异性糖脂类分子 α-GalCer。iNKT 细胞根据是否表达 NK1.1（为 NK 细胞 NKR-P1 家族中的一个成员，小鼠表达 NKR-P1C，人类表达 NKR-P1A），分为 NK1.1$^-$ 和 NK1.1 的 iNKT 细胞；根据 CD4 表达与否分为 CD4$^+$ 及 CD4$^-$（包括 CD4$^-$CD8$^-$ 双阴性及 CD4$^-$CD8$^+$ 表型）的 iNKT 细胞。CD4$^-$CD8$^-$T iNKT 细胞可通过分泌大量 IFN-γ 发挥抗肿瘤作用，其中肝脏组织内的 CD4$^-$CD8$^-$、NK1.1$^+$iNKT 细胞被认为是抗肿瘤效应最强的 iNKT 细胞。CD4$^+$CD8$^-$T iNKT 细胞可分泌 Th1、Th2 因子，并维持两者的动态平衡。CD4$^-$CD8$^+$iNKT 细胞在正常生理状态下数量较少，可在病毒感染和肿瘤发生时显著增加。CD4$^+$CD8$^+$iNKT 细胞的存在备受争议，极有可能最早出现，但由于存在的时间很短，不易被检测。

Ⅱ 型 NKT 细胞不具有恒定的 TCR，故不能识别由 CD1d 分子呈递的 α-GalCer。但由于 Ⅱ 型 NKT 细胞具有多种不同的 TCR，因此可识别更为多样的抗原，包括糖脂、磷脂和疏水性肽等。目前研究认为 Ⅱ 型 NKT 细胞的作用与 iNKT 细胞作用恰好相反，主要通过抑制 iNKT 细胞、DC 细胞及 T 细胞发挥抗炎作用。然而，近期也有研究表明 Ⅱ 型 NKT 细胞功能的发挥取决于其所处的微环境。在小血管炎等疾病的发病过程中，II型NKT细胞也可作为一种促炎因子发挥作用。

III型NKT细胞，又称为NK样T细胞，是一类CD1d非限制性的NK1.1$^+$的T细胞亚群，大部分为CD8表达阳性。主要包括活化后NK1.1表达上调的传统T淋巴细胞，可与除CD1d以外的非经典MHC-I类分子反应的T淋巴细胞，以及来源与功能未明的不依赖于胸腺发育的T淋巴细胞。该型细胞多在有甲型流感病毒感染的小鼠体内发现，类似细胞在人体内的报道较少，其具体作用机制也不明确。

二、NKT细胞的抗肿瘤作用机制

NKT细胞作为自然杀伤T细胞，可直接识别并杀伤肿瘤细胞。例如：iNKT细胞可直接识别CD1d分子表达阳性的肿瘤细胞，如血液系统恶性肿瘤细胞，并通过Fas/FasL途径、穿孔素途径以及TNF-α途径发挥细胞毒作用，直接杀伤肿瘤。目前，已有研究表明白血病患者体内的iNKT细胞经体外扩增后，可直接杀伤CD1d阳性的白血病细胞。

目前越来越多的研究表明iNKT细胞可作为一种极重要的免疫佐剂，通过介导固有免疫与获得性免疫应答发挥抗肿瘤作用。活化的iNKT细胞可通过分泌大量的IFN-γ激活固有免疫细胞，如NK细胞、DC细胞及中性粒细胞，后者被激活后可对MHC阴性的肿瘤细胞起到杀伤作用。此外，活化的iNKT细胞通过交叉激活DC细胞产生诱导趋化因子17（CCL17），从而活化趋化因子受体4（chemokine receptor 4，CCR4）表达阳性的细胞毒性T细胞（CTL），后者可对MHC阳性的肿瘤细胞发挥抗肿瘤效应。综上，iNKT细胞可以通过多种途径对MHC阳性和阴性的肿瘤细胞均能发挥抗肿瘤作用，因此，iNKT细胞有望成为抗肿瘤免疫治疗研究的新方向。

三、NKT细胞在抗肿瘤免疫中的两面性

iNKT细胞具有抗肿瘤作用，并在多种肿瘤模型中（例如乳腺癌、粒-单

核细胞白血病等）得以证实，而Ⅱ型NKT细胞可通过分泌I-13激活髓源抑制细胞（MDSC），从而抑制iNKT细胞的增殖和细胞因子的分泌，发挥抑制肿瘤免疫的作用，两者存在相互调节，构成免疫调节轴。正如研究者在研究iNKT细胞与Ⅱ型NKT细胞及Treg细胞的相互关系时发现，在iNKT细胞及Ⅱ型NKT细胞均缺失的小鼠体内，Treg细胞作为肿瘤免疫的主要调控细胞，促进肿瘤的发生。当iNKT细胞与Ⅱ型NKT细胞同时存在时，由于Ⅱ型NKT细胞与iNKT细胞的相互制约，阻断Treg细胞即可抑制肿瘤的发生。而只缺失iNKT细胞时，阻断Treg细胞并不能抑制肿瘤的发生，因为不受制约的Ⅱ型NKT细胞仍可发挥免疫抑制作用，导致肿瘤的进展。

尽管大量文献证实iNKT细胞具有抗肿瘤作用，但现有研究证实iNKT细胞亦有抑制抗肿瘤免疫的作用。例如，在T细胞淋巴瘤小鼠模型中，缺失iNKT细胞后，其IL-13的表达水平明显降低，IFN-γ水平升高，存活时间也较具有iNKT细胞的小鼠模型明显延长，说明iNKT细胞亦具有抑制抗肿瘤免疫的作用。另有研究证实iNKT细胞通过Th1型细胞因子（IFN-γ、IL-12）途径起到抗肿瘤作用，通过Th2型细胞因子（IL-13、IL-4）途径抑制肿瘤的免疫监视。因此，iNKT细胞对肿瘤免疫反应的作用是促进还是抑制，取决于分泌的Th1和Th2型细胞因子哪种处于优势地位。而iNKT细胞Th1/Th2型细胞因子分泌状态受遗传因素和微环境因素的影响，后者取决于糖类抗原的类型、结构、剂量、作用途径，以及微环境中细胞因子的种类、APC的来源等。维特（Wiethe）等证实DC的分化状态能够决定iNKT细胞的Th1/Th2分化，他们发现经TNF-α诱导生成的不成熟DC（MHC-Ⅱ^{low}/CD80^{low}）能够高度表达，可促使iNKT细胞向Th2型分化；而经LPS联合抗CD40抗体诱导生成的完全成熟DC（MHC-Ⅱ^{hi}/CD80^{hi}）的高度表达可促使iNKT细胞向Th1型分化。

四、NKT细胞的抗肿瘤治疗研究

不同类型的NKT细胞功能有所不同，其中主要发挥抗肿瘤作用的是iNKT细胞，现有研究已证实肿瘤患者体内iNKT细胞数目明显减少，通过回输经体外激活的自体iNKT细胞可提高体内iNKT细胞水平，达到抗肿瘤的目的。目前iNKT细胞的过继免疫治疗已进入临床试验阶段，也取得了一定的疗效。例如：一项纳入17例进展期非小细胞肺癌患者的临床试验中，有1/3患者回输后体内的iNKT细胞水平明显增加，也获得了较好的临床疗效，而其他患者回输后的iNKT细胞水平及活性仍较低，治疗效果并不理想。因此，如何扩增并激活体内的iNKT细胞成为目前研究领域的重点及难点。

（一）应用α-GalCer激活iNKT细胞

目前α-GalCer被认为是一种强效的iNKT细胞激活剂，可通过单纯注射α-GalCer或回输载有α-GalCer的DC细胞实现iNKT细胞在体内的活化和扩增，从而使其发挥抗肿瘤效应。

1. 游离α-GalCer在iNKT细胞抗肿瘤免疫治疗中的应用。α-GalCer是从海绵中提取的一种鞘糖脂，作为iNKT细胞的强效激活剂而备受关注。注射游离α-GalCer可使iNKT细胞在体内活化、扩增，并进一步激活NK细胞及DC细胞发挥抗肿瘤作用。然而，反复注射α-GalCer不仅不能增强iNKT细胞的激活效率，反而会降低iNKT细胞对α-GalCer的反应性，且更易引起相关的过敏反应。此外，布尔金（Burdin）等发现单纯注射游离α-GalCer还易使iNKT细胞分泌Th2型细胞因子的活性增强，导致免疫抑制的出现。而应用APC（如DC细胞、B细胞）将α-GalCer呈递给iNKT细胞，可提高其对iNKT细胞激活的特异性，增强激活效率。

2. 载有α-GalCer的微小载体在iNKT细胞抗肿瘤免疫治疗中的应用。目前一些具有生物降解特性的微小载体（nanovectors）进入了大家的视野，成为研究的热点。微小载体（直径<1μm）作为微小的运输载体，将α-GalCer运输给DC细胞，进而激活iNKT细胞。由于具备与体内活性分子相似的生物学特性，微小载体在应用中的不良反应发生率很低。与可溶性的游离α-GalCer相比，微小载体携带的α-GalCer更易被APC摄取，且微小载体能持续缓慢地释放α-GalCer，有助于iNKT细胞活化状态的持续。现研究较多的微小载体包括：①包被α-GalCer的二氧化硅微粒，可被DC细胞和$CD169^+$巨噬细胞摄取，从而激活iNKT细胞。该微小载体的生物作用已在小鼠体内模型中得到验证。②聚乳酸-羟基乙酸共聚物（PLGA）是一种可降解的功能高分子有

机化合物，具有生物相容性良好、无毒、成囊和成膜性能良好等特点，已被广泛应用于临床。研究者还发现在 PLGA 基础上的微小载体可被 DC 细胞摄取，进而激活 iNKT 细胞。马乔·费尔南德斯（Macho Fernandez）的研究团队发现将 α-GalCer 嵌入具有抗体修饰功能的 PLGA-微小载体上后，能特异性地被 $CD80^+$ DC 细胞摄取，激活 iNKT 细胞介导的固有免疫反应。此外，麦基（McKee）和他的同事最先提出制备同时结合有 α-GalCer 和肿瘤抗原的微小载体，可通过 DC 的交叉呈递激活肿瘤抗原特异性的 CTL，发挥抗肿瘤效应。

3. α-GalCer 与 DC 细胞联合在 iNKT 细胞抗肿瘤免疫治疗中的应用。DC 细胞不仅可以被 iNKT 细胞活化，参与固有免疫应答发挥抗肿瘤作用，同时还可作为 APC 参与 iNKT 细胞的活化。目前荷载 α-GalCer 的自体 DC 细胞的过继免疫治疗已处于临床试验阶段，在与其他抗肿瘤药物联应用后获得了较好的临床疗效。例如：里克特（Richter）等对 6 名有临床症状的多发骨髓瘤患者进行 3 周期载有 α-GalCer 的 DC 及小剂量来那度胺（Lenalidomide）治疗后，发现有 4 名患者外周血中的 iNKT 细胞明显增多，体内的肿瘤相关性单克隆免疫球蛋白明显减少。山崎裕一辉（YamasakiKazuki）等对 10 名放化疗后复发的头颈部鳞状细胞癌患者进行 iNKT 细胞体外扩增活化后经肿瘤灌注血管回输，并将载有 α-GalCer 的 APC 经鼻腔黏膜注射，最终 5 名达部分缓解（PR），5 名达到疾病稳定（SD）。

4. α-GalCer 与肿瘤疫苗联合在 iNKT 细胞抗肿瘤免疫治疗中的应用。iNKT 细胞在获得性免疫应答反应中发挥着重要的抗肿瘤作用。研究发现，向载有 α-GalCer 的 DC 细胞中转入肿瘤相关性抗原后，iNKT 细胞的抗肿瘤效应明显增强，并已在多种血液系统恶性肿瘤及实体肿瘤中得到证实例如，将载有 α-GalCer 并带有乳腺癌相关抗原 HER-2 的 DC 细胞输入体内，特别是与一些减轻免疫抑制的药物（如吉西他滨等）联合应用时，可获得明显的抗肿瘤治疗效果。尽管如此，由于人体外周血中的 DC 细胞数量较低，体外大量扩增及纯化的技术难度大、费用高，目前应用于临床还有一定的难度。因此，一些研究者提出，外周血中大量存在的活化 B 细胞，尤其是被 iNKT 细胞激活的 B 细胞，可发挥类似 DC 细胞样的抗原呈递作用，进而反向激活 iNKT 细胞，使其发挥抗肿瘤效应。目前研究者已应用小鼠肿瘤模型证实表达有肿瘤相关抗原及 α-GalCer 的活化 B 细胞可取代 DC 细胞发挥 APC 作用。此外，现已出现具有 CD1d 的人工合成抗原呈递细胞（artificial antigen presentingcell，aAPC），aAPC 是一种非细胞组成的系统，由携带 α-GalCer 的 CD1d-Ig 二聚体及抗 CD28 的单克隆抗体组成，虽目前尚未应用于临床试验，但有望成为一种实现 iNKT 细胞体内扩增、活化的手段。

（二）靶向 iNKT 细胞的临床应用前景

在目前的临床试验中，应用 a-GalCer 激活 iNKT 细胞发挥抗肿瘤作用的疗效，尤其在晚期肿瘤患者中的疗效尚未得到充分的证实。如何充分发挥 iNKT 细胞的抗肿瘤免疫效应一直是肿瘤免疫领域的瓶颈。近年来，应用嵌合抗原受体（CAR）或重组 TCR（recombinant TCR，rTCR）靶向 T 细胞的免疫治疗方式已在 B 系急性淋巴细胞白血病（B-ALL）及骨髓瘤等多种疾病的治疗中获得良好的疗效。其中，CAR-T 在 B-ALL 中的反应率高达 90%。然而，目前临床上制约 CAR-T 及 rTCR-T 细胞应用的瓶颈在于其高发的严重不良反应，比如移植物抗宿主病（GVHD）、细胞因子释放综合征等。有趣的是，在临床前研究中，研究者们发现 iNKT 细胞并不导致或可明显减少 GVHD 的发生，提示 iNKT 细胞可作为一种更为安全的治疗选择。目前，研究者们已成功构建可以稳定表达靶向成神经细胞瘤的 iNKT 细胞及靶向 B-ALL 的 CD19 CAR-iNK 细胞，并在体外及动物体内实验中证实了 CAR-iNKT 细胞的抗肿瘤效应。为了比较 CAR-T 与 CAR-iNKT 细胞对 GVHD 的影响，研究者们分别将 CAR-T 及 CAR-iNKT 细胞注入人源化小鼠体内，发现 CAR-T 细胞输注后出现小鼠肝及肺的严重 GVHD，而 CAR-iNKT 细胞输注后并未观察到 GVHD。尽管如此，CAR-iNKT 细胞的有效性及安全性仍需要临床试验的进一步证实。

五、展望

NKT 细胞的三种亚型具有不同的功能，在抗肿瘤免疫中呈现出两面性。其中，iNKT 细胞作为连接固有免疫和获得性免疫的桥梁，可在体内发挥较为持久的抗肿瘤作用，目前已成为抗肿瘤免疫治疗研究的热点，并开始逐渐应用于临床。无论体外扩增还是体内激活，不同的治疗方式已为 iNKT 细胞的抗肿瘤治疗提供了新的思路，但如何有效地应用于临床仍是目前面临的问题。目前 iNKT 细胞治疗肿瘤的研究仍处于临床试验阶段。但我们相信随着对 iNKT 细胞认识的逐步深入，iNKT 细胞抗肿瘤治疗将不断完善并应用于临床，为肿瘤的治疗开辟新的途径。

第三节 NK 细胞的临床试验及进展

21 世纪以来，以药物和细胞为基础的肿瘤治疗发展到繁荣阶段，细胞免疫治疗已逐步成为肿瘤细胞治疗的重要组成部分。NK 细胞的杀伤作用在多种恶性肿瘤中比 T 细胞具有更显著的优势，但 NK 细胞在临床治疗中的应用还有待大力开发。目前，在 NK 细胞的活化和抑制功能方面以及使肿瘤对 NK 细胞敏感从而增强 NK 细胞抗肿瘤效果的科学研究日益增多。对体外扩增 NK 细胞及增强 NK 细胞向肿瘤趋化能力的研究，也为 NK 细胞治疗提供了新的认识。以 NK 细胞为基础的肿瘤免疫治疗已开展多项临床试验并取得一定疗效，为肿瘤患者带来了希望。

NK 细胞是从骨髓中 $CD34^+$ 造血祖细胞分化而来的淋巴细胞，主要分布于外周血、脾脏和肝脏.是抗感染和抗肿瘤免疫的第一道防线。炎症和其他因子可以触发 NK 细胞向几乎所有组织中迁移 NK 细胞最重要的特点是不需要预先致敏即可溶解肿瘤细胞。与 B 细胞和 T 细胞相反，NK 细胞也不需要通过基因重组来获得抗原特异性受体。NK 细胞通过其表面的一系列受体来靶向肿瘤细胞从而发挥杀伤功能。传统观点认为 NK 细胞是固有免疫细胞，但目前的研究已发现，在对特定刺激的反应中，NK 细胞可以长期存活并且呈现出记忆效应，而且这部分 NK 细胞表达了与记忆性 T 细胞类似的表面标志物，这种现象挑战了既往的观点，因为这些特点是获得性免疫的部分特点。

一、NK 细胞的抗肿瘤免疫效应

NK 细胞的识别和杀伤功能主要通过两大类受体实现：能够激发 NK 细胞杀伤作用的活化型受体和能够抑制 NK 细胞杀伤作用的抑制型受体。正常情况下，NK 细胞的抑制型受体主要识别靶细胞表达的 MHC-Ⅰ类分子，产生抑制信号，从而避免 NK 细胞对"自己"的攻击；肿瘤细胞因为 MHC-Ⅰ类分子表达减弱或丢失，无法传递抑制信号，从而导致 NK 细胞活化并诱发杀伤作用。因此 NK 细胞可杀伤肿瘤细胞，而对机体正常的自身细胞无细胞毒作用。NK 细胞主要通过以下三种方式发挥杀瘤效应：一是直接杀瘤效应，即肿瘤细胞 MHC-Ⅰ类分子表达低下或异常，缺乏抑制信号，导致 NK 细胞激活。NK 细胞活化型受体能直接识别结合分布于某些肿瘤细胞上的配体，通过穿孔素和颗粒酶途径直接诱导肿瘤细胞凋亡和靶细胞的溶解破裂，发挥杀伤效应。二是通过表达膜 TNF 家族分子的杀瘤效应。NK 细胞可表达膜 TNF 家族分子，如 FasL、TRAIL 等，这些膜分子与肿瘤细胞膜上表达的相应配体结合从而杀死肿瘤细胞。三是借助抗体依赖细胞介导的细胞毒（ADCC）作用发挥特异性抗肿瘤作用。NK 细胞表达 Fc 受体，可以通过其 Fab 端特异性识别肿瘤，Fc 端与 NK 细胞 FcγR 结合，产生杀瘤效应。某些细胞因子如 IFN-γ、TNF 和 IL-2 等，可有效地促进 NK 细胞表面 Fc 受体的表达，增强其 ADCC 作用。

二、NK 细胞的临床应用

自体和异体 NK 细胞已经被广泛用于多种恶性肿瘤治疗的临床试验。基于 NK 细胞最早在血液中发现，以 NK 细胞为基础的免疫治疗在血液系统恶性肿瘤中已经获得成功。目前在多种实体瘤中的临床试验也在开展。肿瘤患者的 NK 细胞来源于外周血单个核细胞（PBMC），在体外应用细胞因子扩增后回输至患者体内达到抗肿瘤的效果。尽管大部分研究仍然正在进行，但临床试验已经表明自体 NK 细胞输注治疗是安全的。目前，异体 NK 细胞在转移性恶性黑色素瘤、肾癌、霍奇金淋巴瘤和急性髓系白血病中也有广泛的应用，并取得了一定的治疗效果。

2015年4月,一项为期10年的临床试验表明,半相合NK细胞移植是一种使急性髓细胞性白血病(AML)缓解的很有前途的治疗方法。自2005年开始,研究者为了研究NK细胞治疗的可行性、安全性和植入性,进行了一项白血病行NK细胞治疗的临床试验。该临床试验(NKAML)共招募了10例(0.7~21岁)已完成化疗并处于首次完全缓解期的AML患者。入组患者接受环磷酰胺(60 mg/kg)和氟达拉滨[25 mg/(m²·d)]治疗,随后接受杀伤免疫球蛋白样受体-人类白细胞抗原(KIR-HLA)错配的NK细胞(中位数29×10⁶kg)输注治疗,以及每周3次IL-2(10⁶ TU/m²)注射,连续注射2周。在移植后第2、7、14、21及28天对NK细胞的嵌合体、表型和功能进行检测。所有患者都获得了有意义的KIR-HLA错配的NK细胞的扩增。临床观察发现NK细胞移植的非血液学毒性有限,未出现移植物抗宿主病。平均住院时间为2d。在964 d的中位随访时间内所有患者均处于缓解期。2年无复发生存率估计为100%(95% CI:63.1%~100%)。

虽然传统的同种异体造血干细胞移植(allogeneic hematopoietic stem cell transplantation,Allo-HSCT)在AML患者的治疗中是有效的,但这种疗法有21%~26%的复发率和约16%的治疗相关死亡率。此外,造血干细胞移植(HSCT)相关并发症的发病率、迟发副反应和高费用也是这种疗法的潜在问题,所以亟待新的治疗方法出现。NK细胞治疗具有副反应小、安全有效且治疗相关费用偏低等优点,有望为恶性血液疾病患者提供新的治疗选择。为确定NK细胞治疗是否能够安全替代造血干细胞移植,并减少儿童白血病的复发风险,上述团队又进行了Ⅱ期临床试验,以评估AML患者中以KIR-HLA不匹配的NK细胞作为巩固治疗的疗效。试验共招募了29例复发性或难治性儿童白血病患者,其中14例未接受过HSCT,15例为接受过HSCT后复发患者。对患者行化疗及半相合NK细胞输注(具体方法如前所述)。该试验结果表明,未接受过HSCT的14例患者中有10例出现治疗反应(71.4%);15例既往接受过HSCT的患者中10例有治疗反应(66.7%),其中5例患者仍然存活,疾病无进展。

三、针对 NK 细胞的免疫检查点抑制剂

免疫检查点抑制剂的上市使不少肿瘤患者从中获益,目前多数为针对 T 细胞的抑制剂,PD-1 抑制剂虽然主要靶向 T 细胞,但也有报道发现,部分人群外周血中也存在高表达 PD-1 的 NK 细胞亚群,并证实 PD-1 抗体可逆转其功能耗竭,提示 PD-1 抑制剂在免疫治疗中对 NK 细胞的作用也值得关注。目前针对 NK 细胞的抑制性受体包括 KIR、NKG2A、Tim3、TIGIT 等已开发相应抑制剂,其中靶向 NKG2A、TIGIT 的抑制剂已进入临床研究阶段。

四、应用经过工程改造的 NK 细胞根除肿瘤

经过工程改造的 NK 细胞和细胞系的效能在临床前研究中已经被强调过,包括细胞因子(IL-2IL-15、SCF)转基因和用 CAR(CD19、CD20、ERBB2、CD33、CEA、GD2)来重定向 NK 细胞的表达。大部分工程改造方法已经在体外杀伤实验中证明了 NK 细胞效能的提高,即通过提高 NK 细胞的扩增、生存能力及靶向性,增强其体外抗肿瘤活性。这些方法在临床试验中能否成功仍待进一步验证。

第四节 DC-CIK、TIL 的临床试验及进展

一、DC-CIK 在肿瘤免疫治疗中的临床应用及进展

DC-CIK 免疫疗法是目前肿瘤生物治疗较成熟的方案之一。DC 是抗原呈递细胞,呈递的抗原与 MHC 形成的抗原肽复合物被 T 细胞的 TCR 识别,启动 MHC-Ⅰ类限制性细胞毒性 T 细胞(CTL)反应和 MHC-Ⅱ类限制性的 $CD4^+Th1$ 反应,使 T 细胞杀伤肿瘤细胞。DC 是在体外将单个核细胞在 IL-4 和 GM-CSF 的诱导下分化而成的,DC-CIK 免疫疗法是用经抗原刺激的 DC 诱导 CIK 细胞产生特异性肿瘤杀伤作用的治疗技术,即将 DC 与 CIK 细胞进

行共同培养而使之成为杀伤性细胞群体（DC-CIK）。因此，DC-CIK 免疫疗法是先抽取分离患者外周血单个核细胞（PBMC），然后在体外进行培养、诱导和激活等一系列操作，使其具备抗肿瘤的活性后，再把这些本来就来源于患者自身并在体外活化了的抗肿瘤细胞回输到患者体内，让这支经过特殊训练的"特种部队"去杀灭肿瘤细胞。

（一）DC-CIK 免疫疗法的作用机制

DC-CIK 具有较强的抗肿瘤功能，其作用机制如下。

1. DC 与 CIK 细胞共培养后，DC 能促进 CIK 细胞的增殖，提高 CIK 细胞的抗肿瘤活性，同时共培养上清液也能促进 DC 的成熟。

2. DC 能够促进 CIK 细胞分泌更多的细胞因子如 IL-2、IFN-γ、颗粒酶-B 和穿孔素等使 CIK 细胞的抗肿瘤能力增强。

3. DC 与 T 细胞结合可分泌大量的细胞因子 IL-12、IL-18，激活 T 细胞增殖，诱导 CTL 产生，产生清除肿瘤的作用。

4. DC-CIK 回输后可以激活机体免疫系统，提高机体的免疫功能。

（二）DC-CIK 的制备流程

DC-CIK 免疫疗法的治疗过程分为 PBMC 采集、体外诱导及回输三部分。

1. 手术患者：手术前采集患者外周血 80 mL，分离出单个核细胞并诱导、培养 DC 和 CIK 细胞，同时从手术获取的新鲜肿瘤组织中提取肿瘤抗原，制备成 DC 疫苗，一周后将 DC 疫苗和 CIK 细胞回输患者体内。

2. 非手术患者：采集患者外周血 50～100 mL，分离出单个核细胞，再将分离出的单个核细胞放在超洁净实验室进行诱导、激活，定向培养出 DC-CIK 细胞，待细胞成熟后，再将 DC-CIK 细胞分次回输到患者体内。

一般一个疗程分 6 次进行体内回输，每次细胞培养大约 14 天完成。

（三）DC-CIK 免疫疗法的临床应用

DC-CIK 免疫疗法适用于各种不同病程肿瘤的治疗（T 细胞淋巴瘤除外）。目前 DC-CIK 免疫疗法在临床应用较为广泛，被证实是安全、有效的。在肾癌、非小细胞肺癌、白血病、乳腺癌、多发性骨髓瘤等肿瘤患者中应用了 DC-CIK 细胞治疗，并取得了一定的疗效。临床结果显示：DC-CIK 细胞治疗组与对照组相比，患者治疗后 T 细胞比例上升且分泌细胞因子能力提高，抗肿瘤活性增强，患者生活质量改善，整体生存期延长。如用手术切除组织提取肿瘤裂解物负载 DC 后同 CIK 共培养，之后回输给肾癌术后患者，3 年无病生存率为 96.7%，远高于对照组的 57.7%。DC-CIK 免疫疗法在肺癌的治疗中也有较好的疗效，延长了患者的生存时间并改善了生活质量。

（四）DC-CIK 免疫疗法与化疗、放疗和免疫检查点抑制剂的协同作用

单一的肿瘤治疗手段疗效有限，因此肿瘤的有效治疗依赖于手术、放疗、化疗和细胞免疫治疗等方法的有效配合，即综合治疗。化疗或者放疗诱导部分肿瘤细胞死亡，肿瘤裂解释放的抗原被 DC 摄取后呈递给效应细胞，活化并刺激抗原特异性 T 细胞的扩增，进而增强抗肿瘤效应。已有 DC-CIK 免疫疗法联合化疗治疗转移性乳腺癌、非小细胞肺癌、宫颈癌等的报道，在 DC-CIK 免疫疗法联合放疗治疗老年食管癌患者的研究中，与对照组相比，DC-CIK 治疗能够明显提高患者的免疫力，减少恶性肿瘤术后复发和转移，降低放化疗的毒副作用，延长患者的生存期。在实体瘤治疗中开展的 I 期临床试验结果显示，回输经免疫检查点抑制剂活化的 DC-CIK 是安全的且能够增强抗肿瘤活性。

（五）DC-CIK 免疫疗法的优势和局限性

DC 细胞能够准确识别肿瘤抗原并将信息传递给人体免疫系统，CIK 是人体免疫系统中的天然肿瘤杀伤细胞，可通过发挥自身细胞毒性和分泌细胞因子杀伤肿瘤，两者联合可以显著抑制肿瘤细胞生长，最大限度调动患者自身的免疫系统对抗肿瘤。DC-CIK 免疫疗法的另一大优势是免疫细胞的来源方便，能够连续多次回输，迅速增强人体免疫系统功能，明显改善患者的生活质量，延长肿瘤患者的生存期。DC-CIK 具有较强的抗肿瘤效果，能够清除术后、放疗或化疗后的微小残留病灶，降低肿瘤患者的远期复发率。此外，DC-CIK 已被证实安全性高、副作用极小，具有良好的治疗顺应性等优点。

DC-CIK 免疫疗法也具有一定的禁忌证，如严重的肝肾功能异常者、严重凝血功能异常者、严重感染未控制或高热患者、严重的心脑血管疾病患者、严重的糖尿病患者、严重自身免疫性疾病患者、妊娠或哺乳期妇女、T 细胞淋巴瘤患者以及严重过敏体质者等。尽管 DC-CIK 在体外实验中抗肿瘤效果较强，且与单独 CIK 相比，DC-CIK 功能更强，但是，在临床应用中也存在一定的局限性，如输注的细胞分化状态高、在体内存活时间短等影响了其治疗效果。如何优化培养 DC-CIK 并使其与其他免疫治疗更好地结合是未来研究的方向之一。

二、TIL 在肿瘤免疫治疗中的临床应用及进展

细胞过继免疫治疗通过向患者体内输注自体或同种异体的免疫细胞而发挥抗肿瘤作用，并在多种肿瘤治疗中显示了较好的疗效。细胞过继免疫治疗的效应细胞包括 NK 细胞、LAK 细胞、CIK 细胞、肿瘤浸润淋巴细胞（TIL）等，其中 TIL 被认为是疗效最为肯定的治疗手段，清髓后回输体外培养的 TIL 能够使转移性黑色素瘤患者达到 49%～72% 的肿瘤消退。TIL 治疗是一种细胞过继的抗瘤治疗，即采集、分离患者肿瘤组织浸润淋巴细胞或引流淋巴结中的淋巴细胞（主要是肿瘤特异性 $CD8^+CTL$），在体外扩增后增强其特异性肿瘤杀伤活性，进而达到抗肿瘤的效果。其主要来源为手术切除所获得的实体肿瘤组织和浸润淋巴结或癌性胸（腹）腔积液等。TIL 的聚集程度与肿瘤患者的预后相关，TIL 中 $CD8^+T$ 细胞的数量可以作为判断肿瘤预后的一个独立指标。肿瘤微环境中 TIL 功能抑制的机制之一是免疫检查点在 T 细胞表面高表达，因而 TIL 联合免疫检查点抑制剂治疗将产生协同的抗肿瘤疗效。

（一）TIL 的制备和主要成分

在患者手术过程中，切取肿瘤组织置于含有无菌培养基的容器中，然后在超级净化培养间中将肿瘤组织剪成 4～6 mm² 小块，经组织均浆制备成单细胞悬液，用含有一定量 IL-2 的培养液培养，然后用磁珠分选法获取 $CD8^+T$ 细胞，用照射过的外周血单个核细胞作为饲养细胞，在 IL-2 和抗-CD3 的活化

下扩增。回输前检测细胞的数量、活性、细胞亚型和分泌内因子的功能等,并进行细菌、真菌、内毒素等质控检测。

TIL 成分比较混杂,一般来说,大部分为 $CD3^+T$ 细胞,不同个体之间,TIL 的组成具有一定的差异性,如 $CD4^+T$ 细胞、$CD8^+T$ 细胞的比例不同,大多数情况下 TIL 以 $CD8^+T$ 细胞为主。TIL 中的 Treg 细胞比例较低,随着体外加 IL-2 培养时间的延长,$CD25^+$ 细胞的比例逐渐升高,而 NK 细胞的标记在 TIL 体外加 IL-2 的培养过程中有先增高后降低的趋势。磁珠分选 $CD8^+T$ 细胞后培养能够避免非特异性扩增,此外研究证实在 TIL 培养过程中加入 4-1BB 抗体能够激活 $CD8^+T$ 细胞并增强其释放内因子的功能。

(二) TIL 的临床应用

1986 年罗森博格等首次报道了 TIL。应用 TIL 静脉回输并联合 IL-2 和环磷酰胺治疗 20 例恶性黑色素瘤患者,其中 12 例患者的肿瘤达到部分或者完全消退的临床疗效;在转移性葡萄膜黑色素瘤患者中也取得了一定的疗效。在一项 20 例局部进展期鼻咽癌患者应用自身 TIL 治疗联合放化疗的临床试验中,仅出现较轻的毒副作用,其中 18 例患者得到明显缓解。随着研究的不断扩展和深入,TIL 治疗在肾癌、肺癌、食管癌等实体瘤的治疗中也取得了喜人的临床疗效。

(三) TIL 与化疗、放疗和靶向药物的协同作用

细胞过继免疫治疗与放、化疗联合具有相互协同作用,能进一步提高肿瘤患者治疗效果。放疗诱导肿瘤细胞的凋亡,肿瘤细胞溶解后释放的抗原可经 APC 呈递给回输的免疫细胞,进一步产生特异性更强的抗肿瘤作用。因而,在恶性肿瘤的治疗过程中,TIL 与化疗、放疗的联合应用或者交替应用,在某些进展期肿瘤临床应用方面有较好的前景。TIL 联合化疗治疗恶性黑色素瘤或与放疗联合治疗 NSCLC 都已取得了较好的治疗效果。101 例转移性恶性黑色素瘤患者随机分为两组,非清髓性化疗联合或不联合全身照射(1200 cGy)后过继回输 TIL,结果显示 24%患者持续完全缓解超过 3 年,是否联合全身照射两组无明显差异。TIL 联合维莫非尼治疗 11 例恶性黑色素瘤患者,64%患者

客观缓解,其中 2 例患者完全缓解超过 3 年。

(四) TIL 治疗的优势和局限性

肿瘤微环境内免疫抑制的存在,大大限制了 TIL 的杀伤功能。而在体外培养的过程中,TIL 脱离肿瘤微环境,其增殖和功能得到修复,扩增后回输患者具有杀灭肿瘤的特异性和高效性,肿瘤抗原特异性 T 细胞能够特异性杀伤肿瘤细胞而对不表达该抗原的正常组织不具有杀伤性,从而减少了治疗相关副反应。

TIL 治疗的使用也具有一定的局限性。第一,TIL 制备技术复杂:通常需要筛选上百个甚至几百个 T 细胞克隆才能得到肿瘤特异性的 TIL,TIL 的扩增限制着其应用。第二,效应时间短:TIL 在 T 细胞分类中属于效应 T 细胞,虽然杀瘤功能强大但是寿命短,在体内发挥的抗肿瘤作用时间短。第三,样本来源有限:局限于新鲜且无菌保存的肿瘤组织样本,对于那些无法提供此类样本的患者,无法提供 TIL 治疗。第四,组织标本小:部分肿瘤患者由于 TIL 数量过少,无法从肿瘤组织样本中分离得到足够的 TIL,而这类患者往往预后更差。此外,来源于手术切除的肿瘤组织的 TIL 回输只能用于单次回输。

三、展望

在 TIL 中能够有效杀伤肿瘤细胞的免疫细胞为抗原特异性 T 细胞,但从每一个患者的外周血和组织中很难获取足够数量的抗原特异性 T 细胞用于回输。基于此,分离和扩增 TIL 或者使用肿瘤特异性 TCR 基因转染修饰 T 细胞的技术已被优化,且能够获取到具有功能的抗原特异性 T 细胞的受体,随着技术的完善和成本的降低,未来的治疗会有更好的发展前景。此外,免疫检查点 CTLA-4 和 PD-1 的单克隆抗体掀开了免疫治疗的新章节,而免疫治疗的联合应用也将大大提高抗肿瘤效果。

第五节 TCR 基因工程化 T 细胞的临床试验及进展

利用基因工程修饰抗原特异性 T 细胞的受体的 T 细胞过继免疫治疗在治疗恶性肿瘤方面已经证明了可行性及治疗潜能。为明确 TCR 基因治疗更广泛的临床应用，本文从 TCR 基因工程化 T 细胞的治疗方面进行详细阐述，有针对性地介绍实施策略、临床应用效果及相关问题等。

一、TCR 基因工程化 T 细胞治疗的概念及机制

（一）概念

T 细胞表面表达一种异二聚体 αβ 受体，即 TCR。这种受体识别抗原肽与 MHC 结合的复合物。编码 TCR αβ 链的基因能够从患者体内对肿瘤有应答作用的 T 细胞中分离和克隆出来，这些基因通常以病毒或非病毒的技术转导入 T 细胞内。以这种方式，大量的抗原特异性 T 细胞能够快速地产生。表达修饰后的 TCR 的 T 细胞（TCR-T）对表达靶向抗原和释放 Th1 细胞因子（包括 IFN-γ、GM-CSF、TNF-α）的肿瘤细胞有应答。此外，TCR-T 细胞可以增殖并直接杀伤靶细胞，提示 T 细胞的功能与活性能够用这种策略有效地重定向。

临床 TCR 基因治疗的原则为：克隆功能性 T 细胞的 TCR αβ 链；将 TCR αβ 基因转染给 T 细胞；转染后的 T 细胞体外扩增；输注基因工程化 T 细胞给患者。在这种情况下，TCR α 和 β 基因作为一种现成的试剂对表达特定抗原和 HLA 限制性分子的肿瘤细胞起到应答作用。

TCR 基因治疗技术提供了一个良好的解决方法：针对转导特异性 TCR 的 α 和 β 链的 T 细胞，可诱导其 TCR 靶点的特异性重定向，通过转导目的抗原的高亲和性 TCR 基因产生大量抗原特异性 T 细胞。摩根（Morgan）等第一次在人体展示了这种基因修饰 T 细胞的治疗潜力，证实了在接受恶性黑色素瘤

相关抗原 MART-1 特异性 TCR 基因转导的自体 T 细胞过继免疫治疗的转移性恶性黑色素瘤患者中，2/15 患者肿瘤消退。

（二）机制

TCR 基因工程化 T 细胞治疗需要从个体肿瘤患者体内分离出肿瘤特异性效应性 T 细胞，因为 TCR 转导的 T 细胞呈现肿瘤特异性识别。已经证实，体外 TCR 基因修饰的 T 细胞在识别抗原阳性的肿瘤细胞后分泌免疫激活因子，如 IFN-γ、IL-2 及 TNF-α，表现出抗原特异性毒性，发生抗原刺激反应性增殖。在早期的临床研究中，用拮抗恶性黑色素瘤分化抗原 MART-1 和 gp100TCR 修饰的淋巴细胞，过继性治疗淋巴清除的肿瘤患者导致癌症消退。

这种技术通过对肿瘤抗原特异性的 TCR 基因进行修饰，使正常的 T 细胞被赋予肿瘤抗原特异性，进而识别表达肿瘤抗原的肿瘤细胞。该技术可以产生大量的肿瘤抗原特异性的 T 细胞，并应用于临床治疗。目前，通过优化基因表达和基因转染技术，TCR 基因转染系统已经取得了很大的进步。质粒和蛋白修饰使转入人淋巴细胞内的 TCR 链有很好的表达，同时降低了同内源性 TCR 链之间的错配。初步的临床试验研究表明，TCR 基因修饰的 T 细胞在体内可以介导肿瘤的消退。

二、靶抗原的选择

理想的靶抗原应该是选择性表达于肿瘤组织而不表达于正常组织，因此不会诱发针对自身的免疫反应。同时，靶抗原应该有足够的免疫原性来激发有效的抗肿瘤免疫反应。

肿瘤相关抗原可以分为如下四类。

1. 分化抗原

表达在肿瘤发展或者细胞分化的不同阶段的细胞表面蛋白。依据这些抗原的表达，可以从周围的正常细胞中识别肿瘤细胞，但正常细胞并不是完全没有表达。MART-1、gp100、CEA 和 TRP1/2 均属于此类抗原。

2. 过表达抗原

与正常细胞相比，非选择性表达，但高表达于肿瘤细胞的表面蛋白。例如 HER-2 和 survivin。

3. 癌-睾丸抗原（CTA）

仅表达于肿瘤和限制性正常组织的蛋白。例如 MAGE-A1、MAGE-C2、NY-ESO-1。

4. 新抗原

源于肿瘤细胞基因突变或畸变的蛋白。这些蛋白只表达于肿瘤细胞而不表达于正常细胞。例如变异蛋白 P53、BRAF 激酶和 CDK4。

三、T 细胞的选择

针对肿瘤抗原的 T 细胞反应通常是逐渐下调的，大部分处于较低水平。首先，激活的 T 细胞在胸腺发育过程中将被清除；其次，外周 T 细胞可能更易于反应无能；第三，瘤内 T 细胞处于免疫抑制的微环境，可能需要增强的共刺激信号。为克服这些 T 细胞耐受机制，可以优化 T 细胞的选择。

（一）增强功能性 T 细胞的亲和力

T 细胞亲和力指 T 细胞对特定浓度的识别肽抗原产生反应的能力，可以通过一些策略来增强 T 细胞亲和力，包括通过基因工程转入高亲和性的 TCRαβ，增加 TCR 对肽-MHC 的亲和性等。

1. 增加 TCR 转基因的表达水平

增强 TCR 转基因的表面表达首先可以通过优化 TCR 基因转入方法学来实现，包括基因转入方法的选择、最佳载体成分的使用和转基因盒子的使用。另外，还可以通过限制或消除 TCR 错配来增强 TCR 转基因的表面表达。

2. 增强 TCRαβ 转基因亲和力

肿瘤特异性 TCR 亲和力的增强，依赖于最优 TCR 亲和力窗口的存在。这种亲和力窗口的存在基于下面的观察：HLA-A2 限制性病原特异性 TCR 有一个 KD 值，低于 HLA-A2 限制性肿瘤相关自身抗原。另有研究支持这一观点，高亲和力 MART-1/HLA-A2 TCR 介导的肿瘤缓解率要明显优于低亲和力 MART-1/HLA-A2 TCR，而且，亲和力增强的 NY-ESO-1TCR 介导的临床效果更好。

3. T 细胞协同信号

T 细胞协同信号由共刺激分子和共抑制分子及它们的配体相互作用，以及 TCR 和肽-MHC 相互作用来介导。研究最多的 T 细胞共刺激和共抑制分子分别是 CD28 和 CTLA-4，它们都与 APC 表面的配体 CD80 和 CD86 相互作用。最近又出现了新的共刺激和共抑制分子，包括 ICOS、4-1BB、OX40、CD40、BTLA 及 PD-1。

4. T 细胞分化

幼稚 T 细胞分化为 $CD8^+$Teff 或 $CD4^+$Th1/Th17 是 T 细胞发挥完整的抗肿瘤效应的必要条件，T 细胞分化需要周围环境中多种细胞因子的刺激。T 细胞分化至某一亚型并非恒定不变，尤其是 Th 细胞亚型有明显的可变性，可能会转为另外的 Th 细胞亚型。$CD8^+$ 和 $CD4^+$T 细胞的分化遵循同样的原则，但是在不同的条件下，显示了不同的结果。

（二）提高 TCR 基因工程化 T 细胞的疗效

自从首次报道了 TCR-T 细胞在转移性恶性黑色素瘤的应用以来，人们在提高这种方法的效果方面已经做了很多努力。首先转基因 TCR 的亲和力能够通过诱导氨基酸替换到 αβ 链互补决定区尤其是与肽结合的 CDR3 区进一步提高。一方面，质粒设计的提高，导致 TCR 表面表达的增高，这与对特异性抗原增长的反应性相关。另一方面，引入半胱氨酸以形成链间二硫键，能够防止从内源性的 TCR 链修饰的 TCR 导入的 α 和 β 链发生错配。另外，这种错配能够减少 TCR 的表达和降低生物功能。此外，外源性细胞因子（如 IL-2）和非骨髓抑制的淋巴结病可能增加与阳性临床反应相关的转染的 T 细胞的持续性。

1. 转导 TCR 表面表达的最大化

当达到阈值数量的 TCR 与肽-MHC 相互作用，T 细胞被激活获得功能。尽管通过共刺激可改变阈值水平，T 细胞的激活仍严重地依赖于细胞表面的

TCR 数量以及 TCR 与其抗原的亲和性，优化这两个属性对 TCR 基因治疗的成功是至关重要的。

转导 TCR 的组装及表面表达是个复杂的过程，需要把转导的 α、β 链组装形成异源二聚体，然后结合到 4 条不变的 CD3 链（γ，δ，ε 和 ζ）中。不完整的 TCR-CD3 复合物在内质网被降解。错配的 TCR 与引入的 TCR 争夺 CD3，抑制了 T 细胞通过引入的 TCR 对抗原识别的重定向；更严重的是，错配可能产生自身抗原特异性的 TCR，导致产生自身反应性 T 细胞，这些 T 细胞并没有经过中枢耐受，可导致致命的移植物抗宿主样综合征。

2. 鉴定高亲和性 T 细胞，增强 TCR 亲和力

至今为止，TCR 基因治疗研究集中于恶性肿瘤类疾病。一些肿瘤细胞表达的抗原，包括那些异常融合基因的产物，例如慢性髓性白血病的 bcr-abl，是肿瘤特异性抗原，这些抗原能导致强烈的 T 细胞反应。然而，很多肿瘤细胞的标志物在正常组织也有弱表达；自身 T 细胞通常低亲和性地识别自身抗原，因为高亲和性 T 细胞克隆已经通过耐受过程清除，耐受过程作为自然安全机制清除了自身反应性 T 细胞从而防止自身免疫性疾病。

为了分离出对肿瘤相关抗原具有高亲和性的 T 细胞克隆，研究人员已转向使用新的系统，其中 MHC/TAA 肽组合在耐受形成时是不表达的。

3. 产生抗原特异性辅助性 T 细胞和抑制性 T 细胞

早期的研究主要集中于抗原特异性 $CD8^+$ T 细胞的产生，最近的研究已经扩大了基因治疗的目标，包括 $CD4^+$ 辅助性 T 细胞和调节性 T 细胞，目的是重定向治疗用途的抗原的特异性和功能。最常见的用于 TCR 基因治疗的非 $CD8^+$ T 细胞是 $CD4^+$ T 细胞。$CD4^+$ T 细胞参与由 MHC-Ⅱ类分子介导的肽呈递，MHC-Ⅲ类分子主要存在于专职抗原呈递细胞中，比如树突状细胞。$CD8^+$ T 细胞的主要功能是细胞毒效应，而 $CD4^+$ T 细胞有相反的作用，调节适应性免疫系统，增强 $CD8^+$ T 细胞功能，以及诱导长期记忆。

虽然从 T 细胞分离的肿瘤抗原高亲和性 TCR 大多是 MHC-Ⅰ类分子限制性的，存在 CD8 共受体时功能最佳，但是发现在 CD8 共受体缺乏时很多 TCR 在 $CD4^+$ T 细胞发挥功能。这一发现激发了研究人员极大的兴趣，因为几乎没有天然的 $CD4^+$ T 细胞能够识别分离的肿瘤靶点。通过 MHC-Ⅰ类分子限制性

的 TCR 基因转移能够产生肿瘤特异性的 $CD4^+$ T 细胞,增强肿瘤特异性 $CD8^+$ T 细胞杀瘤能力。$CD4^+$ 辅助性 T 细胞的形成机制仍不清楚,可能涉及 T 细胞生长因子 IL-2 的产生,或通过 CD40/CD40L 相互作用激活树突状细胞。引入 CD8 共受体能改善 $CD4^+$ T 细胞中 MHC-Ⅰ类分子限制性 TCR 的功能。

4. 促进基因修饰 T 细胞的体内存活时间

肿瘤免疫治疗成功的一大挑战是基因修饰的 T 细胞输注后在体内的存活时间。与转导传统 TCR 基因相比,这对于转导 CAR 基因的 T 细胞来说将是更大的挑战。两个使用 CAR 转导 T 细胞的 Ⅰ 期临床试验数据显示体内存活时间相当有限:肿块型病变患者低至 1～7d,大多数患者可达 6～12d。另外,鼠和人体研究结果显示,TCR 转导的 T 细胞在输注后更倾向于长期存活。这种差异可能与早期 CAR 结构信号传导弱有关。最近 CAR 的分子改造包括插入共刺激域 CD28 或 CD27,改善了其生存时间,此外转入记忆亚群的细胞以及开发与亚群相关的基因共同转入 T 细胞,延长了 T 细胞在体内的抗肿瘤时间。

临床方案中通常用于增加输注 T 细胞存活时间的方法包括外源性 IL-2 的给予、借助放疗或化疗进行的非清髓性淋巴细胞清除。人们普遍认为淋巴细胞清除疗法可通过降低内源性 T 细胞的竞争

来提高可用的 T 细胞生长因子水平。动物实验证明,若不清除淋巴细胞,输注的 T 细胞不能生存,不能清除肿瘤;而另一个方案——输注基因修饰 T 细胞的疫苗诱导的激活,不如亚致死照射的效果。

四、TCR 基因工程化 T 细胞治疗目前应用情况

TCR 基因修饰的 T 细胞有独特的功能,如能识别表达特异性肿瘤抗原的肿瘤细胞、连续杀伤肿瘤细胞、自我复制、形成记忆及诱发肿瘤完全缓解。因为这些特性,使用某种类型的 T 细胞进行临床治疗与药物、抗体或者小分子抑制剂相比来说可能具有优越性。

T 细胞治疗的目的在于通过给患者转入自体或者体外扩增的 T 细胞来治疗肿瘤。两个不同的医学中心研究发现,利用 TIL 治疗转移性恶性黑色素瘤

患者取得了约 50% 的客观缓解率。在这些完全缓解率介于 10%～22%的临床试验中，引起重视的是患者得到了持续的完全缓解。同样，过继性回输由自体外周血 T 细胞加工而来的肿瘤特异性 T 细胞克隆可以使某些个体的转移恢复正常，10 例恶性黑色素瘤患者有 8 例取得客观缓解。此外，外周血 T 细胞与负载肿瘤抗原的 APC 共培养后回输给恶性黑色素瘤患者，7 例可评价疗效的患者中 4 例出现了临床疗效。

2014 年《科学》报道，罗森博格等从 1 例胆管癌患者 TIL 中分离出以突变抗原（ERBB2IP）为靶点的 T 细胞，在疾病进展后应用 TCR 基因工程化的 T 细胞治疗，达到完全缓解。2015 年《临床肿瘤研究》报道，在 10 例复发性食管癌患者中应用 MAGE-A4 特异性 TCR-T 细胞治疗后，3 例出现了部分缓解。另外，2015 年《自然医学》报道，琼（June）等对 20 例多发性骨髓瘤患者应用 NY-ESO-1 特异性 TCR-T 细胞治疗后，17 例达到完全缓解。2016 年陈（Tran）等报道，利用靶向 K-RAS 突变抗原的特异性 $CD8^+$ T 细胞成功使 1 例结直肠癌患者病情得到控制。2017 年陆（Lu）等对 17 例转移性肿瘤患者进行了 MAGE-A3 特异性 TCR-T 细胞治疗后，有效率达到了 23%。

至今大部分检测的临床 TCR 为 HLA-A2 限制性的，以 T 细胞可识别的 MART-1、gp100、CEA、P53、MAGE-A3 或 NY-ESO-1 为靶点。靶向突变新抗原的 TCR-T 细胞成为肿瘤免疫治疗新的研究及指导方向。总体来说，这些临床试验不仅证实了可行性而且在转移性恶性黑色素瘤、结直肠癌和滑膜肉瘤患者中显示了明显的临床疗效。尽管疗效差异较大，值得注意的是，TCR 基因工程 T 细胞能够迁移至恶性黑色素瘤患者的中枢神经系统并诱导脑转移的肿瘤消退，这不仅鼓舞人心，而且暗示了 T 细胞治疗转移性肿瘤和难以到达部位肿瘤的能力。

五、提高安全性的途径

除了为 TCR 基因工程化 T 细胞治疗集中选择特异性的靶向肿瘤相关抗原之外，有一些方法可能对提高过继性治疗的安全性有帮助。

首先，高亲和力的 TCR 有像交叉识别肿瘤细胞一样识别正常细胞的潜力。

例如，表达高亲和力 MART-1 DMF5 TCR 的 T 细胞能够损伤抗原表达正常细胞；相比之下，表达中等亲和力 DMF4TCR 的 T 细胞则不能。因此，选择合适的亲和力是非常重要的。其次，修饰后的 T 细胞合并自杀基因将会提供一种额外的安全对照。诱导的半胱天冬酶 9 自杀基因系统当被小分子二聚物激活时细胞产生快速凋亡。这种方法目前正在评估和预防异基因造血干细胞移植后移植物抗宿主病的发生。

六、展望

至今为止，TCR 基因治疗的可行性已经得到了很好的试验证实，并被进一步优化增强。TCR 基因工程化 T 细胞的临床试验，展现了前所未有的疗效，但同时也被治疗相关的毒性和肿瘤消退的短暂性所阻碍。对于第一个挑战，需要选择对靶抗原，一个重要的标准是此类抗原在肿瘤组织中特异性高表达而在正常组织中不表达。在这方面，非共享和肿瘤受限的 CTA 以及新抗原被视为潜在的安全目标抗原。在分离和鉴定从个体患者样品细胞中提取的抗肿瘤 T 细胞方面的进步可以增加可能有资格作为靶抗原的 CTA 新抗原的数量。以 T 细胞识别为基础的相似但不相关的肽应被排除在外未来 TCR 基因工程化 T 细胞治疗方案的重点问题包括：第一，基因修饰的早期分化阶段 CD8T 细胞，包括干细胞记忆性 $CD8^+$ T 细胞，正被推向临床应用研究。无论选择何种给药途径，体内的 T 细胞能否发挥作用的一个重要决定因素是这些细胞是否是 $CD8^+$ 或 $CD4^+$ T 细胞的某些亚型，能否产生 IFN-γ 和 TNF-α。这些细胞因子的产生不仅决定 T 细胞的反应，而且决定先天免疫细胞被招募到肿瘤部位并被激活的程度，以进一步提高抗肿瘤反应并有可能避免肿瘤复发。第二，解决肿瘤免疫抑制环境的拮抗作用。各种策略诸如应用抗体或介导血液淤滞的药物、化疗剂，以提高瘤内 T 细胞浸润及 T 细胞介导的细胞因子的传递，已被证明对增强抗肿瘤免疫效应细胞和免疫抑制细胞之间的比率是有益的。第三，上调肿瘤抗原表达的化学药物联合 TCR 基因工程化 T 细胞治疗能够增强抗肿瘤效果，如应用影响表观遗传学的药物上调癌-睾丸抗原家族表达等。

总之，用基因修饰后的 T 细胞来靶向肿瘤抗原的过继性 T 细胞治疗对于癌症来说是一种强有力的治疗策略。临床试验说明靶向抗原的选择是第一个关键步骤，修饰后的 T 细胞可能大大提升癌症治疗的效果。这些研究提供了新的希望：一个可靠的以患者特异性免疫为基础的癌症治疗很快就会实现，而不再是遥远的目标。但是，迫切需要构建一个新颖的非病毒载体的方法，以便可靠、可持续性地改造宿主的免疫效应功能。另外，TCR 基因工程化 T 细胞的发展需要克服癌症免疫治疗领域的限制性因素，如免疫功能紊乱等。使用基因工程改造 T 细胞是肿瘤治疗中关键的手段与策略

第六节 嵌合抗原受体修饰 T 细胞的临床试验及进展

嵌合抗原受体（CAR）修饰 T 细胞（CAR-T 细胞）为细胞过继免疫治疗的一种效应细胞。自 1989 年以色列免疫学家等首次报道将 CAR 的结构成功构建进 T 细胞并发挥特异性杀伤功能以来，CAR 经历了近三十年的发展，已经在临床获得了很大的成功。2013 年《科学》杂志将"肿瘤的免疫治疗"列为年度自然科学领域最重大的突破，其中包括 PD-1 和 PD-L1 单抗、CTLA-4 单抗及 CAR-T 技术，它们在治疗晚期肿瘤的临床应用中，取得了突出的临床效果，《自然》杂志同一时间也对此进行了跟进报道，认为 CAR-T 技术的发展使得免疫治疗在肿瘤的综合治疗中起着越来越重要的作用。从 CAR 的设计、靶抗原的选择、CAR-T 细胞免疫治疗临床前研究及临床应用到改善 CAR-T 功能、CAR-T 的技术探索方面都有了巨大的进步，下面将详细阐述 CAR-T 技术在恶性肿瘤治疗中的临床应用。

一、CAR 的结构

CAR 是一种能够特异性识别并结合肿瘤相关抗原的嵌合受体，由靶抗原相对应抗体的单链可变区和 T 细胞信号分子融合而成。将 CAR 通过基因工程转入 T 细胞后获得的 CAR-T 细胞既有特异性结合抗原的特性，能靶向杀伤肿瘤细胞，同时又具备了 T 细胞自我更新和杀伤的能力，可克服肿瘤局部免疫

抑制微环境和打破宿主免疫耐受状态。另外，CAR-T细胞识别、杀伤肿瘤细胞不依赖于MHC作用，因此克服了肿瘤细胞通过下调MHC的表达而发生免疫逃逸这一难题，比传统的T细胞治疗有更多的优势。

CAR的结构主要包括识别抗原的胞外区、跨膜区和胞内信号分子三部分。抗原识别区具有识别肿瘤特异性抗原的功能，一般为人源化抗体的单链可变区或者通过噬菌体展示技术获得的抗原片段，该结构决定了CAR的特异性；跨膜区的功能包括连接抗原、组装免疫突触、介导其他蛋白诱导的激活等，相对于抗原识别区功能更为保守；抗原识别区通过跨膜区与胞内信号分子连接进而诱导T细胞的激活。T细胞信号分子与CAR的结构发展密切相关。第一代仅含有单一信号分子ζ链，目前，CAR的信号域已从第一代的仅含有单一信号分子链发展为包含CD28或者4-1BB（第二代）或者CD28和4-1BB等多个共刺激分子的多信号结构域（第三代）。相比于第一代，第二代和第三代CAR-T细胞能够提供长时间的T细胞扩增信号，在体内的存活时间明显延长，增加了T细胞的细胞毒活性、增殖能力及细胞因子的释放，进而发挥持续的体内抗肿瘤效应。第四代CAR-T细胞也称为TRUCK T细胞，其CAR结构被设计用于产生具有调节抗肿瘤微环境能力的细胞因子，例如IL-12、GM-CSF和IL-15，通过这些细胞因子来改善肿瘤微环境并因此提高CAR-T细胞的功能。在最新的研究报道中，IL-7和CCL19可以提高C. AR-T细胞在肿瘤微环境中的功能并促进T细胞记忆形成；IL-2作为T细胞生长扩增所需的细胞因子也被应用到CAR-T细胞中；IL-12是由抗原呈递细胞和B细胞分泌并能诱导IFN-γ产生的一种趋化因子，IL-12和CAR-T细胞联用时能够明显增强CAR-T细胞对肿瘤细胞的靶向杀伤能力；分泌IL-18的CAR-T细胞向$Tbet^{hi}FoxO1^{low}$ CAR-T细胞转化，能够促进IL-22、IL-27、IFN-γ的上调，从而促进CAR-T细胞的功能。

此外，双靶点CAR也被设计用于降低CAR-T细胞相关毒性，如同时识别CD123与CD33的串联CAR结构在急性髓细胞性白血病（AML）的应用中效果明显；模块化的CAR结构也被报道，这种模块化设计可以显著提高CAR-T细胞在应用中的生产效率。同时，随着新技术的发展，CAR-T细胞与其他技术的联合使用也越来越多，如CAR-T细胞与CRISPR基因组编辑技术的联合使用有望破除个体之间的免疫排斥反应，这将有效提高 CAR-T 细胞治疗在临床中的使用。

二、CAR 技术临床应用流程

类似于其他的细胞过继免疫治疗，CAR 技术应用于临床的具体流程分为五步，包括 CAR-T 细胞的制备及回输。①从癌症患者外周血或者单采单个核细胞中分离出 T 细胞；②利用基因工程将能特异识别肿瘤细胞的 CAR 结构转入 T 细胞；③体外培养，大量扩增 CAR-T 细胞至治疗所需剂量，一般需要几十亿到上百亿个细胞，以千克体重计算所需剂量；④进行回输之前的清髓治疗，一般为化疗，一方面可以清除免疫抑制细胞，另外可以减少肿瘤负荷从而起到增强疗效的作用；⑤回输 CAR-T 细胞，观察疗效并严密监测不良反应。

三、CD19 CAR-T 细胞在 B 细胞恶性肿瘤治疗中的应用

B 细胞恶性肿瘤是目前应用 CAR 技术最为广泛的疾病类型，这主要源于 B 细胞肿瘤的细胞表面特异性表达的肿瘤抗原的发现，例如 CD19 和 CD20 等。CD19 表达于除造血干细胞和浆细胞之外的 B 细胞分化的每个阶段，并且持续表达于恶变的 B 细胞表面，成为 B 细胞恶性肿瘤细胞免疫治疗的理想靶点。95%以上的 B 细胞恶性肿瘤表达 CD19。以 CD19 为靶点的 CTLO19 以及 Yescarta 已被美国 FDA 批准正式上市，用于治疗 B 系急性淋巴细胞白血病（B-ALL）及弥漫性大 B 细胞淋巴瘤（DLBCL）患者，这是 CAR-T 细胞治疗发展过程中的里程碑事件。CDI9 在 B 细胞恶性肿瘤中显示出高水平的表达，它是人类正常 B 细胞发育所必需的，并且其不在 B 细胞谱系之外表达。用 CD19 CAR-T 细胞治疗成功的患者通常具有深度 B 细胞发育不良并伴有一些浆细胞的保留和先前的体液免疫。CAR-T 细胞治疗后 B 细胞的损失主要通过静脉内免疫球蛋白替代治疗来控制，这与由于 CD19 突变导致 B 细胞遗传缺陷的个体治疗没有什么不同，大多数复发性白血病患者在 CD19 特异性 CAR-T 细胞治疗后达到完全缓解。然而，也出现了对这种治疗的两种形式的抵抗。在急

性白血病患者靶向 CD19 的 CAR-T 细胞治疗中，抗原表位的丧失似乎是肿瘤逃逸的主要机制。这类似于在 TCR-T 细胞疗法中观察到的抗原呈递或抗原丢失中的获得性缺陷引起的抗原逃逸机制。在针对年轻成人和小儿急性白血病患者的国际试验中，CD19 阴性损失变异体复发的频率为 28%。慢性淋巴细胞白血病（CLL）患者中 CD19 缺失尚未被报道为一种耐药形式；CLL 的耐药性可能是由于输注后 CAR-T 细胞不能增殖。

CD19 为靶向的 CAR-T 细胞在临床前试验中显示了良好的抗肿瘤作用，Ⅰ/Ⅱ期临床试验在白血病、淋巴瘤等恶性肿瘤中也取得了令人鼓舞的治疗效果。

有学者通过分析 CD19CAR-T 细胞免疫治疗临床试验的结果，从生物学角度对影响疗效的因素做了综述：仅有链信号不足以维持 CAR-T 细胞在体内的持久性；共刺激信号域以及对受体进行的清髓预处理对 CAR-T 细胞在体内的持久性及有效增殖是非常重要的；后激活共刺激信号域（later-acting costimulatory domains），包括肿瘤坏死因子受体家族成员 OX40（亦称为 CD134）和 4-1BB；高度进展的血液系统恶性肿瘤仍然对 CAR-T 细胞免疫治疗敏感；CAR-T 细胞的激活可能与其毒性反应相关。这些结论为 CAR-T 技术的发展以及在其他肿瘤中的应用提供了坚实的基础。

四、CAR-T 细胞在实体瘤治疗中的应用

CAR-T 细胞治疗应用的另一个领域是实体瘤。早期一代 CAR 应用于临床并未出现理想的结果，根源在于实体瘤具有一系列不同于血液系统肿瘤的特征。不同类型实体瘤具有不同的免疫抑制机制，CAR-T 细胞难以进入肿瘤组织而发挥抗肿瘤作用；而且实体瘤中缺乏像 CD19、CD20 这样相对较理想的特异的表面标记。实体瘤中很少有表达于肿瘤细胞表面的肿瘤特异性表面抗原，但是也有一些具有相对特异性的分子用于临床前研究以及较早期的临床试验研究。例如 CD171 主要在神经母细胞瘤和少量肾上腺髓质及交感神经节细胞中表达，被应用于神经母细胞瘤的 CAR-T 细胞免疫治疗中。硫酸软骨素蛋白多糖-4（chondroitin sulfate proteoglycan-4，CSPG-4）和 DNAX 辅助

因子-1（DNAX accessory molecule-1，DNAM-1）也被应用于神经母细胞瘤和另外一些实体瘤的CAR-T细胞免疫治疗中。甘酯2（ganglioside 2，GD2）也特异性地表达在大部分神经母细胞瘤表面，除应用于神经母细胞瘤的CAR-T细胞免疫治疗中，也可以用于骨肉瘤和恶性黑色素瘤。ERBB2是多种实体瘤细胞表面表达的一个癌基因蛋白，靶向ERBB2以及癌胚抗原（carcinoembryonic antigen，CEA）的CAR-T细胞都被用于治疗直肠癌。ECFRⅢI是EGFR基因的最常见胞外可变区，在许多多形性胶质母细胞瘤患者中特异性表达，被应用于胶质母细胞瘤的CAR-T细胞免疫治疗。间皮素（mesothelin）能够应用于恶性胸膜间皮瘤、胰腺癌、卵巢癌、肺癌等的CAR-T细胞免疫治疗。HER-2也被应用在骨肉瘤和肉瘤等的CAR-T细胞免疫治疗中。在新近的报道中，一些新的肿瘤抗原被作为CAR-T细胞治疗的靶点。例如，由于细胞间黏附分子-1（ICAM-1）在甲状腺癌上的高表达，靶向ICAM-1杀伤甲状腺癌细胞的治疗在前期的基础研究中表现出良好的效果；CD70作为治疗脑胶质瘤的新靶点也有报道；CD123作为脑胶质瘤CAR-T治疗的靶点，同时也在M2-巨噬细胞上高表达，在最新的报道中，靶向CD123脑胶质瘤可以明显改善肿瘤微环境对CAR-T细胞功能的抑制。

应用CAR技术靶向实体瘤的临床试验疗效不如血液系统肿瘤，但是也取得了一定的进展，在部分临床试验中，患者出现明显好转。《新英格兰医学杂志》报道一名患有多病灶复发胶质母细胞瘤的患者以局部注射的方式接受IL-13Rα2 CAR-T细胞治疗后，肿瘤完全消退；在另一项同样是胶质母细胞瘤的CAR-T细胞临床试验报道中，患者接受以HER-2为靶点的CAR-T细胞治疗后，50%（8例）的患者病情得到有效缓解；在另一项CAR-T细胞治疗结直肠癌的临床试验中，患者接受以EGFR和CD133为靶点的CAR-T细胞治疗，实现了8.5个月的部分缓解，同时伴有轻度寒战、发热、疲劳、呕吐和肌肉酸痛，以及9d的延迟性低热等副反应。但是由于在实体瘤中没有找到像CD19这样特异的靶点，而实体瘤本身又有肿瘤微环境的限制，CAR-T细胞在实体瘤中的治疗效果并不尽如人意。在接受CD171 CAR-T细胞免疫治疗的10例神经母细胞瘤患者中仅有一位患者获得了部分缓解；另外一项临床试验中，接受GD2 CAR-T细胞免疫治疗的19例神经母细胞瘤患者中有3例获得了完全缓解。另外一项应用二代间皮素特异性CAR技术治疗胰腺癌的临床试验中，1例患者出现了严重的过敏反应。应用三代EGFR vIII特异性CAR技术治疗胶质瘤患者的临床试验正在进行。综上所述，CAR技术应用于实体瘤最重要的问题是在有效地发挥抗肿瘤效应的同时提高治疗的安全性，因此寻求合适的抗肿瘤靶点和设计出更适合实体瘤特点的CAR-T治疗新一代技术是当务之急。

五、CAR-T细胞免疫治疗的主要不良反应

CAR-T细胞在产生显著疗效的同时也带来了独特的毒性反应，严重的甚至可以致命。CAR-T细胞最常见的毒副反应包括细胞因子释放综合征、神经毒性、噬血细胞综合征等。如何减少并正确处理CAR-T的副反应是现在研究的难点和热点，2018年5月《自然》相继发表了两篇文章介绍了关于CAR-T细胞副反应的最新共识。下面介绍目前比较公认的CAR-T细胞相关的副反应及应对措施。

（一）细胞因子释放综合征（cytokine release syndrome，CRS）

指淋巴细胞及其他免疫细胞在应用单克隆抗体、细胞等治疗或感染后出现活化、溶解，并释放出大量细胞因子所导致的一组临床综合征。

CAR-T在体内大量增殖后产生大量细胞因子，患者体内可能显著上升的细胞因子有IL-6、IL-1、TNF-α、IFN-γ、IL-10、IL-2、IL-2R、MCP-1、MIP-1β等。大量报道证实IL-6的高低和患者CRS的严重程度呈正相关。2017年8月，美国FDA批准了IL-6受体拮抗剂托珠单抗治疗CAR-T引起的CRS。

2018年5月，《自然医学》相继发表了两篇关于CRS的动物实验，都表明了IL-1在CRS及神经毒性中的重要作用，IL-1受体拮抗剂阿那白滞素（Anakinra）可以改善CRS和神经毒性，可以显著提高小鼠的无病存活率。这些动物实验为临床处理CAR-T相关副反应提供了新的治疗手段

CRS的临床表现是多方面的，其中常见的有高热、寒战、低血压、心脏

输出功能下降、缺氧与肺水肿、转氨酶及胆红素异常、急性肾损伤、贫血、凝血功能异常。一般在回输后 1d 至 1 周出现，在细胞注入后 1~2 周内达到顶峰，与 CAR-T 细胞在体内扩增的峰值有关。CRS 的严重程度可能与肿瘤负荷有关，在高肿瘤负荷的患者体内，有较高的细胞因子释放。因此，预先降低患者体内的肿瘤负荷，CAR-T 细胞因子风暴的风险会减低。目前对严重 CRS 诊断的临床共识包括：①连续发热（高于 38℃）超过 3d；②两种细胞因子最大倍增数≥75 倍，或一种细胞因子最大倍增数≥250 倍；③至少有一种临床毒性症状出现，包括低血压、低氧血症（SO_2<90%）、神经系统症状（精神状态改变、思维迟钝、抽搐等）。

托珠单抗和司妥昔单抗均为 IL-6R 阻断剂，托珠单抗既往用于类风湿性关节炎的临床治疗，司妥昔单抗用于多中心 Castleman 病的治疗。2017 年 8 月，随着替沙 T 细胞（Tisagenlecleucel）被美国 FDA 批准用于急性淋巴细胞白血病，托珠单抗同时被美国 FDA 批准用于 CRS 的治疗。具体使用方法为：托珠单抗 4~8 mg/kg，静脉输注时间大于 1 h，如有必要，可再次使用，总剂量不超过 800 mg。

糖皮质激素可以抑制炎症反应，所以可以治疗 CRS，但由于糖皮质激素也可以抑制 T 细胞的功能，导致 T 细胞凋亡，所以糖皮质激素常用于托珠单抗疗效欠佳时。

1 级 CRS 可用对乙酰氨基酚和冰毯治疗发热，布洛芬可作为发热的第二选择，需行血或尿培养及胸部 CT 排除感染，出现中性粒细胞缺乏时，使用广谱抗生素和重组人粒细胞集落刺激因子，持续发热超过 3d 或者难治性发热，考虑给予托珠单抗 8 mg/kg，或司妥昔单抗 11 mg/kg。2 级 CRS 表现为低血压时，给予静脉补液 500~1000 mL，如果舒张压<90 mmHg，给予二次静脉补液，静脉补液无效时，给予托珠单抗 8 mg/kg，或司妥昔单抗 11 mg/kg，如有必要可 6 h 后再用一次。如果低血压在给予托珠单抗后依然未缓解，给予升压药，考虑转入 ICU，检测超声心动图。如果给予 1~2 次托珠单抗后依然低血压，则为高危，静脉给予 10 mg 地塞米松，6 h 一次，其他症状同 1 级 CRS 的治疗方法。2 级 CRS 表现为缺氧时给予吸氧及支持治疗，给予托珠单抗或司妥昔单抗±激素。2 级 CRS 表现为器官毒性时给予支持性治疗，以

及托珠单抗或司妥昔单抗±激素。3级CRS表现为低血压时,转入ICU治疗,给予静脉输液、托珠单抗、升压药、对症治疗,静脉给予10 mg地塞米松,6h一次,可根据情况加量到20 mg。3级CRS表现为缺氧时给予吸氧,包括高流量吸氧以及正压呼吸机,给予托珠单抗和激素。3级CRS表现为器官毒性时给予对症治疗,给予托珠单抗和激素。4级CRS表现为低血压时给予静脉补液、托珠单抗、升压药、对症治疗,静脉给予甲强龙1 g１d。4级CRS表现为缺氧时给予机械呼吸机,托珠单抗＋激素。4级CRS表现为器官毒性时给予对症治疗,托珠单抗＋激素。

（二）神经毒性（neurotoxicity）

神经毒性的发生机制目前尚未明确。现在认为可能的机制有两种。一种是细胞因子进入脑内引起,有研究发现高水平的细胞因子IL-6、IL-1、IL-15与患者的严重神经毒性有关；另外一种机制可能是CAR-T细胞直接进入脑内造成神经毒性。

神经毒性的临床表现为注意力减弱、语言障碍、书写功能障碍、定向障碍、淡漠、嗜睡、亢奋、癫痫发作、无力、头痛、头晕、视神经盘水肿、脑脊液压力增高等。神经毒性的病程可出现两次高峰,第一次常在回输后5d内,伴随发热和CRS,第二次发生在发热和CRS之后。有少数患者可在回输后3～4周发生延迟性神经毒性。有研究表明IL-6R拮抗剂对第一时程的神经毒性有效果,但对第二时程的神经毒性效果欠佳,原因可能是CRS时血脑屏障的渗透性不同造成的。神经毒性可持续数小时至数周,2～4 d多见。伴随CRS的神经毒性一般较轻,而发生在CRS之后的神经毒性常表现得较重。神经毒性除了少数致死病例,大都具有自限性和可逆性。神经毒性常常发生迅速,因此密切观察患者情况至关重要。

头部抬高30°可以减轻神经毒性。脑电图、眼底检查、脑部MRI、脑脊液检查对神经毒性轻重的判断起重要作用。对于合并CRS的神经毒性可以应用IL-6R拮抗剂托珠单抗8 mg/kg,对于没有合并CRS的神经毒性可以应用糖皮质激素地塞米松10 mg或甲强龙1 mg/kg,12 h一次。危及生命的神经毒性可以用甲强龙1 g/d。情绪激动的患者可以静脉应用劳拉西泮0.25～0.5

mg，8 h 一次，或者氟哌啶醇 0.5 mg，6 h 一次。

对于非惊厥性癫痫持续状态的治疗：静脉推注劳拉西泮 0.5 mg，之后如有需要，则每 5 min 0.5 mg，最高不超过 2 mg；静脉推注左乙拉西坦 500 mg，如有需要可给予维持剂量；如果癫痫持续，转入 ICU，静脉推注苯巴比妥 60 mg。癫痫持续状态恢复后，给予维持剂量：劳拉西泮 0.5 mg，静脉给予，每 8h 一次，共 3 次；左乙拉西坦 1000 mg，静脉给予，12h 一次；苯巴比妥 30 mg，静脉给予，12h 一次。

对于惊厥性癫痫持续状态的治疗：转入 ICU，静脉推注劳拉西泮 2 mg，之后如有需要，则再次 2 mg，最高不超过 4 mg；静脉推注左乙拉西坦 500 mg，如有需要可给予维持剂量；如果癫痫持续，再静脉推注苯巴比妥 15 mg/kg。癫痫持续状态恢复后给予维持剂量：静脉推注劳拉西泮 0.5 mg，每 8 h 一次，共 3 次；静脉推注左乙拉西坦 1000 mg，12 h 一次；静脉推注苯巴比妥 1～3 mg/kg，12 h 一次。

颅内压升高的治疗：对于 1～2 级视神经盘水肿，脑脊液压力<20 mmHg，没有脑水肿的患者，给予静脉推注乙酰唑胺 1000 mg，之后 250～1000 mg 每 12h 一次维持。对于 3～5 级视神经盘水肿，影像学检出脑水肿，或者脑脊液压力≥ 20 mmHg，给予高剂量激素甲强龙 1 g/d，患者床头抬起 30°，过度换气使二氧化碳分压维持在 28～30 mmHg，但不可超过 24 h。甘露醇起始剂量 0.5～1 g/kg；维持剂量 0.25～1 g/kg，6 h 一次，并检测代谢与渗透压，如果渗透压≥320 mOsm/kg，或渗透压差距≥40，则停止甘露醇。起始剂量 250 mL 的 3%高渗盐水；维持剂量每 4 h 50～75 mL，并检测电解质，如果血钠≥155 mmolL 则停止高渗盐水。如果患者即将形成疝：起始剂量 30 mL 的 23.4%高渗盐水，按需每 15 min 反复给药。

（三）噬血细胞综合征（hemophagocytic lymphohistiocytosis，HLH）/巨噬细胞活化综合征（macrophageactivation syndrome，MAS）

HLH/MAS 是由于巨噬细胞和淋巴细胞过度活化，产生促炎细胞因子，巨噬细胞浸润组织和免疫介导的多脏器功能衰竭的临床综合征。HLH/MAS 和 CRS 症状相似，可以表现为发热、多脏器功能衰竭、中枢神经系统障碍、铁蛋白增高、乳酸脱氢酶增高、可溶性 CD25 增高、纤维蛋白原降低。CRS 和 HLHMAS 可能属于相似的系统性的严重过度炎症反应。传统的 HLH/MAS 诊断依据以下 8 条：①高热；②脾肿大；③血细胞减少（影响至少 2 种血细胞，血红蛋白<9 g/dL，血小板<100×10^9/L，中性粒细胞<1×10^9/L）；④空腹甘油三酯≥265 mg/dL，和（或）纤维蛋白原≤1.5 g/L；⑤骨髓、脾脏或淋巴结出现噬血现象；⑥NK 细胞活性低下或消失；⑦血清铁蛋白＞500 μg/L；⑧血清可溶性 CD25 （sCD25）＞2400 U/L。其中有 5 条符合，则确诊为 HLH/MAS。由于 CRS 也会有相同的表现，为了区分 CRS 和 CAR-T 相关的 HLH/MAS，有研究将 CAR-T 相关的 HLH/MAS 的诊断标准定为：血清铁蛋白＞10 000 μg/L，合并≥3 级的肺、肝、肾毒性或者发现噬血现象。当怀疑 HLH/MAS 时，给予托珠单抗和激素，检测铁蛋白、乳酸脱氢酶、纤维蛋白原、转氨酶、胆红素、肌酐等，48 h 内若无改善，可考虑给予依托泊苷 75～100 mg/m²，若出现 HLH/MAS 相关性神经毒性，可考虑鞘注阿糖胞苷。

（四）脱靶效应（on-target off-tumor toxicity）

脱靶效应是指由于 CAR-T 细胞针对的靶抗原多为肿瘤相关抗原，并非肿瘤细胞所特有，且在正常组织中存在不同程度的表达，CAR-T 细胞在清除肿瘤的同时也会攻击正常组织，造成组织器官的损伤。摩根（Morgan）等报道了 1 例结直肠癌合并肝肺转移患者接受靶向 HER-2 的 CAR-T 细胞治疗后死亡，其主要原因是 HER-2 在肺血管等一些正常组织中低表达，CAR-T 细胞在杀伤肿瘤的同时，对肺组织也产生伤害作用，引起呼吸衰竭死亡。拉默斯（Lamers）等在针对肾细胞癌的碳酸酐酶 X （carbonic anhydrase KX，CA X）的 CAR-T 研究中发现，因 CAX 在正常胰胆管上皮、胃黏膜、小肠隐窝细胞上低表达，脱靶效应可引起自身免疫性胆管炎和严重的肝损伤。贝蒂（Beatty）等在治疗恶性胸膜间皮瘤、转移性胰腺癌的临床试验中发现，间皮素可在正常腹膜、胸膜及心包间皮细胞上表达，脱靶效应可造成患者心脏骤停、呼吸衰竭、肠梗阻、腹痛等毒副反应。CD19 在大多数 B 细胞恶性肿瘤细胞中表达，但在正常组织的成熟 B 细胞、前体 B 细胞和浆细胞中亦有表达，B 细胞发育不全是抗 CD19 的 CAR-T 细胞脱靶效应的结果，也可作为评价 CAR-T 细胞药效持久性的指标,幸运的是,B细胞发育不全可以通过输注丙种球蛋白行替代治疗。选择更加特异的肿瘤相关抗原作为靶点是减轻脱靶效应的有效措施。如针对前列腺特异性膜抗原(prostate-specific membrane antigen,PSMA)、GD2、黏蛋白抗原1(mucin antigen 1,MUC1)、CEA、CD33等靶抗原设计的CAR-T细胞临床试验正在开展。有研究表明大剂量CAR-T(1×10^{10})会诱发脱靶效应,而低剂量会降低这种副反应。选择合适的CAR-T剂量也很重要。

(五)其他毒副反应

例如CAR-T细胞对非靶抗原的交叉毒副反应:由于靶抗原与正常组织抗原部分序列或结构上相似,CAR-T细胞有可能触发交叉免疫反应。尽管目前在CAR-T细胞治疗的临床试验中还未有类似报道,但接受CAR-T细胞治疗患者也有发生交叉毒副反应的潜在风险。CAR-T细胞还可引起过敏反应,莫斯(Maus)等在对胸膜间皮瘤患者进行CAR-T细胞治疗的临床试验中,发现一位接受过多次自体CAR-T细胞输注的患者,在第3次输注结束后1 min内,出现严重的过敏反应,导致心脏骤停。

(六)预防策略

当发生毒副反应时,正确的临床处理很重要,但如何预防毒副反应的发生也是现在研究的热点和难点。目前预防毒副反应常用的方法有以下几种。

1. 导入自杀基因

设计原理是在CAR内导入一个共表达的自杀基因,当不良反应发生时,在无毒性前体药物刺激下,激活自杀基因,诱导CAR-T细胞凋亡,终止治疗。目前,有3种基因已用于临床试验研究。第1种是诱导型半胱天冬酶9(iC9)基因,由缩短的人类半胱天冬酶9和FKBP结构域组成,是启动细胞凋亡的重要分子。它可以通过与前体药物小分子二聚体AP1903结合启动凋亡级联反应,引起细胞死亡。iC9相对于HSV-TK具有两个重要优势:一是不依赖于细胞分裂活动;二是因其组成蛋白质是人源的,故具有更少的免疫原性。第2种是编码单纯疱疹病毒胸苷激酶(herpes simplex virus-thymidine kinase,HSV-TK)基因,它可以使前体药物鸟嘌呤核苷类似物更昔洛韦（Ganciclovir）磷酸化，其三磷酸产物作用于 DNA 聚合酶，引起链终止反应使细胞凋亡，该方法在同种异体骨髓移植产生的移植物抗宿主病中应用，取得了一定成效。第 3 种是通过逆转录病毒将截短的 EGFR 基因或 CD20 转染到 CAR-T 细胞膜上，作为消除 CAR-T 细胞的位点，利用临床已获批的相应靶向药物，如西妥昔单抗、利妥昔单抗，识别这些位点并诱导 T 细胞凋亡。

2. 构建抑制性 CAR（inhibitory CAR，iCAR）

T 细胞的活化需要双信号途径，第一信号途径为抗原呈递细胞上的 MHC-抗原肽复合物与 T 细胞上的 TCR 结合，第二信号途径为抗原呈递细胞上的共刺激分子 B7 与 T 细胞上的 CD28 分子结合。在这两种信号共同作用下，T 细胞活化、增殖，具备杀伤作用。在第二信号通路中，除存在激活信号分子外，还存在一些抑制性分子受体，此受体在负性调控 T 细胞应答方面发挥重要作用。有研究表明，包含 CTLA-4 或 PD-1 抑制性受体的体外共培养试验中，T 细胞的活化、增殖、细胞因子释放以及细胞毒作用受到很大障碍。有研究者设想，在原有 CAR 的基础上，再设计一个 iCAR，将胞内域的抑制性分子受体通过基因工程重组到 iCAR 骨架上，当 iCAR 识别相应抗原后，活化胞内抑制性信号域，负性调控 T 细胞活化。该 iCAR 抗原仅在正常组织表达，在肿瘤组织不表达，激活的 T 细胞杀伤正常组织时，iCAR 可降低正常组织 T 细胞的活化、增殖、细胞因子释放以及细胞毒作用。费多罗夫（Fedorov）等通过构建胞内域抑制性分子 PD-1 或 CTLA-4 受体的 iCAR，验证了此方法可控制 CAR-T 细胞活化及应答。

3. 构建双靶抗原 CAR

第二、三代 CAR-T 细胞活化是通过构建嵌合一种抗原的 CAR 激活胞内域的第 1、第 2 信号实现的。T 细胞活化需要携带两种不同肿瘤抗原的 CAR 与两种信号都结合。这种配对抗原的设计限制了 T 细胞活化，激活单个信号通路不能完全活化 T 细胞，这为 CAR-T 细胞的临床应用提供了一个重要安全机制，该策略已在体外实验和小鼠模型中得到证实。威尔基（Wilkie）等依据这一原则的 HER-2CD3-和 MUC1/CD28 双抗原 CAR 研究，证明了此设计可有效降低对正常组织的杀伤。拉尼蒂斯（Lanitis）等的间皮素 scFv-CD3-和叶酸盐受体α（FRa）scF-CD28 CAR 试验研究显示，针对仅表达一种肿瘤相关抗原的细胞，CAR-T 细胞释放细胞因子较少，与表达两种抗原的靶细胞结合，细胞因子释放增多，且具有较好的抗肿瘤活性及持久性，其效果与第二代 CAR-T 细胞相当。

4. 改变 T 细胞输注途径

临床试验和小鼠模型实验研究发现，CAR-T 细胞在输注 30 min 后逐渐到达肺部，随后到肝脏和脾脏。为了限制进入肿瘤病灶的 CAR-T 细胞分布到非肿瘤组织，一些实验室研究瘤内注射 CAR-T 细胞，并且取得了很好效果。胰腺癌原位异种移植动物模型实验研究发现胰腺内注入嵌合 CEA 的 CAR-T 细胞，T 细胞在肿瘤部位积聚并持久存在，且没有明显毒副反应。研究表皮生长因子受体Ⅲ型突变体（ECFR vⅢ）表达的免疫缺陷脑肿瘤小鼠的实验结果表明，颅内注射 EGFR vⅢ的 CAR-T 细胞，小鼠生存时间呈现一定的剂量依赖性，组织学分析显示相邻正常脑组织未出现损害。目前有学者提出瘤内注射靶向 HER-2 的 CAR-T 细胞治疗局部晚期或复发头颈部癌症的Ⅰ期临床试验的设想，详细说明了研究流程、瘤内注射剂量及间隔时间等问题，为开展相关的临床试验提供了思路。

5. 构建 mRNA 编码的 CAR

将 mRNA 编码的 CAR 转染 T 细胞，使 CAR 在 T 细胞呈暂时性表达，可有效降低毒副反应。有学者报道，运用电穿孔将抗间皮素 mRNA 编码的 CAR 转染 T 细胞，给间皮瘤小鼠模型多次注射 CAR-T 细胞，可有效降低肿瘤负荷，且可较好地控制脱靶效应，使小鼠生存获益。

6. 构建人源化的 CAR

目前大部分 CAR-T 细胞临床试验中，CAR 的 scFv 段多为鼠源性，具有高亲和力和免疫原性。高亲和力的 CAR-T 细胞区分表达较高水平靶抗原的肿瘤细胞和表达低水平的正常细胞的能力较差，而且人体会把免疫原性较强的 CAR 视为外来异物进行排斥。可利用 scFv 克服这一缺陷。有报道显示，适合亲和力及低免疫原性的人源化 scFv 的 CAR-T 细胞在卵巢癌小鼠模型中，能产生较强的抗肿瘤效应，并且发生毒副反应的概率明显降低。

六、展望

尽管 CAR-T 细胞在抗肿瘤免疫方面发挥了出色的功能,CAR 技术仍需要在很多方面做进一步的优化以提高其安全性和有效性。①优化 CAR 信号、寻找合适的更具有特异性的靶点是 CAR-T 细胞治疗在应用中的首要任务,特异性的靶点可以避免脱靶效应而减轻 CAR-T 细胞治疗带来的副反应。②确立合理的联合治疗方案,与其他治疗方式的有效结合也是提高 CAR-T 细胞治疗效果的一种方式,如与 PD-1 单抗的联合治疗能明显提高 CAR-T 细胞对肿瘤的治疗效果。③如何有效地降低实体瘤中肿瘤微环境对 CAR-T 细胞功能的抑制也是现在 CAR-T 研究的热点,第四代的 CAR 结构是目前应用比较多的方法,但是如何运用到临床还需要进一步的研究。④临床患者一般体质较差,用健康人的 T 细胞通过体外扩增和基因编辑后回输到病人体内,能有效提高 CAR-T 细胞功能,但如何有效避免异体回输产生的免疫排斥也是现在 CAR-T 细胞研究的一个方向。这些问题都是 CAR-T 细胞治疗所要解决的重大问题,都需要进一步地研究。随着科学技术的发展,很多新技术如 CRISPR 基因组编辑技术、基因测序技术等不断涌现,这也为 CAR-T 细胞的发展提供了很大的帮助。随着 CAR 技术的发展,CAR-T 细胞免疫治疗必将在肿瘤的生物细胞免疫治疗中发挥越来越重要的作用。

第七节 靶向新抗原的免疫治疗的临床试验及进展

一、肿瘤新抗原在免疫治疗中的临床应用及进展

癌症的特征是遗传物质突变的累积,肿瘤细胞基因突变所产生的异常蛋白质(异常抗原),被称为肿瘤新抗原(neoantigen),其有两个重要特征:①肿瘤细胞特有,而正常组织细胞没有,所以称为"新(neo)";②这些异常的蛋白质,能被免疫系统所识别,激活免疫细胞。因此,靶向新抗原的个体化免疫细胞治疗能够很好地解决肿瘤突变异质性和动态演化这两大难

题，实现个体化多靶点的精准治疗方案。靶向新抗原的个体化多靶点免疫细胞治疗主要通过两种方式实现：一种是制备个体化多靶点疫苗，通过激发体内的"主动免疫"，实现抗肿瘤免疫反应；另一种是体外富集或扩增体内已有的新抗原反应性T细胞（neoantigen-reactive T cell，Neo-T），通过"过继免疫"使人体获得足够多的Neo-T细胞达到杀伤肿瘤细胞的目的。此外，联合免疫检查点抑制剂以及基因工程化Neo-T细胞将进一步产生显著的抗肿瘤效果。

二、肿瘤新抗原免疫疗法的作用机制

（一）肿瘤新抗原疫苗

根据患者肿瘤突变谱设计个体化多靶点新抗原疫苗是非常具有潜力的治疗策略。直接将编码肿瘤特异性突变的DNA、mRNA抑或是肿瘤特异性突变的多肽进行皮下或淋巴结注射就可以激活机体靶向新抗原的T细胞免疫反应，达到治疗或者预防肿瘤复发的目的。人体的抗原呈递细胞，包括单核-巨噬细胞、树突状细胞、B细胞以及内皮细胞等都可以装载新抗原成为个体化多靶点新抗原疫苗，提高抗原呈递效果。

（二）肿瘤新抗原反应性T细胞

肿瘤表达的新抗原主要来源于非同义的单核苷酸变体（singlenucleotide variants，SNV），SNV赋予新抗原免疫原性。Neo-T细胞可与新抗原-MHC之间具有更高的亲和力。过继性回输大量经体外筛选的高特异性和高效应功能的Neo-T细胞，从而使体内有足够多的Neo-T细胞，可达到杀伤肿瘤细胞的目的。

三、肿瘤新抗原反应性T细胞的制备流程

首先是通过二代测序技术（NGS）鉴定肿瘤表达的新抗原，NGS的发展

使得鉴定肿瘤患者的新抗原成为可能。全外显子测序（WES）可鉴定出能够产生新抗原的许多突变，即获取肿瘤组织鉴定表达的基因突变。通过芯片建模后 MHC 结合算法或者质谱进一步分析，然后应用以 MHC 多聚体为基础的筛选方法或者功能实验来验证筛选新抗原的免疫原性。获取患者体内肿瘤特异性靶向突变肽的 T 细胞，负载新抗原的抗原呈递细胞扩增大量的特异性 T 细胞进而回输。

四、肿瘤新抗原的临床应用

（一）免疫治疗疗效评估的生物学标记物

新抗原可以作为免疫治疗疗效评估的生物学标记物。在 1 例转移性恶性黑色素瘤患者应用免疫检查点抑制剂伊匹木单抗治疗后，靶向 ATR 和 Rad3 基因的突变表位的肿瘤浸润性 T 细胞在治疗后均显著升高。CTLA-4 阻断剂治疗 64 例恶性黑色素瘤患者的临床研究结果表明其可诱导肿瘤部位新抗原特异性 T 细胞的产生。非小细胞肺癌患者帕博利珠单抗治疗后体内新抗原特异性 $CD8^+$ T 细胞的反应性与肿瘤消退之间密切相关，新抗原负荷与患者临床疗效和无进展生存期呈正相关。一项针对转移性结肠癌患者的 II 期临床试验结果表明免疫检查点抑制剂的疗效依赖于肿瘤中 DNA 修复途径的完整性。在错配修复缺陷的肿瘤患者体内存在大量新抗原，免疫检查点抑制剂的敏感性增加，并在体内检测到快速增殖的 Neo-T 细胞克隆。在一项 Meta 分析中，布朗（Brown）等人利用癌症基因组图谱数据库分析了包含 6 种肿瘤类型的 515 例患者的资料，发现突变表位与患者生存期相关，同时与细胞毒性淋巴细胞的浸润及其 PD-1 和 CTLA-4 的表达相关，突变负荷小的肿瘤浸润的淋巴细胞较少。因此，新抗原的负荷可以作为预测免疫治疗疗效的生物学标记物。

（二）肿瘤新抗原疫苗

新抗原疫苗适用于各种检测到突变抗原肿瘤患者的治疗，目前已在多种肿瘤治疗中显示了较好的耐受性和疗效。2015 年发表在《科学》杂志的一篇

Ⅰ期临床试验结果表明，Ⅲ期恶性黑色素瘤患者应用分泌IL-12p70的DC疫苗联合免疫检查点抑制剂治疗，生存期得到明显延长。此外，另一项研究中，6例恶性黑色素瘤患者接受新抗原疫苗治疗，4例ⅢB/C期患者在输注疫苗后25个月内无复发，另外2例合并肺转移的Ⅳ/M1b期的患者，单纯应用新抗原疫苗治疗后疾病进展，随后给予帕博利珠单抗治疗4个疗程后，均获得完全缓解，并且在体内检测到Neo-T细胞的扩增。

（三）肿瘤新抗原反应性T细胞的临床应用

Neo-T细胞体外扩增后回输在肿瘤治疗中也显示了巨大的潜力。1例转移性胆管癌患者应用新抗原特异性$CD4^+$T细胞过继输注后产生临床免疫应答反应，分析患者肿瘤浸润性淋巴细胞发现$CD4^+$T细胞特异性识别肿瘤突变抗原ERBB2反应蛋白（ERBB2IP）。过继回输的$CD4^+$T细胞中有25%是ERBB2IP特异性的；复发时给予输注超过95% ERBB2IP特异性$CD4^+$T细胞也产生了免疫应答。转移性恶性黑色素瘤患者接受细胞过继免疫治疗后获得持续的临床免疫应答反应。德国海德堡大学Ugur Sahin团队对13例恶性黑色素瘤患者进行研究，每个患者挑选10个特异突变作为新抗原，通过疫苗接种前后的血液样本中$CD4^+$和$CD8^+$T细胞分泌IFN-γ的ELISPOT实验，分析总计125个突变抗原，显示60%的预测新抗原可激活免疫应答。13例患者接种疫苗后，转移事件的发生率显著降低，8例患者新抗原疫苗接种后获得完全缓解随访期（12~23个月）无复发，5例转移性患者中有2例达到了与疫苗相关的客观缓解；其中1例患者复发是由于β2-微球蛋白缺乏导致的获得性耐药；另外1例患者联合PD-1单抗治疗后完全缓解。1例转移性乳腺癌患者应用Neo-T细胞联合免疫检查点抑制剂治疗后获得长期（超过22个月）完全缓解。

五、肿瘤新抗原免疫治疗与化疗、放疗和免疫检查点抑制剂的协同作用

免疫检查点抑制剂不直接靶向新抗原，但是能够诱导天然存在的新抗原特异性免疫反应。采用环磷酰胺和氟达拉滨进行清髓后，再给予过继性细胞

输注并联合 IL-2 治疗能够增加细胞的寿命和临床应答的持续时间。放疗能够诱发肿瘤新抗原的产生。免疫检查点抑制剂能够克服肿瘤微环境对新抗原特异性 T 细胞免疫反应的抑制，多项研究报道靶向新抗原的 T 细胞治疗和疫苗治疗联合免疫检查点抑制剂获得较好的疗效。

六、肿瘤新抗原临床应用的优势和局限性

随着基因组学、数据科学和癌症免疫疗法的技术进步，人们能够快速准确地绘制癌症变异体图谱，选择最适合的突变作为疫苗和 T 细胞治疗的靶点以获得最佳免疫反应，并根据需要为肿瘤患者定制个体化治疗方案。个体化靶向新抗原的疫苗和 T 细胞临床试验结果显示了针对个体肿瘤突变特征的可行性、安全性和免疫治疗活性。同时，靶向新抗原的免疫治疗也具有一定的局限性。首先，单纯应用肿瘤疫苗治疗可能更适合肿瘤负荷较小的患者，但是在临床工作中，大多数患者往往具有较高的肿瘤负荷，单纯给予 DNA、mRNA 或多肽疫苗是否能够在体内激活有效的抗肿瘤免疫反应，有待进一步的临床研究来证实。其次，大多数 Neo-T 细胞直接靶向突变抗原发挥肿瘤免疫应答，这意味着需要个体化治疗，而在肿瘤中只有一小部分非同义突变是可以引起 $CD4^+$ 或 $CD8^+$ T 细胞应答的免疫原性新抗原，因此新抗原检测方法和突变负荷显得至关重要。第三，并不是每个患者都能有手术切除的组织用于分离 Neo-T 细胞，而且有些患者的肿瘤组织中包含的 Neo-T 细胞数量极少，难以满足治疗的需要。除了数量因素外，从肿瘤浸润淋巴细胞中获得的 Neo-T 细胞也存在扩增能力有限、杀伤能力不足等瓶颈问题。最后，Neo-T 细胞不能解决肿瘤微环境中的免疫抑制问题，特别是当肿瘤细胞动态表达 PD-1 配体时，即便这类 Neo-T 细胞能够特异性识别肿瘤，也将受到免疫抑制而难以发挥功能。

七、展望

靶向新抗原的疫苗和 Neo-T 细胞是个体化、多靶点的，其在安全性、特

异性、广谱性、疗效持久性以及应对肿瘤克隆演变的动态适应性上，都具有巨大优势。前期研究和临床应用表明，个体化新抗原疫苗和 Neo-T 细胞针对恶性肿瘤的治疗已显示出良好的治疗效果，在防止肿瘤细胞的扩散和复发、提高患者的自身免疫力等方面均具有重要作用，对恶性黑色素瘤等多种肿瘤的杀伤活性都较高。靶向新抗原的疫苗和 T 细胞治疗联合免疫检查点抑制剂及应用基因工程化的 Neo-T 细胞治疗在肿瘤免疫治疗领域有着巨大的发展潜力和应用前景。

第十章 乳腺肿瘤组织学

乳腺癌是女性最常见的恶性肿瘤之一。与欧美国家的发病率相比，我国乳腺癌的特点是发病率相对较低；但近些年来我国乳腺癌的发病率正以每年约3%的速度迅速增长，在北京、天津、上海、广州等大城市已经上升到女性恶性肿瘤的首位，发病率明显高于全国平均水平；且我国女性乳腺癌发病相对年轻，30岁以上女性乳腺癌的发病率开始增加，40~49岁达到高峰年龄，比西方国家妇女早了10~15年；加上中国的人口基数大，乳腺癌的病例数多，乳腺癌的预防和规范治疗，以及首期治疗后的随访和管理工作已成为一项艰巨的任务。

由于诊疗技术不断进步，乳腺癌能够被早期发现，而且治疗效果也得到改善，其预后较其他恶性肿瘤好，是一种可防可治的疾病。乳腺癌的正确诊断和治疗，直接关系患者的生存时间和生活质量。本书下列章节将以乳腺肿瘤为例，对乳腺肿瘤进行全面地介绍，充分反映当前乳腺肿瘤基础与临床研究的最新进展。

第一节 乳腺的发育

一、胚胎期乳腺发育

胚胎发育至第4周，无论男性还是女性，在腹侧面中线两侧，从腋下直至腹股沟，表皮局部增厚，形成左右两条高起的嵴，称乳腺嵴（mammary ridge）或乳线（milk line）。乳腺嵴的上皮具有向深部生长的特性，在其深部间充质的诱导下，它可长入间充质并增生为腺体，形成乳腺。多胎生的哺乳动物，在整个乳腺嵴上均发生局部上皮下陷增生，形成左右两排乳腺，可哺育多个幼仔。在人类，只有胸段乳腺痘的上皮局部下陷，形成左右一对乳腺，其余部分均退化。但偶尔也出现两个以上的乳腺，这种情况称超数乳腺或副乳腺，约90%出现在胸部乳腺嵴上。有时在腋窝皮下发生乳腺组织，平时不易察觉，在妊娠和哺乳时才因胀大而被发现。

胚胎6周，长约11.5mm时，在其腹面两侧，由臂芽基部至腿芽基部，原始表皮增厚，形成两条对称的"乳线"。其中多处局部增厚区形成4—5层上皮细胞的"乳线始基"。其下层中胚叶细胞也有增殖。

胚胎9周，长约26mm时，上述"乳线"上原始"乳线始基"逐渐消退，而胸前一对乳腺始基继续发育，表层细胞增多而突起，发展形成实心乳芽，乳芽表层细胞增殖形成乳头芽，上皮细胞再往下生长，形成乳头凹。其附近间质逐步分化为脂肪和纤维结缔组织。

胎儿3个月，长54—78mm时，乳头芽继续发育增大，当胎儿长78—98mm时，乳头芽基部上皮基底细胞向下生长，形成乳腺芽，并延伸成为输乳管原基。变化持续至胎儿长270mm，乳头凹的上皮逐渐形成孔洞，乳腺芽向下生长，长入结缔组织中，形成乳腺管，并开口于乳头凹的孔洞处。

胎儿6个月，长约335mm时，输乳管原基进一步增殖、分支，形成15—20个实性上皮索，深入表皮内。胎儿9个月，实性上皮索有管腔形成，即为初期乳腺导管。导管末端出现原始小叶，初为几个细胞团，无腺状排列。同时，乳腺下结缔组织不断增殖，使乳头逐渐外突，乳头周围皮肤的色素沉着加深扩大，逐渐形成乳晕。至此，胎儿期乳腺基本发育。而原始乳腺小叶继续维持，直到出生后青春期才形成末端乳管和腺泡。

二、出生后乳腺发育

1. 新生儿期乳腺

由于母亲激素在新生儿体内的生理效应，两性新生儿中，约60%可出现乳腺的某些生理活动。表现为乳头下肿胀，或有小结，有时可由乳头挤出乳汁样分泌物，称为"婴乳"。上述现象一般在出生 2—4 天出现，1—3 周后，随着由母体而来的激素的消耗而消失。此期内组织学表现以增生性改变为主，光镜下可见乳管上皮细胞明显增生，细胞呈 2—3 层排列，管腔扩大，内含粉红色分泌物。乳腺小导管末管可见萌芽性的细胞小团及腺泡样结构。有的乳管上皮细胞脱落或呈囊状改变，间质增生，乳管周围纤维组织及血管增多淋巴细胞浸润。上述改变在 1—3 周时开始消退，3—6 月后完全消退，乳腺呈幼儿期静止状态。

2. 幼儿期乳腺

新生儿期的乳腺增生，在 3—6 月后消失，乳腺处于完全静止状态，表现为乳腺的退行性变化。乳管上皮萎缩退化，呈排列整齐的单层柱状及立方细胞，管腔狭窄或闭塞，乳管周围结缔组织呈玻璃样变，偶见游走吞噬细胞。男性幼儿乳腺静止状态较女性幼儿更加完全，此时男、女孩乳腺外形无明显差别。

3. 青春期乳腺

青春期指性变化开始到性成熟这一阶段，是女性一生中乳腺发育最重要的时期，历时 3—5 年。这一阶段到来的早晚，可因种族、地区、营养及生活条件不同而异。一般认为，月经来潮前 3—5 年乳腺开始发育，白种人女孩 9—13 岁乳腺开始发育，有人统计法国女孩乳腺开始发育平均年龄为 11.4 岁，英国 11.1 岁，美国 10.8 岁。过去多认为我国平均为 12—15 岁。但 1984 年天津市调查资料显示，女孩乳腺发育 9 岁时可达 1/3，10 岁时过半，13 岁时基本全部发育。这种乳腺发育、月经初潮逐渐提前的趋势，可能与物质文化水平的提高有关。双侧乳腺多同时发育，亦可单侧先发育或一侧的部分乳腺先发育。临床应注意识别，不可将发育的乳腺当作"肿瘤"而切除。乳腺发育成熟时，尚有约 1/3 女孩无月经，月经来潮才是作为性器官的乳腺基本发育成熟的标志。

女性青春期乳腺开始发育时，在卵巢性激素的作用下，整个乳腺、乳晕和乳头都相继增大。乳头和乳晕因上皮内色素沉着颜色加深，1 年左右乳腺发育成盘状，继而呈半球状或圆锥状，呈现明显的女性第 2 性征。此期乳腺的增大主要因间质纤维组织和皮下脂肪增多积存所致。乳腺导管系统与间质组织成比例地增生。乳管末端基底细胞增生成群，形成腺泡芽。随后腺管延伸，轻度扩张，分支出现，但未形成腺小叶。周围结缔组织增多，血管丰富。至月经来潮时，小导管末端逐渐形成乳腺小叶。上述过程都是在内分泌激素影响下出现的，到性成熟期，随着卵巢功能周期性的改变，乳腺呈现相应的周期性变化，直到妊娠、哺乳期，乳腺才充分发育。此时如果雌激素刺激过强，或乳腺组织的反应特别敏感，则有可能引起乳腺的全面肥大，形成乳腺肥大症；若刺激引起的增生性病变局限于乳腺某一处，则会形成乳腺纤维增生症或纤维腺瘤。

男性青春期乳腺发育晚于女性，发育程度低且不规则，发育期限也较短。60%—70%的男孩在此期间乳头下出现纽扣大的硬结，有轻度触痛。往往一侧较明显，多在1—2年后退化消失。组织学变化为乳腺管延长，管腔加深，上皮为柱状，大乳管内见少量分泌物，管周结缔组织增生，血管增多。退化后见乳管上皮萎缩，管腔缩小或封闭，管周结缔组织呈胶原病变性。如不退化持续存在，甚至发展，则形成病理性改变，临床称为"男性乳腺肥大症"。

4. 性成熟期乳腺

性成熟期未孕女性的乳腺称静止期乳腺（resting mammary gland），此时乳腺组织学结构已近完善。乳腺实质被结缔组织分隔为15—25个乳腺叶。每叶为一独立的腺，有一条独立的输乳管开口于乳头孔。乳腺叶呈椎体形或不规则形，以乳头为中线呈放射状排列。每个乳腺叶又由结缔组织分隔成许多乳腺小叶（mammrrylobule）。小叶内主要由发育成熟的各级导管组成，其分泌部不发达，腺泡很少且泡腔狭窄。光镜观察显示，静止期乳腺主要为结缔组织和脂肪组织，上皮性导管稀少，多为小叶内导管，孤立或成簇散在于结缔组织中。这些小导管由单层柱状或立方上皮组成。细胞的胞质少，染色浅，细胞核呈椭圆形。上皮外包有一层体积较小的肌上皮细胞，其细胞核呈椭圆形，染色深，胞质内含有较多具有收缩功能的细丝。上皮肌膜外为一层致密结缔组织，其厚度接近于上皮的厚度。小叶内其余部位的结缔组织比较疏松，内含较多的成纤维细胞和脂肪细胞，及少量巨噬细胞、淋巴细胞和浆细胞。

当卵巢发育成熟，其激素水平呈周期性变化时，静止期乳腺的组织学结构也随之发生周期性改变。在月经来潮前,卵巢激素水平达高峰。在激素作用下,乳腺呈现增生性改变;月经来潮后,激素水平降低,乳腺呈退行性变化。

性成熟期乳腺又称为月经期乳腺,成年妇女,由于脑垂体、肾上腺素和卵巢的生理活动,在雌激素和孕激素的作用下,乳腺的形态及组织学结构随之发生周期性改变。

5. 妊娠期乳腺

乳腺在妊娠期比性成熟期变化更明显。妊娠 5—6 周时,乳腺开始增大,至妊娠中期最明显,同时乳头增大,乳晕范围亦扩大。乳头、乳晕色素沉着,颜色加深,表皮增厚。在乳晕的表层内有 12—15 个凸起,称为晕腺(montgomery's glands),类似皮脂腺,可分泌皮脂以润滑乳头,为婴儿吸吮做准备。由于乳腺迅速地增大,可见皮下浅静脉曲张,有时皮肤出现白纹。

6. 哺乳期乳腺

妊娠末期乳腺上皮细胞即开始分泌初乳(colos-trun)。初乳内脂肪少蛋白质多,而且大部分为球蛋白,其中含量较多的是分泌型免疫球蛋白 A(sIgA)和乳铁蛋白,还有 IgA、IgG 等。一般认为,从分娩到产后 4—5 天的乳汁为初乳,量少,但含大量抗体。产后 5—10 天为过渡乳。10 天以上为成熟乳。产后由于胎盘分泌的孕激素在血中浓度突然下降,使受其抑制的催乳素水平急剧上升,而开始大量泌乳。加之婴儿的吸吮对乳头的刺激,使泌乳作用可持续 9—12 月。哺乳期内乳腺小叶及乳管有分泌及储存乳汁的功能。组织学改变有:乳腺小叶内腺泡高度增生肥大,腺上皮细胞成单行整齐密集地排列在基底膜上,核位于基底部,胞体大而苍白,明亮的乳汁充满胞浆,小叶间隔菲薄。小叶内可见形态不同处于不同分泌周期的腺泡,说明乳腺腺泡的分泌活动并非同时,而是交替进行的,在妊娠期乳腺小叶未充分发育者,哺乳期也往往处于静止的状态。多次妊娠及哺乳可使这种发育不良的腺小叶得到发育,可能导致慢性囊性乳腺增生病发病率减少,多次妊娠哺乳者乳腺癌发病率下降,或与此有关,但妊娠和哺乳期可使原有的乳腺良、恶性肿瘤加速发展,应予以注意。

7. 哺乳后期乳腺

虽然妊娠中期乳腺腺泡上皮已开始有分泌活动，并可有初乳泌出，但真正的泌乳多在分娩后 3—4 天。此时乳腺明显胀硬，皮肤色素变深，毛细血管充盈显露。常伴有不同程度的乳房疼痛，一旦开始哺乳，疼痛即消失。分娩后，雌、孕激素水平降低，腺垂体分泌催乳素增多。另外，婴儿吸吮产生的反射也导致催乳素分泌增加。在催乳素作用下，乳腺进一步发育。光镜下观察，可见乳腺小叶内充满腺泡，小叶内导管也明显可见。腺泡腔明显增大，腔内分泌物随哺乳时间的不同而多少不一。腺泡上皮细胞的形态由立方形变为柱状，但其常随分泌周期的时间不同而异。有的细胞呈高柱状，有的呈矮柱状、立方形或扁平状。细胞内脂滴被溶解，因此，顶部胞质内可见许多空泡。间质中脂肪细胞减少，血管增多，淋巴细胞、浆细胞和嗜酸性粒细胞也明显增多。

乳腺小叶的发育因人而异，即使在同一个体，乳腺的部位不同，发育亦不一致。乳腺小叶的发育状况是乳汁分泌多寡的决定因素。一般认为，妊娠期乳腺小叶未能充分发育者，哺乳期亦处于静止的状态。多次妊娠可能使发育较差的乳腺小叶继续发育。

在哺乳间歇期，乳腺分泌的乳汁储存在先泡腔和导管内，当婴儿开始吸吮时，可反射性地引起乳腺腺泡和多个肌上皮细胞收缩，促使乳汁排出。

中段哺乳后，乳腺便停止分泌活动，其结果也发生变化，逐渐恢复到静止状态。此时组织学特点为多数腺泡逐渐退化并被吸收，乳腺小叶变小。小叶间及小叶内结缔组织和脂肪组织增多。哺乳期后或中止哺乳数日后的乳腺可以迅速发生退化性病变，包括储留在腺泡及导管内的乳汁被重新吸收；腺泡变空、萎缩、破裂；细胞内分泌颗粒消失；基底膜中断；上皮和基底层融合成较大而不规则的腺泡腔隙；腺管萎缩变细，管周结缔组织增生；萌芽性末端乳管重现。腺小叶变小，结缔组织增多，腺组织恢复到静止状态，乳腺在断奶后数月大致可恢复原状。残余的乳汁分泌可持续数年。不规则的持续哺乳，由于结缔组织增生不足，不能补充哺乳期失去的或被吸收的间质，可导致哺乳后的乳腺松弛、扁平和下垂。复旧不良时，可以发生乳汁潴留囊肿、导管扩张、乳腺继发性感染等病症。

8.绝经及老年期乳腺

绝经前期由于雌激素和孕激素的缺乏,乳腺已开始萎缩,腺皮上细胞消失,管腔变细,但因脂肪积聚外观肥大。分娩次数少或未分娩妇女,在绝经前约有 1/3 可发生腺小叶增生,腺泡囊性扩张等。绝经及老年女性乳腺组织学可见,导管上皮细胞变平或消失,小乳管和血管消失,间质纤维发生玻璃样改变、钙化等。各种囊性病变主要发生在绝经期后已有退化改变的乳腺组织中。乳腺癌则好发于脂肪或纤维组织显著增加,而乳腺腺体已明显退化和萎缩的乳腺中。

第二节 乳腺的生理学特点

女性乳腺作为女性生殖系统的一部分,其生理变化受到神经体液的调节,即在神经系统的控制下,通过下丘脑、垂体和卵巢雌激素的作用,对乳腺的生理过程进行复杂而精细地调控。其发育及生理功能的变化受脑垂体、卵巢、甲状腺等分泌的激素影响。

女性于青春期卵巢开始周期性分泌活动,乳腺主要受到雌激素的影响,引起导管系统开始发育,同时有一定数量的间质和脂肪组织增殖,使乳房明显增大,成半球状。雌激素的分泌使乳腺导管系统增生、血管间质充分生长,而孕激素的分泌刺激使乳腺腺泡增生、上皮成熟。

育龄期妇女随着卵巢功能的周期性变化,在月经周期过程中也有周期性的增生和复旧的改变。怀孕后,胎盘分泌大量雌激素促使乳腺进一步增生,乳腺导管系统充分伸展发育。在怀孕后期,孕激素的分泌量增加,促使乳腺腺泡发育成熟,处于分泌状态。分娩以后,体内雌激素、孕激素浓度明显降低,其对催乳素的抑制作用消失。同时,乳腺也受其他一些内分泌激素的调节。了解乳腺的内分泌的关系,对研究乳腺有关疾病的发生、发展、治疗和预防有着重要意义。

女性乳房在发生、发育过程中的变化主要受到性激素的作用。它的生理活动由垂体激素、肾上腺皮质激素及性激素控制和调节,各期交替出现的增生、复旧、退化的改变大致相仿，但改变的程度因人而异，甚至在同一个人不同部位的改变也不相同。一般来说，多数乳腺组织的发育异常发生在退化复旧期。在35—40岁时主要为乳腺小叶异常，在40—45岁时为上皮细胞萎缩，在46—50岁时多为导管囊状扩张，50岁以后则为小乳管闭塞，血管消失，结缔组织玻璃样变性。乳房的囊性病变及乳腺癌也是如此。各种囊性病变主要发生在绝经后已发生退行性变的乳腺组织中，而乳腺癌则好发于脂肪和纤维组织。

第三节 乳腺的应用解剖

人类的乳腺和其他哺乳动物一样，是从胚胎腹面的外胚层组织发育形成的。乳腺由腺体、导管系统、脂肪组织和纤维组织所构成。每侧腺体有15—20个腺体，腺叶又分成许多腺小叶，腺小叶由小乳管和相应的腺泡组成。乳腺小叶是乳腺的基本单位，腺泡壁为单层立方上皮，外周有一薄层基膜，含有中层黏蛋白、4型胶原和蛋白多糖，基底膜层的完整性对于乳腺原位癌以及浸润性癌的鉴别至关重要。

一、乳腺的形态结构

乳房的形态因种族、遗传、年龄和哺乳等因素差异较大。黑人女性乳房很长，最初乳房是圆锥形的，但分娩后为了哺乳背在背上的婴儿，乳房被拉长了；亚洲妇女的乳房是小圆锥体或梨状乳房，印度妇女乳房为半球形或完全半球形。中国妇女乳房根据前突的长度与乳房基底部的半径比例可将其外形分为四种类型。圆盘形：乳房前突的高度小于乳房基底部半径，乳房稍隆起，形如盘状，在胸前部的隆起为逐渐过渡，边界不甚明显，站立与仰卧乳房形态无明显变化；半球形：乳房前突的高度等于乳房基底的半径，形似半球，乳房在胸前壁隆起较为骤然，边界明显，呈浑圆、丰满状，卧位时仍能看出明显的乳房曲线；圆锥形：乳房前突的高度大于乳房基底的半径，乳房下缘与胸壁形成的角度多大于 90°，形成明显的乳房下弧线，站立时，乳房高耸而微垂；下垂型：乳房前突的高度更大，仰卧时乳房向外侧垂展，站立时下垂呈袋状，有时乳腺下垂可达髂嵴水平。

1. 成年人乳房的位置及外形

成年人乳房上下缘位于第 2 肋与第 6 肋之间，内外侧位于胸骨边缘与锁骨中线之间。平均直径 10—12cm，平均中心厚度 5—7cm。乳腺组织伸向腋窝，成为 Spence 腋尾。乳房的轮廓个体差异较大，但通常是半球形，在未产妇类似圆锥形，经产妇下垂一些。

2. 乳房的结构

乳房主要由 3 种结构组成：皮肤、皮下组织和乳腺组织，后者又包括软组织和间质。软组织分为 15—20 个区段，最后在乳头处呈放射状汇集。每个区段的引流导管成为输乳管，直径 2mm。输乳管在近乳头处扩大为输乳管窦，直径 5—8mm。约有 10 个主要引流乳汁的输乳管开口于乳头。

导管系统的命名尚未统一。分支系统从乳头的集合导管开始，延伸至每一个腺泡的导管。每一个导管引流由 20—40 个小叶组成的腺叶，每一个小叶又由 10—100 个腺泡或囊状分泌小体组成。乳房皮下组织包含脂肪组织、纤维组织、血管、神经和淋巴管。

乳房的皮肤很薄，包含毛囊、皮脂腺和汗腺。非下垂乳房的乳头位于第 4 肋间，含丰富的感觉神经末梢，包括 Ruffini 样小体和 Krause 球。皮脂腺和汗腺暴露于外，但毛囊腺并非如此。乳晕呈环状，有色素沉着，直径 15—60mm。位于乳晕周围的结节是由乳晕腺（蒙氏腺）导管开口形成的隆起。乳腺下有胸肌筋膜，覆盖着胸大肌和前锯肌。连接于这两层筋膜之间的是乳房悬韧带（Cooper 韧带），对乳房起支持和固定作用。乳腺癌或者其他伴有纤维化的乳房疾病（如慢性炎症或外伤以后）侵及乳房悬韧带时，该韧带挛缩会引起乳房表面皮肤凹陷。

二、乳腺的组织学结构

乳腺是特殊分化了的汗腺类皮脂腺。乳房由皮肤、纤维组织、脂肪组织和腺体组织构成，含有丰富的血管、神经和淋巴管，同时还有与之关系密切的邻近组织，如肌.肉、筋膜、腋窝组织等。

乳房内的脂肪组织主要位于皮下，但不形成完整的囊，有纤维组织隔嵌入乳腺叶之间。乳腺位于皮下浅筋膜的表层与深层之间，通过结缔组织束固定其位置。乳腺下面是深胸筋膜，覆盖着胸大肌大部和前锯肌。乳腺周围的纤维组织发出小的纤维束连于胸筋膜上，从乳腺表面的纤维组织也发出小的纤维束连于皮肤和乳头，乳房上部的这些纤维束更为发达。这些起支持作用和固定乳房位置的纤维结缔组织成为乳房悬韧带或 Cooper 韧带。悬韧带将乳腺腺体固定在胸部的皮下组织之中。当癌肿侵犯周围组织时，乳腺悬韧带不能随病变组织增大而延长，呈相对缩短状态，牵拉肿瘤表面皮肤，形成以一个点为中心的皮肤凹陷，成为"酒窝征"，此征并非乳腺癌的晚期表现。在乳腺癌早期，因 Cooper 韧带受侵，纤维组织增生，韧带缩短，就易产生"酒窝征"。

乳腺组织由输乳管、乳腺小叶及腺泡组成，其内部结构犹如一棵小树的根系。乳房腺体由 15—20 个腺叶组成，每一腺叶分成若干个腺小叶，每一腺小叶又由 10—100 个腺泡或管状囊状分泌小体组成。这些腺泡紧密排列在小乳管周围，腺泡的开口与小乳管相连。多个小乳管汇集成小叶间乳管，多个小叶间乳管再进一步汇集成一根整个腺叶的乳腺导管，又名"输乳管"。输乳管在乳头处较为狭窄，继之膨大为壶腹，称为输乳管窦，有储存乳汁的作用。成人乳腺每一个乳管系统组成一个乳腺叶，腺叶之间隔以丰富的脂肪结缔组织，称为叶间结缔组织。每一区段的引流导管直径为 2mm，乳晕下乳窦直径为 5—8mm，腺泡平均直径为 44.8μm，为乳腺的分泌部。乳晕下是输乳管集中区，乳腺脓肿切开引流时，切开腺体应取以乳头为中心的放射状切口，以避免损伤放射状排列的输乳管。

自输乳管开口到输乳管窦下 1cm 的导管内衬以复层扁平上皮细胞，狭窄处为移行上皮，节段导管内衬以复层柱状上皮或单层柱状上皮，终末导管近腺泡处为立方上皮，腺泡内衬以立方上皮。若单个导管内的上皮细胞增殖呈乳头状突入管腔，称为导管内乳头状瘤，尤其以大导管乳头状瘤较常见，其癌变率为 6%—8%。若乳腺内许多部位的导管扩张而囊性变及囊内上皮细胞增生形成乳头状突起，称为乳腺囊性疾病，也有癌变的可能。乳腺癌主要发生于腺管的柱状上皮细胞，发生于腺泡的癌仅占5%。未成熟乳腺的导管和腺泡呈两侧上皮排列，包括基部的骰状层和扁平的表层。在青春期及其随后的雌激素作用下，上皮增生扩张形成多层。三种小泡细胞类型可被观察到，表面的A细胞、基部的B细胞和肌上皮细胞。表面的A细胞是含有丰富核糖体的嗜碱性细胞。基部的B细胞是乳腺上皮的主要细胞类型。肌上皮细胞围绕腺泡和分泌乳汁的小导管排列。肌上皮细胞排列成环状，呈星形。肌浆包含直径50—80mm的细丝；这些细丝通过半桥粒附着于基底膜。这些细胞不受神经支配，但是受类固醇激素和催产素的刺激。

乳腺小叶内的小管称为末梢导管，末梢导管与乳腺小叶共同组成乳腺的基本单位，称末梢导管小叶单位。此单位是乳腺的功能肌层。每个小叶单位及其周围大致可分为以下几个层次：最内层为单层柱状细胞或立方细胞，其外基底膜为单层平滑肌纤维，再外层为上皮下结缔组织，次外层为弹力纤维和平滑肌层，更外层为乳管周围结缔组织。末梢输乳管和腺泡的基底膜或单层平滑肌纤维实际上是一层肌上皮细胞，此细胞在末梢输乳管周围最为明显，有收缩功能，可使管腔缩小而排空其内容物。上皮下结缔组织包绕腺泡及末端输乳管，如此层过度增生，即为管内性腺纤维瘤。弹力纤维和平滑肌层一般仅围绕乳管周围而终于腺泡的起止部。乳腺肉瘤即起源于管周结缔组织及腺泡周围结缔组织。此层过度增殖形成的腺纤维瘤为管周型纤维瘤。另外，一切乳腺组织的增生均可见于此层组织。近年研究表明，此单位上皮细胞异常增殖既可发展为管内癌，也可发展为小叶癌，是乳腺癌发生的结构基础。多个末梢输乳管汇集成小叶间导管，向乳头集中，形成大导管，互不吻合，直接开口于乳头。当癌肿侵及大导管及周围淋巴管时，使大导管硬化、挛缩，牵引乳头，形成"乳头内陷"，为乳腺癌的典型表现之一。

非下垂乳房的乳头位于第4肋间隙，含有丰富的感觉神经末梢。婴儿吸吮时可产生射乳反射，当乳头皲裂时疼痛剧烈。而且皮脂腺和汗腺是暴露的，没有毛囊。皮脂腺聚集于输乳窦开口的四周，起滑润乳头的作用。乳头前面覆盖复层鳞状角质上皮，上皮层很薄。乳头有致密的结缔组织及平滑肌组成，平滑肌呈环形或放射状排列。当有机械刺激时，平滑肌收缩，可使乳头勃起，并挤压导管及输乳窦排出其内容物，有利于哺乳。

除以上结果外，乳房还分布着丰富的血管、淋巴管及神经，对乳腺起到营养和维持新陈代谢的作用，并具有重要的外科学意义。

三、乳腺相关的筋膜

乳腺位于浅筋膜的浅层与深层之间，浅筋膜浅层位于真皮层深面，为富含脂肪的结缔组织。此层厚薄差异较大，在锁骨下方较薄，与胸大肌筋膜紧密相连；向下、向外分别延续为胸壁及腹壁的皮下脂肪结缔组织；向内与对侧浅筋膜浅层相延续。乳腺癌手术分离皮瓣时，解剖面应在此层的前面、真皮层的深面，略带点状脂肪结缔组织，使分离平面位于浅筋膜血管及淋巴管网的浅面。这样既不会损伤真皮层的小血管网，减少出血，又可避免浅筋膜淋巴管网内可能存在的癌细胞残留。浅筋膜的深层则借疏松结缔组织附着于胸大肌筋膜的浅面。这样乳腺被包裹于浅筋膜的深、浅两层形成的包囊中。

浅筋膜深层及胸大肌筋膜还深入胸大肌内，有时部分乳腺腺体可穿过疏松组织而深入胸大肌浅层，并可见到癌细胞沿Cooper韧带向皮肤和胸大肌浸润。因此，做乳腺癌根治术时，应将胸大肌筋膜及肌肉一并切除。

浅筋膜伸向乳腺组织内形成小叶间隔，即乳房悬韧带，一端连于皮肤，另一端连于胸肌筋膜，对乳腺组织和脂肪组织起固定和支持作用，并保持一定的弹性和硬度。浅筋膜深层位于乳腺的深面，与胸大肌筋膜浅层之间有疏松组织相连，称"乳房后间隙"。它可使乳房既相对固定，又能在胸壁上有一定的移动性。当癌肿侵及胸大肌筋膜时，整个乳房的活动度受限。此外，浅筋膜外侧部分覆盖在前锯肌的表面，向下覆盖在腹直肌表面，这些筋膜在做乳腺癌根治术时均应一并切除。

Wuringer等对28个乳房标本作了详细的解剖研究，发现所有标本中均见到致密的横行纤维隔，该横行纤维隔起自第5肋间的神经筋膜，从乳房内侧到外侧，并走向乳头，该纤维间隔在乳腺腺叶间向上及向下分布，在乳房内侧缘及外侧缘变厚，走向垂直韧带，止于胸壁。垂直方向的韧带有内侧韧带及外侧韧带。内侧韧带中的深韧带强壮，起于胸骨及第2—5肋骨；浅韧带较薄弱，由连接皮肤及深韧带的起始处开始。外侧韧带中浅韧带较强壮，深韧带较薄弱。外侧浅韧带与深韧带有着相同的起源，均于胸小肌外缘起自胸肌筋膜，在腋中线止于腋部筋膜及皮肤，对乳房起悬吊作用。

四、乳腺的毗邻结构

乳房区域重要的肌肉有胸大肌、胸小肌、前锯肌、背阔肌和腹直肌等。

（一）胸大肌与胸小肌

胸大肌位于胸前外侧壁，位置表浅，覆盖胸廓前壁的大部，呈扇形，宽而厚。起自锁骨的内侧半、胸骨和1—6肋软骨等处。各肌束向外聚合，以扁腱止于肱骨大结节痘。其作用是使肱骨内收、旋内和前屈。如上肢固定可上提躯干，也可提肋以助吸气。胸大肌因性别、职业及体育运动等不同而厚薄差异较大，但很少见变异。胸大肌的深面，锁骨起点的下方有头静脉通过，乳腺癌根治术中切断胸大肌时应距锁骨下缘一横指开始。胸小肌位于胸大肌深面，呈三角形，起自第3—5肋骨，斜向外上止于肩胛骨的喙突。其作用是拉肩胛骨向前下方。当肩胛骨固定时，可上提肋骨以助吸气。胸小肌变异亦少见，但有缺如现象。

1. 胸大肌和胸小肌血供

胸大肌、胸小肌血液供应主要来自胸肩峰动脉的胸肌支及三角肌支、胸廓内动脉的穿支、肋间后支动脉的分支。此外，胸外侧动脉和胸最上动脉的分支也供应胸大肌，这些血管之间有广泛的吻合。

（1）胸肩峰动脉的胸肌支：胸大肌皮瓣常利用的血管为胸肩峰动脉。它起于腋动脉第一段或第二段，起始处外径平均为2.8mm，动脉向前内行，经胸小肌上缘穿出胸锁筋膜后，分为三角肌支、胸肌支、肩峰支和锁骨支。胸肩峰动脉发出胸肌支之前，干长约1.2cm。在切断胸小肌时，其内侧缘即见该动脉，此动脉多有分支，如仅有一支，行Patey改良根治术时，不应切断此动脉。

（2）胸廓内动脉的穿支：有5—6支，伴肋间神经的前皮支穿过第5—6

个肋间隙,向前外分布于胸大肌。在女性2—4穿支较粗大,并发出乳房支分布于乳房,在乳腺癌根治时应注意结扎该血管。

(3)肋间后动脉的分支:肋间后动脉的前支走行过程中,沿途发出分支营养胸大肌和胸小肌,乳腺癌根治术时,切断胸大肌注意结扎该分支。

(4)胸外侧动脉的胸肌支:胸外侧动脉在腋静脉深面发出,经腋窝沿胸大肌的外侧缘向下,分支营养胸大肌和胸小肌。

胸大肌和胸小肌的静脉回流一般与同名动脉伴行,回流到胸廓内静脉、腋静脉及肋间静脉。

2. 神经支配

胸大肌和胸小肌的神经支配主要来自胸前神经,随着各种改良根治术和乳房重建术的开展,胸外侧神经的解剖越来越受到重视。如术中切断了支配胸大肌和胸小肌的神经,则可导致胸大肌和胸小肌萎缩,失去保留胸大肌和胸小肌的意义。

(1)胸外侧神经:起源于臂丛外侧束,长5—6cm,直径为0.8—2.0mm,跨过腋静脉前方后,99%在胸小肌内侧缘沿细分动脉的胸肌支进入胸大肌深面。其中的一小分支支配胸大肌锁骨部,其余分支支配胸大肌胸部的内1/3。该神经在做乳腺癌改良根治术清除胸肌间淋巴结时易从根部将其损伤。

(2)胸内侧神经:起源于臂丛内侧束,起源位置较胸外侧神经低0.8—1.5cm,长8—9cm,直径为0.8—2.0mm。由于该神经起始部位于腋静脉内侧,因此走行过程中不跨越腋静脉,沿胸小肌深面向前下方走行,其中有1—3个小分支支配胸小肌,另外1—4个分支穿过胸小肌至胸大肌。胸内侧神经分支与胸小肌的关系有三种情况:①18%绕过胸小肌外缘至胸大肌;②66%穿过胸小肌中分至胸大肌;③26%以1—2支穿过胸小肌,另1—2支绕过胸小肌外缘。胸内侧神经35%与胸外侧动脉伴行,穿过胸小肌后多从胸大肌上方进入该肌,主要支配胸大肌的外侧部分。Patey乳腺癌改良根治术需切除胸小肌,胸外侧神经沿该肌内侧缘下行,很容易在切除胸小肌时损伤。Auchiincloss术式不切除胸大肌和胸小肌,不易损伤胸外侧神经,但有62%的胸内侧神经是胸小肌外侧部分穿出分布于胸大肌,要注意勿损伤之。

胸大肌上部和胸小肌发出的集合淋巴管经胸肌间淋巴结或直接注入腋窝前群淋巴结；胸大肌下部的集合淋巴管沿胸外侧动、静脉注入腋窝前群和中央群淋巴结；胸大肌内侧部的集合淋巴管向内走行注入胸骨旁淋巴结。另外，胸大肌、胸骨部和锁骨部的一部分集合淋巴管直接注入锁骨上淋巴结。

（二）前锯肌

前锯肌是一块宽阔的扁肌，位于胸廓侧壁，以数个齿肌起自上 8 个或 9 个肋骨，肌束斜向上内方，经肩胛骨的前方，止于肩胛骨内侧缘和下角。第 1 肋骨的起点在颈后三角。第 5—8 肋的起点处和腹外斜肌相互交叉在一起。其作用是拉肩胛骨向前和紧贴胸廓；下部肌束使肩胛骨下角旋外，助臂上举，当肩胛骨固定时，可上提肩胛骨助深呼吸。

胸外侧动脉从腋动脉第二段发出，与其伴行的静脉于腋中线前方沿前锯肌下行，营养该肌；前锯肌另一重要供应动脉为胸背动脉，胸背动脉发出一条分支供应前锯肌，称为前锯肌副支。肋间动静脉穿支从前锯肌的前面及侧面穿出，部分肋间动脉穿支的分支在前锯肌表面汇合，形成前锯肌浅支并与前锯肌侧副支交通，部分分支向上到达背阔肌的外侧缘，其余进入乳腺外侧及侧胸壁的皮下组织。这些前锯肌表面的血管与胸背血管形成侧支循环，在靠近背阔肌入口处汇入胸背动脉。

该肌肉受胸长神经支配。胸长神经起源于臂丛 C5、C6 和 C7 神经后根，位于侧胸壁并被前锯肌外侧筋膜覆盖，但在腋中线处位置较浅。在乳腺切除和腋窝清除时要保护好胸长神经，若是伤了胸长神经，则前锯肌失去神经支配而瘫痪，不能将肩胛骨拉向前以紧贴胸壁，导致肩胛骨向上向外翻翘，而形成翼状肩。

（三）背阔肌

背阔肌是全身最大的扁肌，扁平且范围宽阔，呈三角形。其作用是使肱骨内收、旋内和后伸。当上肢上举被固定时，可引体向上。背阔肌的集合淋巴管沿肌束方向向腋淋巴结后群及中央群引流。背阔肌与乳腺外科的关系主要是利用背阔肌肌皮瓣行乳房重建术或利用其肌皮瓣修补后胸壁的缺损，因此，与乳腺外科相关的主要是背阔肌上前部分的解剖。

（四）腹直肌

腹直肌位于腹壁正中线的两旁，居腹直肌鞘中，为上宽下窄的带形多腹肌，起自耻骨联合耻骨嵴，肌束向上止于胸骨剑突和第5—7肋软骨的前面。腹直肌的主要供应动脉是腹部上、下动脉。腹直肌受下6对肋间神经支配，呈节段性分布，因此取腹直肌肌皮瓣时无法保留完整的神经支配。

五、乳腺的血管、神经及淋巴分布

（一）乳房的血管解剖

乳房的血液循环十分丰富，供血动脉主要来自腋动脉、肋间动脉和胸廓内动脉的分支，这些形成了供应乳腺的丰富血管网，即皮肤真皮下血管网、腺体前血管网和腺体后血管网。皮肤真皮下血管网为乳腺皮肤提供血管，并且与胸肩峰动脉和肩胛下动脉吻合；腺体前血管网由胸外侧动脉和胸廓内动脉的分支组成；腺体后血管网则由胸廓内动脉、胸外侧动脉、胸肩峰动脉和肋间动脉的分支供血。

乳房的主要血液供应来自内乳动脉和胸外侧动脉。乳房约60%（主要是中部和中央部分）靠内乳动脉穿支供应，约30%（主要是上部和外侧）靠胸外侧动脉供应。其次有胸肩峰动脉穿支、第2—5肋间动脉穿支、肩胛下动脉和胸背动脉。

1. 乳腺的动脉

乳腺的血管网发达，血管分布的数量，未产妇女远不如经产妇女发达。供应乳腺的动脉主要有胸廓内动脉的穿支、第3—7肋间动脉的穿支及腋动脉的分支。

（1）胸廓内动脉穿支：胸廓内动脉穿支起于锁骨下动脉第一段的下壁，

即自锁骨下动脉与前斜角肌交叉处的近侧发出，紧贴胸膜顶前面进入胸腔，距胸骨缘 0.8—1.25cm，在第 1—6 肋软骨、肋间内肌和肋间外韧带的深面、胸横肌的前方下行，达第 6 肋间隙，分为两终末支，移行为腹壁上动脉。该动脉在胸骨旁相应肋间发出穿支，穿过胸大肌到乳腺内侧缘。主要分支位于 1—4 肋间，其中 1、2 肋间支分别从第 2 肋软骨上、下缘穿出，较为粗大，乳腺癌根治术时应予以妥善处理。胸廓内动脉的穿支是乳腺内侧血运的主要来源。

（2）肋间后动脉穿支：肋间后动脉由胸主动脉直接发出，在近肋角处分出一较小的下支，本干称为上支。上支在肋间内肌和肋间最内肌之间沿肋沟前行，其中第 3—7 肋间后动脉的上支至腋前线处发出若干条小穿支，营养乳腺和胸壁肌肉。肋间后动脉的上、下支在近胸骨旁处与胸廓内动脉吻合。

（3）腋动脉分支：乳腺外侧及上部的血供主要来自腋动脉的分支，但变异较大。

①胸最上动脉：沿胸小肌上缘下行，向下进入乳腺实质。该血管较细，走行不稳定。

②胸肩峰动脉：该动脉的胸肌支从主干出发后，穿过胸锁筋膜，进入胸大、小肌之间下行，并营养该肌。穿出胸大肌后，有若干分支达乳腺深面，是乳腺上内侧部的主要血运。

③胸外侧动脉：胸外侧动脉又称乳房外侧动脉，为乳房的主要供血血管，起源于腋动脉第 2 段，从腋静脉深面穿出，经腋窝沿胸小肌下缘走行，分布于胸大、小肌和前锯肌及乳腺上外侧部。这条血管直径 2—3mm，在正常情况下能营养整个乳腺实质。

④胸背动脉：胸背动脉自肩胛下动脉分出旋肩胛动脉后，分出若干小支，分布到乳腺外侧部，并伴随胸背神经分布于前锯肌和背阔肌。

以上各动脉保证了乳腺各部的血液供应，但其分布区域并非界限分明，而是相互吻合，构成丰富的动脉网。

2. 乳腺的静脉

乳腺的静脉分浅静脉和深静脉两组。浅静脉即乳房皮下静脉，位于浅筋膜浅层，横向回流的静脉向胸骨旁走行，在前中线两侧吻合，该组静脉在胸骨旁穿过胸肌注入胸廓内静脉。纵向回流的静脉向锁骨上窝走行，注入颈根部的浅静脉，然后注入颈浅静脉。浅静脉在皮下形成浅静脉网，乳晕部围绕乳头组成乳晕静脉环。乳腺的深静脉分别伴随同名动脉的分支汇入头臂静脉、腋静脉、奇静脉及半奇静脉。

乳腺的主要静脉回流途径：

（1）向内侧方向：乳腺内侧静脉主要回流至胸廓内静脉，此静脉注入同侧头臂静脉。

（2）向深部方向：乳腺后面的筋膜血直接注入肋间后静脉，然后注入奇静脉和半奇静脉，经上腔静脉回心入肺循环。

（3）向腋静脉方向：乳房深部组织、胸肌和胸壁的血液，汇入腋静脉相应各属支，然后经腋静脉注入锁骨下静脉及头臂静脉。

发生乳腺癌时，进入血行的癌细胞或癌栓可经以上三个途径进入上腔静脉，从而发生肺及其他部位的远处转移。其中胸廓内静脉的穿支是乳腺最大的静脉，是乳腺癌转移的最主要途径。当癌肿侵及浅筋膜或皮肤时，亦可经浅组皮下静脉而发生远处转移。

另外，乳腺癌的血行转移又有一个特殊的途径——椎静脉系统。整个椎管内、外均布有椎静脉丛，分为椎内静脉丛和椎间静脉丛。椎外静脉丛分布于椎骨前方、外侧及椎弓、横突、棘突和韧带的背面；椎内静脉丛则位于椎管的硬膜外隙内，上起枕骨大孔，下至骶骨，贯穿椎管全长。椎静脉丛与每一条肋间后静脉均相交通，且椎静脉丛无静脉瓣，静脉压力低，因此，癌细胞在未经上腔静脉系统进入血液循环前即可经肋间后静脉进入椎静脉系统，发生椎管内或椎骨转移。另外，椎静脉系统上穿硬脊膜经枕骨大孔与硬脑膜窦相交通，下与静脉丛广泛交通，当腹内压略有变化时，椎静脉系统和腔静脉系统的血液可来回流动。因此，当癌细胞经肋间后静脉进入椎静脉系统时，亦可直接发生骨盆、股骨上段、颅骨、肩胛骨及脑等部位的转移。另外，癌细胞经淋巴系统而进入血液循环亦为乳腺癌血行转移的一个重要途径，其中包括经胸导管、右淋巴导管和静脉淋巴交通等。

胸壁和乳房静脉回流涉及的主要静脉是胸内侧静脉穿支、腋静脉分支和肋间后静脉穿支。

(二)乳腺的神经分布

乳房的感觉包括两方面,其一是跟身体其他部位的皮肤一样,对压力、震动、冷热的一般触觉敏感性;其二是乳房中部,特别是乳头乳晕处独特的感觉反应点。即使乳头乳晕区的特殊感觉减退或者缺失,其皮肤的感觉、温度觉和压力觉可仍然保留,乳头乳晕的神经末梢丰富,感觉敏锐,在乳头皲裂时疼痛剧烈。哺乳时婴儿吸吮经乳头的神经末梢传入中枢,产生射乳反射。乳腺受交感神经与脊神经的支配,从各个方向而来的肋间神经在乳房皮肤上丰富的感觉支配有相当大的重叠。

支配乳房的交感神经中枢位于第2—6胸段脊髓的灰质侧角内,节前纤维通过脊神经前根和白交通支进入相应的椎旁交感干神经节。换元后的节后纤维通过肋间神经的皮支分布至乳房,部分沿胸外侧动脉和肋间动脉进入乳房,分布于皮肤、乳头、乳晕和乳腺组织。交感神经的功能主要是支配乳腺腺体的分泌和平滑肌的收缩。

支配乳房的躯体神经主要是颈丛3—4支和第2—6肋间神经的皮肤支。颈3—4脊神经的前支通过颈丛的锁骨上神经分布到胸上部,支配乳房上部的皮肤感觉;下部皮肤感觉来源于第2—6肋间神经,肋间神经的内侧支自胸骨旁穿出胸大肌,支配乳房内侧皮肤;肋间神经外侧支在腋前线前锯肌部位穿出,支配乳腺外侧皮肤。第4肋间神经的前外侧皮支和前内侧皮支是支配乳头的主要神经,同时邻近的第3和第5肋间神经及锁骨上神经也有分支分布于乳头乳晕区,保护肋间神经向乳头的分支不受损害。

(三)乳腺的淋巴引流

乳房内含有丰富的淋巴管,并且相互吻合成丛,与周围颈、胸、腹、腋下及脊柱等处的淋巴管网相通,组成复杂的淋巴回流系统。乳腺淋巴系统包括乳腺内的淋巴管和由乳腺向外引流的淋巴管及区域淋巴结。

1. 淋巴管

乳腺内的淋巴管主要由皮肤的淋巴管和乳腺实质的毛细淋巴管网组成。

另外，胸前外侧壁的淋巴引流与乳腺癌的淋巴转移有重要的关系。

乳腺的皮下淋巴管或乳头淋巴管丛通过体表淋巴管回流。这些无瓣淋巴管和真皮淋巴管相通并合并到萨帕乳晕下丛（sappey subareolar plexus）。乳晕下丛接收来自乳头和乳晕的淋巴管，并通过垂直淋巴管与其他皮下和真皮淋巴管连接。从表层到深层，从输乳管的乳晕下丛到小叶周边和真皮下丛，淋巴液单向流动。导管周围淋巴管位于管壁上皮肌层，淋巴液从深皮下层和乳房内淋巴管离心流向腋窝和内乳淋巴结。

2. 乳腺的淋巴引流方向

乳房的皮肤、皮下结缔组织及乳腺实质的淋巴管丛汇合为集合淋巴管，最后汇合为较粗的输入淋巴管并进入局部淋巴结。乳房的淋巴主要注入腋淋巴结，部分至胸骨旁淋巴结、胸肌间淋巴结和膈淋巴结等。另外，淋巴管之间尚有交通，进入输乳管的淋巴液有时可循短路绕过前面的淋巴结而进入下一站淋巴结。在淋巴管与小静脉之间亦有许多吻合存在，淋巴液可不经局部淋巴结而直接进入血液。

（1）解剖生理引流途径：乳房外侧部及中央部的淋巴管，向外上方走行，经过胸大肌外缘，沿胸外侧动、静脉向上，注入腋淋巴结的前群及中央群。这是乳房淋巴回流的主要途径。

乳房上部的淋巴管注入腋淋巴结的前群和锁骨上淋巴结，其中内上部的部分集合淋巴管有时可穿过胸大肌，向上直接注入锁骨上淋巴结。

乳房内侧部的淋巴管，向内走行，穿过胸大肌和第1—5肋间隙，注入胸骨旁淋巴结，并与对侧乳房淋巴管相吻合。

乳房内下部的淋巴管注入膈上淋巴结，并与腹前壁上部及膈下的淋巴管相吻合，从而间接地与肝上面的淋巴管相联系。

乳房深部的淋巴管经乳房后间隙穿过胸大肌注入胸肌间淋巴结，或直接沿胸小肌上缘注入腋淋巴结前群，亦可沿胸小肌下缘注入腋淋巴结中央群和前群。另外，一小部分集合淋巴管向后注入肋间淋巴结。

按乳腺分区叙述其淋巴流向符合解剖学伦理，但乳腺的各淋巴引流并无恒定的界限，乳腺任何部分的淋巴液均可引流到腋淋巴结，亦可回流到胸骨旁淋巴结。换言之，腋淋巴结既可接受来自乳腺外侧的淋巴液，亦可接受来自乳腺内侧的淋巴液。胸骨旁淋巴结亦可接受来自乳腺外侧的淋巴液。一般认为腋淋巴结接受乳腺淋巴引流的75%—80%，胸骨旁淋巴结接受20%—25%。也有研究发现，乳房的淋巴液大约3%回流到内乳淋巴结，而97%回流到腋窝淋巴结。

（2）病理性引流途径：当肿瘤较大，阻碍乳腺实质的淋巴液按组成通路回流时，产生淋巴逆流，癌细胞可随乳腺皮肤淋巴管内的逆流淋巴液转移到对侧乳腺、对侧腋窝、胸肌腹壁皮肤，或通过腹直肌鞘到达膈下和腹膜下丛，使肿瘤直接播散到肝脏和腹膜后淋巴结。

当癌肿侵及胸大、小肌时，可循胸大、小肌的淋巴引流转移到腋窝淋巴结或锁骨上淋巴结及胸骨旁淋巴结。癌肿侵及肋间肌时，则可随肋间的淋巴管，即肋间横向支转移到胸骨旁淋巴结及肋间后淋巴结和纵隔回流系统。

胸骨旁淋巴逆流，造成癌的肝脏转移。胸骨下交通支可以通过淋巴结同位素成像证实，其对早期乳腺癌有重要意义。

3. 腋淋巴结

腋淋巴结作为乳腺原发肿瘤主要的局部传播途径，其解剖和分布成为研究热点。腋淋巴结可分为前群或锁骨下淋巴结，位于内侧至胸小肌；腋群沿腋静脉分布于胸小肌与胸外侧静脉腋窝段之间；胸肌（rotter）淋巴结沿胸外侧神经分布于胸大、小肌之间；肩胛群包括沿肩胛下血管分布的淋巴结；中央群位于胸大肌外侧缘后方和胸小肌下方。能够被识别的其他群还有外乳淋巴结位于腋尾；28%的乳房可发现乳房内淋巴结；周围淋巴结位于上部的皮下脂肪及乳房外象限。

4. 内乳淋巴结

内乳淋巴结位于胸骨旁肋间隙。淋巴结紧贴胸膜外脂肪内的胸廓内动脉，分布于肋间隙，从第2肋间隙向下，内乳淋巴结被同一平面的横向胸肌从胸膜分开。内乳淋巴链中淋巴结的数量，各家报道不一。第1肋间隙和第2肋间隙的淋巴结沿乳房内血管的中央排列，88%的病例淋巴结位于第1肋间隙，76%位于第2肋间隙，而有79%的病例淋巴结在第3肋间隙沿血管分布。每一肋间隙淋巴结的患病率如下：第1肋间隙为97%，第2肋间隙为98%，第3肋间隙为82%，第4肋间隙为9%，第5肋间隙为12%，第6肋间隙为62%。

在淋巴结转移的情况下，淋巴回流的生理路径可能被阻塞，此时可替代的回流途径变得非常重要。这些途径包括深部、胸骨旁、对侧内乳淋巴链；浅部的交通支、肋间横向支和纵隔回流系统；通过腹直肌鞘到达膈下和腹膜下丛（Gerota 路线）。最后一条途径是肿瘤直接播散肝和胸膜后淋巴结。胸骨下交通支可以通过淋巴结同位素成像证实，而且可能对早期乳腺癌的诊治有重要意义。

第十一章 乳腺肿瘤发病特点及相关机制

　　随着基础医学尤其是分子生物学的研究进展，肿瘤学研究已逐步进入了分子医学时代，人们对乳腺癌发生发展机理的认识以及诊断、治疗的研究又有了长足的进步。单纯依靠形态学的描述已远远不能满足临床上早期诊断、制订治疗方案、预测预后等需要，深入了解乳腺癌的基础研究进展有助于将基础研究成果快速向临床应用转化。乳腺癌发生与基因改变之间的关系是十分明确的。和大多数肿瘤一样，乳腺癌的遗传物质的改变多数是体细胞的基因突变。这些来自生殖细胞的遗传性突变似乎可以协助体细胞发生特定的基因突变。在正常上皮细胞发生恶性转化过程中，其遗传物质的改变是多种多样的，其中包括：整条染色体的扩增与缺失（单倍体），染色体带的缺失、转位、扩增和重排，以及染色体的基因突变（点突变）。这些遗传信息的改变使基因的表达产物发生了量的改变或者结构发生变化。其结果是：①某些基因被活化或过表达，基因组中的两个等位基因中仅一个发生改变即可促进肿瘤的发生，此类基因成为癌基因；②某些基因表达失活或突变，其表达产物发生数量或结构改变从而使正常的抑制肿瘤产生的功能丧失或减弱，此类基因成为抑癌基因，抑癌基因的功能缺失需要两条等位基因均发生突变；③某些参与维持基因组稳定的基因被激活或失活，比如其产物参与调节有丝分裂过程或DNA修复的基因，这些基因的改变将协助癌基因或抑癌基因参与乳腺癌的发生；④在某些情况下，上述基因表达的改变不是源于基因本身的改变，而是源于遗传物质的修饰，从遗传学上讲这种改变仅仅影响个体的表型而不影响基因型。和其他恶性肿瘤一样，乳腺癌最常发生的是癌基因的低甲基化和抑癌基因的高甲基化，以及组蛋白的乙酰化。

第一节 乳腺肿瘤的病因及流行病学研究

一、生殖因素

女性的生殖因素是导致乳腺癌最重要的因素之一。卵巢分泌的性激素启动了乳腺的发育,同时通过每月一次的月经周期来调节乳腺细胞的增殖。青春期是乳腺发育非常重要的时期,青春期的开始标志着性激素的大量分泌,从而能诱导乳腺细胞增生。当进入绝经期时,卵巢丧失了分泌性激素和排卵的功能,乳腺细胞的增殖停止了。

1.初潮

目前一致认为,初潮年龄越早,患乳腺癌的风险越高,这可能与乳腺细胞暴露在更多的月经周期以及更高的性激素水平中有关。很多研究显示,初潮的年龄与绝经前和绝经后的乳腺癌有关,但对绝经前乳腺癌的影响更大。在一个集合的(pooled)研究中分析了7764例绝经前乳腺癌和16467例绝经后乳腺癌患者,结果显示初潮年龄每延迟一年,能减少9%的乳腺癌和4%的绝经后乳腺癌,但对激素受体阳性乳腺癌的保护作用更大。

2.妊娠和第一次足月产的年龄

未生育的妇女与生育的妇女相比,患乳腺癌的风险更高。第一次足月产的年龄越小,患乳腺癌的风险越小。而这种生育后的保护作用并不能立即出现,患乳腺癌风险的降低往往发生在第一次足月产的10年以后。

第一次妊娠时乳腺细胞增生发育成熟而为哺乳做准备,但同时也导致突变细胞加速生长从而增加妊娠后10年内乳腺癌的发病风险。流行病学资料显示第一次妊娠后患乳腺癌风险的短暂升高与此是一致的。

第一次妊娠使乳腺上皮细胞的生物学特性发生了永久性改变。经过妊娠期的增生和分化,细胞具有了较长的细胞周期,从而使细胞能更多时间地停留在G_1期,在此阶段细胞的DNA得到修复。第一次足月产的年龄越大,乳腺细胞中DNA的错误越有可能产生,并随着妊娠时细胞的增生而播散。在第一次妊娠后，乳腺组织对致癌物的易感性会降低，这也反映了乳腺细胞的分化和成熟。

3. 生育次数

生育次数越多，患乳腺癌的风险越低。这可能是由于反复妊娠导致乳腺细胞无法有时间来积累其 DNA 的损伤。

4. 哺乳

哺乳降低患乳腺癌的风险，主要有两个生物学的机制：哺乳能够使乳腺上皮进一步分化；哺乳还能在妊娠后延迟月经来潮。有一个 pooled 研究总结了来自 30 个国家的 50 个相关研究，结果显示在所有已生育的妇女中，每 12 个月的哺乳能降低 4% 的乳腺癌患病危险性。

5. 流产

青春期和妊娠期乳腺组织处于快速生长和未分化状态，这时的乳腺细胞最容易受到损伤并发生突变。在妊娠早期，由于乳腺上皮的快速生长，未分化细胞的数量增加。如果妊娠持续进行，这些细胞将在妊娠晚期分化成熟，因此其转化成癌细胞的可能性减少了。而自然流产或者人工流产打断了这一过程，所以从理论上讲应该增加乳腺癌的危险性。但是，目前的几个大规模的队列研究的结果却显示自然流产或者人工流产与乳腺癌危险性无关。

6. 绝经年龄

早期的绝经年龄和乳腺癌风险的相关性研究主要集中在年轻时接受双侧卵巢切除术的妇女上，研究发现这些妇女患乳腺癌的危险性显著降低。与 55 岁时自然绝经的妇女相比，45 岁前接受双侧卵巢切除术的妇女乳腺癌的发病风险能减少一半。绝经年龄每延迟一年，乳腺癌的发病风险将平均上升 3%。绝经年龄提前后，月经周期提前停止，性激素水平与绝经前相比显著降低，导致乳腺细胞的分裂也显著减少，从而降低患乳腺癌的风险。

二、内源性性激素

各类证据都显示性激素在乳腺癌的成因中发挥着重要作用。在流行病学资料中，乳腺癌的发生率在绝经前增长迅速，而到了绝经后雌激素水平降低时，乳腺癌发生率的增长速度也明显减缓。另外，与性激素有关的生殖因素也影响乳腺癌的发生率，例如初潮年龄、绝经年龄和生育状况。

由于性激素分泌特殊的生理学特征，对其检验方法非常重要，方法的错误往往导致研究结果的错误。性激素特别是雌激素分泌，往往随着月经周期而显著波动。在一些早期的研究中，雌激素的采集并没有考虑月经周期的因素，因为使研究中加入了混杂因素，这些混杂因素很可能导致结果的错误。最近的研究中，所有患者的血样在月经周期特定时间点采集，这样才能避免混杂因素，使研究结果更可信。另外由于伦理学和经济学的考虑，很多研究只进行一次采血，一次采血是否反映整个月经周期的激素水平仍值得商榷。在一些绝经后妇女的研究中，经过1—3年的采血和观察，雌激素水平能保持相对稳定，但是绝经前妇女中的相关研究则较少。下文中所介绍的临床研究是近10年来设计更为合理的前瞻性研究。

1.雌激素

雌二醇是生物活性最强的内源性雌激素，在循环血中以游离状态或者与性激素结合球蛋白或蛋白相结合的状态存在。与总雌二醇相比，游离雌二醇或者具有生物活性雌二醇（游离+白蛋白结合雌二醇）与乳腺癌风险的相关性更密切。绝经后妇女体内的雌二醇主要来源于雌酮，而血液中的雌酮大部分为硫酸雌酮。

2002年，有一个包括了9项前瞻性研究的pooled分析对绝经后妇女外周循环血中内源性雌激素和雄激素水平与乳腺癌风险相关性进行了研究，结果显示当雌激素水平升高时，乳腺癌的发病危险性也随之升高。这一结论也被其他研究所证实。另外两项前瞻性研究证实尿液中的性激素水平也与乳腺癌的发病风险有关。循环血雌激素水平的升高更多的是增加激素受体阳性的乳腺癌风险，而不是激素受体阴性乳腺癌。在他莫昔芬和雷洛昔芬的临床试验中同样证实抗雌激素治疗只对雌激素受体阳性的乳腺癌有效，另外，肥胖主要增加激素受体阳性乳腺癌的发现也证实了这一点。

绝经前妇女雌激素水平和患乳腺癌风险的资料相对较少，主要的原因是月经周期不同阶段采血的复杂性。一些小样本的研究无法证实雌激素水平与患乳腺癌风险的相关性，最近发表了两项规模较大的研究。第一个研究是欧洲的前瞻性癌症和营养学调查（EPCI）队列，研究包括 285 例乳腺癌患者和 555 例健康对照，每人采血一次并记录采血时月经周期的时间点，同时患者和对照在年龄和采血时的月经周期时间点互相匹配，但结果无法证实雌二醇或雌酮与患乳腺癌风险的相关性。第二个研究在 NHII 中进行，研究在卵泡早期和黄体中期采血，乳腺癌组和对照组的例数分别为 197 例和 394 例，两组在年龄和采血时间上严格匹配。结果证实卵泡期的总雌二醇游离雌二醇水平与患乳腺癌风险相关，黄体期的性激素水平以及卵泡期的雌酮和硫酸雌酮水平与之无关。这些研究显示对采血在月经周期中所处的时间进行严格的规定和匹配对于获得更为准确的结果是非常重要的。

2.雄激素

雄激素会增加患乳腺癌的危险性，其直接作用有可能是因为它能够促进乳腺癌细胞的增生，间接作用则是因为它能够转化为雌激素。在绝经后的妇女中，外周血性激素与患乳腺癌危险性相关性最好的证据来自两个研究，其中一个就是前面所提到的包括了九个研究的 pooled 分析，还有一个是最近才发表的 EPIC 研究。这两个研究都显示雄激素与患乳腺癌风险呈正相关。在绝经前妇女中的资料相对较少，但研究也显示与绝经后妇女中相似的结果。

3.孕激素

孕酮对乳腺的影响非常大，在啮齿类动物中，孕酮能够影响乳腺肿瘤的发展。通过间接的证据，由于孕酮能够对抗雌激素的作用，人们推测孕酮能降低乳腺癌的风险；另外在黄体期时（孕酮水平非常高）乳腺细胞有丝分裂增强，又有推测认为孕酮能增加乳腺癌风险。但是三个大型的绝经期妇女中的前瞻性研究并没有得出一致性的结论，有两个研究认为孕酮水平与绝经前乳腺癌风险呈负相关，而另一个研究则无法证实两者的相关性。但是，由于孕酮的水平在月经周期中变化很大而无法准确测量，因此需要更好的方法和进一步的研究才能得出准确的结论。目前只有一个绝经后妇女中的前瞻性研究，无法证实孕激素与绝经后乳腺癌风险的相关性。

4.催乳素

超过 50%的乳腺肿瘤表达催乳素受体，在体外催乳素可以促进正常乳腺和乳腺癌细胞的生长。大量的实验证据证明，催乳素通过促进细胞增殖和生存，增加细胞活力和肿瘤血管形成。由于催乳素的分泌受身体和心理压力的影响大，乳腺癌患者体内的催乳素水平并不能反映其疾病前的状态，因此进行相关的前瞻性研究尤为重要。目前已有一些研究显示对催乳素水平和乳腺癌风险有着显著的正相关性。目前最大的研究是在 NHS 和 NHSII 队列中进行的，在 1539 名绝经前和绝经后妇女中，发现催乳素水平和乳腺癌风险呈显著的相关性，而且无论月经状态如何都是如此，所以流行病学数据证实了催乳素在乳腺癌成因中的作用。

5.胰岛素样生长因子

胰岛素样生长因子 I （IGF-I）是一种与胰岛素结构同源的蛋白质激素。生长激素-IGF-I 轴能促进乳腺癌和正常乳腺上皮细胞的增殖。另外，有研究发现乳腺癌风险与出生时的体质和身高有关，而后两者又都与 IGF-I 及绝经前乳腺癌风险呈正相关关系，但无法证实与绝经后乳腺癌的相关性。在同一研究中发现 ICF 结合蛋白-3（IGFBP-3）同样增加绝经前乳腺癌的风险。但之后的一些大型前瞻性研究无法获得一致的结果，除了一些研究证实了前面的结论外，还有研究认为 IGF-I 与发病年龄大于 50 岁的乳腺癌呈正相关，另外的研究甚至无法证实 IGF-I 与乳腺癌风险性的相关性。不同研究中结果不一致的原因尚不清楚，但可能与研究人群的不同以及 ICF 检测方法的不同有关。

6.胰岛素

目前的研究无法证实胰岛素与绝经前和绝经后患乳腺癌风险具有相关性。

第二节　乳腺肿瘤的遗传学

乳腺癌是女性最常见的恶性肿瘤之一。据报道，在发达国家每 9—12 个女性中就有 1 人会在一生中罹患乳腺癌。乳腺癌的发生是一个多因素、多步骤的过程，而早在 1757 年，LeDran 就在描述一个祖母和舅舅均因乳腺癌去世的 19 岁乳腺癌患者中首次提出乳腺癌具有一定的遗传性。近年来，通过连锁分析、候选基因的突变和关联分析的方法，已经筛选出一系列与乳腺癌发生密切相关的基因。

一、BRCA 基因

BRCA 基因在遗传性乳腺癌的发病中起着非常重要的作用,目前研究最多的是 BRCA1 和 BRCA2 基因,两者都是抑癌基因,呈常染色体显性遗传,两者维持 DNA 双链损伤修复的稳定性。目前认为,BRCA1 基因突变在遗传性乳腺癌家系中达到 40%—50%,BRCA2 基因突变与另外 50% 遗传性乳腺癌家系有关,也与男性乳腺癌有关。

1. BRCA1 基因

BRCA1 基因定位于人类 17 号染色体 q21,基因全长约 100 kb,由 24 个外显子构成,包括 22 个编码外显子和 2 个非编码外显子(外显子 1 和 4),其中外显子 11 最大,约占总表达序列长度的 60%。22 个编码外显子转录出 7.8kb 的 mRNA,其基因产物为含有 1863 个氨基酸残基、相对分子量为 220 kD 的蛋白。BRCA1 蛋白分为 3 个重要的结构域:N 端的锌指结构域(DNA 结合区域)、C 端的 BRCT 基序和中间部位的 Rad51 结合区。三个区域均与 DNA 修复相关。若等位基因任一区域发生突变,可导致 BRCA1 的 DNA 修复功能障碍,从而增加乳腺癌发病的危险性。

2. BRCA2 基因

BRCA2 基因定位于人类染色体 13q12—13,由 10 254 个核苷酸组成,全基因组长约 70 kb,包含 27 个外显子,其中 11 外显子长约 4932 bp,包含半数编码序列;其编码区富含 AT(约占 60%),mRNA 长约 10.2 kb,编码一个含 3418 个氨基酸的蛋白质。有报道显示,BRCA2 对细胞周期的调节有重要作用,BRCA2 也能与 P53 发生相互作用,在转录水平上调节基因表达,BRCA2 也能通过同源重组途径发挥 DNA 损伤修复功能。Antoniou 等通过 Meta 分析发现 BRCA2 突变携带者 70 岁时患乳腺癌和卵巢癌的概率分别为 45% 和 11%。Spearcman 等研究发现在男性乳腺癌的家系中携带高频率的 BRCA2 基因突变。

二、P53 基因

P53 基因定位于 17p13，长 16—20 kb，有 11 个外显子和 10 个内含子。转录产生 2.5 kb 的 mRNA，翻译产生的蛋白质由 393 个氨基酸残基组成，相对分子质量为 53 kD，故称 P53 基因。P53 是迄今为止发现的与人类肿瘤相关性最为密切的基因之一，它在调节细胞周期及诱导凋亡中起重要作用。P53 蛋白的主要功能包括诱导细胞周期阻滞、DNA 修复和促进细胞凋亡，从而避免受损 DNA 的堆积，维持基因组的稳定性，调节细胞的分化与衰老以及抑制肿瘤血管增生等。突变的 P53 丧失抑癌活性，失去对细胞的监视功能，不能引起细胞增殖的停滞或凋亡，使细胞带着受损及错配的 DNA 进入 S 期，细胞基因不稳定而发生突变和染色体畸变，最后发生癌变，由抑癌基因转化为癌基因。Olivier 等分析了 1794 例原发性乳腺癌患者的资料，检测肿瘤标本中野生型 P53 外显子的突变情况。发现野生型 P53 突变在导管癌和髓样癌中常见，在侵袭性及年龄小于 60 岁的女性乳腺癌中更为常见。免疫组化分析还表明 11%—55% 侵入性乳腺癌 P53 呈过量表达。目前学者们认为 P53 基因与其他基因存在着相互作用，它们共同作为乳腺癌预后的标志更有意义。例如，BRCA1 调节基因表达时与 P53 有相互作用，多数有 BRCA1 基因突变的乳腺癌伴有 P53 基因突变。

三、HER-2 基因

C-erbB-2 原癌基因又称 HER2 或 HER2/neu，位于 17q21，转录 4.8kbmRNA，有 7 个外显子，开放读码框架长 3765bp，并编码跨膜蛋白 p185，即人表皮生长因子受体-2（human epidermal growth factor receptor-2），它是酪氨酸激酶 I 型受体家族中的一种跨膜蛋白，由细胞外结合功能域、亲脂性的跨膜功能域、细胞内酪氨酸激酶功能域和一段调节性羧基末端构成。HER2 参与了正常乳腺组织生长与发育的调节，它没有特异型配体，只能与其他受体结合成异二聚体才能发挥信息传导功能。HER2 的改变主要是基因的扩增、过量表达及点突变，造成该蛋白在细胞膜的过表达。病理状态下，HER2

受体表达增多，细胞内酪氨酸激酶的蛋白活化增强，酪氨酸激酶自身磷酸化，信息通道活性增高，信息经细胞膜和细胞间质传至细胞核，激活基因，同时HER2 的异二聚体大大减弱了 ECFR 与 Cabl 的耦联，减少了细胞内吞过程中的降解，促进 HER-2 循环回到细胞膜，在细胞膜过度表达，加速了细胞的增殖，细胞过度增殖导致肿瘤形成和增长加快。研究显示，在原发性浸润性导管癌中，HER2 基因扩增及其编码的蛋白过度表达的发生率为 15%—25%。20%—30%的浸润性乳腺癌有 HER2 的基因扩增和蛋白的过表达，目前公认 HER2 为临床预后差的指标，预示总体生存率和无病生存率的降低。

四、CCND1/PRAD1 基因

Cyclin D1/CCND1/PRAD1 基因位于染色体 11q13，该基因长度约 120kb，基因跨度约 15kb，包括 5 个外显子，编码 295 个氨基酸组成的 cyclin D1 蛋白分子，分子量约 34kD。在细胞增殖周期中，cyclin D1 作为 G_1—S 期时相转变调控点的重要调控因子，与 CDK4 或 CDK6 在 G_1 期结合形成复合物，通过 N 末端的 LECXE 基序与 pRb 结合，使 pRb 的 Ser 和 Tyr 残基磷酸化，释放出转录因子 E2F，驱动细胞从 G 期进入 S 期，促进细胞增殖。而 Cyclin D1 表达失控时，将引起细胞周期紊乱，导致肿瘤发生。目前研究认为 CCND1 的基因扩增和过表达是乳腺癌的强烈驱动因素。有 13%—20%的乳腺癌病例有染色体 11q13.4—q13.5 的扩增。Cyclin D 1 基因是 11q13 扩增的唯一基因，被认为是一个重要的乳腺癌癌基因。

五、c-myc 基因

根据复制起始点的不同，c-myc 基因有 3 个转录本，产生 3 个蛋白即 c-myc1、c-myc2 和 c-mycS。其中 c-myc2 为 62kD 的蛋白质，是三种不同转录本的主要形式。c-myc 基因在细胞增殖过程中占有重要位置，在正常条件下，c-myc 基因的主要作用是在细胞外信号的激发下，促进静止期（G_0）细胞进入细胞周期，从而促进细胞的有丝分裂，进而促进细胞的增殖。在乳腺癌中，免疫组化的研究结果证实有50%—100%的病例c-myc蛋白表达水平增加，同时c-myc基因扩增与其他基因的表达呈现正相关或负相关，许多研究表明，在同一乳腺癌中c-myc基因和HER2基因的扩增呈正相关，和ER/PR基因的表达呈负相关。

六、CHEK2基因

CHEK2或者Chk2或者Cdsl是一种在DNA双链断裂后做出反应的重要的信号转导蛋白以及一种肿瘤抑制基因。CHEK2基因包含14个外显子，543个氨基酸，CHEK2基因编码蛋白为Chk2激酶。活化的Chk2作为激酶可以磷酸化并且稳定多种蛋白，从而导致细胞周期阻滞或者发生凋亡。CHEK2基因已经被视为继BRCA1/2后最重要的乳腺癌易感基因。2008年J Clin Oncol上公布的一项针对12个国家27402位正常对照和26 488位乳腺癌患者进行的Meta分析，结果显示CHEK2 1100delC突变可使乳腺癌的发病风险增加2.7倍，而且该突变具有明显的地域和人群特异性。这些结果表明了CHEK2 1100delC突变应该考虑在家族性乳腺癌患者的易感基因的范畴。

七、ATM基因

共济失调-毛细血管扩张突变基因（ATM）是重要的细胞周期监测点激酶，参与激活、调控多种细胞周期调节因子和DNA损伤的修复。该基因全长150 kb，有66个外显子，在许多组织中都表达一个13 kb的转录本。整个基因编码一个350kD的蛋白质，包含3056个氨基酸。大量针对ATM和乳腺癌之间关系的研究已经证明大约有13%的乳腺癌的发生与杂合ATM基因突变有关。在家系研究中也发现携带有ATM突变基因的杂合子女性乳腺癌的发病率比不携带该突变基因的高2—7倍。

八、MRN（MRE11-RAD50-NBS1）复合体

MRN复合体由三种蛋白组成：MRE11，RAD50和NBS1。MRN复合体在DNA损伤监视和激活ATM激酶中起着重要的作用。复合体中任一蛋白的病变均与癌症的发生有关。在芬兰的一项研究发现RAD50的突变会使乳腺癌的发生增长4.3倍。

九、PALB2基因

PALB2基因位于16号染色体12.1，全长38kb，包含13个外显子和12个内含子，编码的PALB2蛋白包括1186个氨基酸。PALB2是一种最新被确认的新的BRCA2结合蛋白。它是重要的抑癌基因BRCA2向细胞核内转移定位及核内稳定的协同因子，在保持基因组稳定和调节细胞周期过程中起着重要作用；BRCA2的错义突变扰乱PALB2的结合，从而使BRCA2失去同源重组或DNA双链断裂修复功能。Erkko等对芬兰的遗传性乳腺癌人群的研究，认为PALB2基因突变可提高乳腺癌发病风险4倍。PALB2是BRCA蛋白间的分子接合器，是同源重组所需的BRCA复合体不可分割的组成部分，扰乱蛋白分子间相互作用的突变可导致同源重组修复缺陷，携带BRCA1、BRCA2、PALB2突变者的基因组不稳定且易发生肿瘤，而这种缺陷是发生乳腺癌的根本原因之一。

十、与雌激素合成有关的基因（CYP17、CYP19和HSD1731）

CYP17基因定位于10号染色体,含8个外显子,7个内含子,全长8549bp，编码的产物为细胞色素P450C17，是雌二醇合成中的一个关键酶。CYP19基因定位于15q21，全长27262bp，有10个外显子，从第二外显子开始转录，编码产物为P450芳香化酶，催化雄激素合成雌激素。HSD1731基因定位于17q21，接近BRCA1，编码产物为17β羟类固醇脱氢酶，也是雌激素代谢的关键酶，催化雌酮雌二醇的转化。在CYP19基因多态性的相关研究中，目前认为TITA 10等位基因与乳腺癌易感性相关，而有关TTTA 7、TTTA 8、

TTTA 12 等位基因与乳腺癌的相关性研究结果不相一致。

十一、与雌激素代谢有关的基因（CYP1A1、CYP1B1）

CYP1A1 基因定位于 15q23，是细胞色素 P450 家族中高诱导成员，催化 C-2、C6a 和 C15a 雌二醇羟化反应。关于 CYPIB1 基因，目前研究认为，该基因第三外显子 432 密码子突变（3 型突变），引起氨基酸改变（缬氨酸改变为亮氨酸，Val-Leu），突变后的酶催化雌二醇代谢的效率较野生型高 2—3 倍，因而可能与乳腺癌的发生相关。也有报道证实了 CYPIB1 与中国乳腺癌的关系。

第三节 乳腺肿瘤的相关免疫学

乳腺肿瘤标志物的检测与红外线扫描、数字 X 线、超声及磁共振扫描成像等影像学检查相结合提高了乳腺癌的诊断效率，预测预后的肿瘤标志物在个体化治疗和鉴别复发、转移的危险性方面有重要作用。到目前为止，已有很多关于乳腺肿瘤标志物方面的研究。通过对总生存时间、无病生存时间、生活质量、毒性及费用－效益等方面的比较，有些乳腺肿瘤标志物的临床应用已被更新。但由于检测方法、检测标准不统一及可重复性差、研究样本量小或采用回顾性的方法，有些标志物在临床实践中的地位仍不明确。

一、糖类抗原 15-3（CA15-3）

1. CA15-3 与乳腺癌的筛查、诊断或分期

CA15-3 是可检测的外周血 MUC-1 蛋白抗体。Ebeling 等研究了 1046 例乳腺癌患者，在不考虑肿瘤大小、淋巴结状况、组织学分级和 ER 状况的前提下，得出 CA15-3 升高提示预后差。但其在早期乳腺癌监测方面的作用仍不清楚。目前的证据不足以证明 CA15-3 适用于乳腺癌的筛查、诊断及分期。

2. CA15-3 与乳腺癌的复发

几项研究显示，在辅助治疗后，CA15-3 可早在其他症状及检测方法提示复发前 5—6 个月就升高。但目前仍缺乏随机临床试验证实是否可影响总生存时间、无病生存时间、生活质量、毒性及费用效益。目前的证据不足以证明 CA15-3 适用于监测乳腺癌的复发。

3. CA15-3 与乳腺癌的治疗选择

CA15-3 可与病史和物理学检查结合监测转移性乳腺癌患者。尽管目前缺乏证据证实 CA15-3 可独立指导转移性乳腺癌的个体化治疗，但 CA15-3 升高可提示治疗失败，且应注意化疗前的 4—6 周 CA15-3 可出现假性升高。

二、癌胚抗原（CEA）

1. CEA 与乳腺癌的筛查、诊断、分期或初次治疗后的常规监测

目前缺乏相关研究证实 CEA 可用于乳腺癌的筛查、诊断、分期或初次治疗后的常规监测。

2. CEA 与乳腺癌治疗的选择

CEA 可与病史及物理学检查结合监测转移性乳腺癌患者。尽管目前缺乏证据证实 CEA 可独立指导转移性乳腺癌的个体化治疗，但 CEA 的升高提示治疗失败，同时也应注意化疗前 4—6 周 CEA 可出现假性升高。

三、雌激素受体（ER）和孕激素受体（PR）

雌激素受体蛋白按亲和力和结合容量的大小分为 3 种类型：Ⅰ型即经典 ER，外周血浓度为 9—11mol/L；Ⅱ型即雌激素结合位点（estrogenbindingsites，EBS），外周血浓度为 7—10mol/L；Ⅲ型受体中包括性激素结合蛋白和血清前白蛋白等。ER 和 PR 与乳腺癌治疗的选择：ER 和 PR 阳性患者对内分泌治疗有效，预后好。ER 和 PR 同时阳性者对内分泌治疗的有效率为 80%左右，ER 阳性者的有效率为 50%—60%，而二者均阴性者的有效率仅为 6%。浸润性及转移性乳腺癌患者应常规检测 ER 和 PR 以指导治疗。但原位导管癌预后

复杂，目前的数据不足以证实导管原位癌患者应常规检测 ER 和 PR。

四、肿瘤细胞增殖标志物

肿瘤组织细胞增殖可通过流式细胞技术检测，包括 DNA 含量、S 期比例等。增殖细胞标志物升高提示患者预后差，并受益于化疗。有文献报道了 S 期比例在淋巴结阴性乳腺癌结局中的价值。但由于技术限制，可重复性差，大多数研究是Ⅲ或Ⅳ级证据，目前不推荐流式细胞技术常规用于临床。肿瘤细胞增殖也可以通过免疫组织化学（IHC）方法检测，包括 Ki67、cyclinD、cyclinE、p27、p21、TK 和拓扑异构酶Ⅱa 等。

五、人表皮生长因子受体 2（HER2）

HER2 是表皮生长因子受体（EGFR）家族的成员，由胞外结构域（ECD）、跨膜结构域和细胞内结构域（ICD）三部分组成。目前检测 HER2 基因的方法包括免疫组织化学（IHC）法检测 HER2 蛋白过表达、荧光原位杂交（FISH）法检测 HER2 基因拷贝数、酶联免疫吸附试验（ELISA）检测血清 HER2 ECD。

对初诊及复发的乳腺癌患者都应常规检测 HER2 水平。在新诊断的乳腺癌患者中 15%—30% 的患者 HER2 基因高表达，HER2 基因高表达使乳腺癌细胞表现更多的侵袭性行为。HER2 可在以下几方面应用于临床：①判断预后；②提示对内分泌治疗的拮抗，或选择性拮抗他莫昔芬而对芳香化酶抑制（AI）剂无拮抗；③提示对环磷酰胺、氨甲蝶呤和氟尿嘧啶（CMF）方案相对耐药；④提示受益于蒽环类化疗药物；⑤提示受益于抗 HER2 治疗，尤其是曲妥珠单克隆抗体和拉帕替尼。

六、P53

P53 的突变使乳腺癌复发的风险增加 1.7 倍（95%CI 为 1.2—1.4）。Olivier 等分析 1794 例乳腺癌发现 P53 的表达与月经状况无关，但 P53 可作为淋巴结阴性的乳腺癌独立的预后因子。由于治疗的影响以及测定方法在临床应用中的限制，目前还不足以推荐 P53 用于乳腺癌的监测。

七、尿激酶型纤溶酶原激活物（uPA）、Ⅰ型纤溶酶原激活物抑制剂（PAI-I）

uPA/PAI-Ⅰ在肿瘤周围组织的降解及肿瘤基质形成中具有重要作用，与乳腺癌组织浸润、血管生成及转移有关。在新诊断的淋巴结阴性乳腺癌患者中，通过 ELISA 检测新鲜或冰冻组织中的 uPA 和 PAI-Ⅰ可用于判断患者预后，要求组织样本不能小于 300 mg。uPA/PAI-Ⅰ低表达提示复发危险性低，尤其在激素受体阳性即将接受内分泌治疗的乳腺癌患者提示化疗的益处有限。而且，uPA/PAI-Ⅰ高表达的乳腺癌患者复发风险高，并受益于辅助 CMF 化疗。一项前瞻性临床试验将 556 例淋巴结阴性乳腺癌患者按 uPA/PAI-Ⅰ分层，随机分成 CMF 组和不接受化疗组，中位随访 32 个月，241 例 uPA/PAI-Ⅰ低表达患者的 3 年复发率为 6.7%，uPA/PAI-Ⅰ高表达的患者中不接受化疗组复发率为前者的 2 倍，而 CMF 组的复发率为不接受化疗组的 0.56。uPA/PAI-Ⅰ可能成为未来治疗研究的新靶向。

八、组织蛋白酶 D（CathepsinD）

CathepsinD 是一种以低浓度普遍存在于人体细胞中的溶酶体酶，主要分布在细胞质中，也可见于细胞膜上，其正常功能是在溶酶体内酸性环境下分解蛋白质。Rochefort 等认为组织蛋白酶 D 导致转移的作用机制并非单纯使癌细胞直接消化细胞外基质或间接破坏基底膜，而是通过加快肿瘤细胞的生长、降低肿瘤抑制因子的活性而实现，从而在癌浸润和转移机制上起着关键的作用。由于测定方法、测定标准及重复性的限制，目前不推荐 CathepsinD 用于乳腺癌的监测。

虽然很多证据证明癌的发生并非单一因素，但仍有一定的规律可循。现在已有证据表明某些小鼠和人类得癌是多个连续突变的结果。在工业化国家，大多数的恶性肿瘤与物理致癌剂和化学致癌剂的诱导有关。尽管大多数突变是获得性的（体细胞突变），但是使个体具有致癌倾向的胚系突变正在不断被发现。癌可能需要在多个阶段中经过10次或更多次的突变来形成其全部的破坏性恶性特征。

癌的形成过程可分成三个不同的阶段。第一阶段——肿瘤的启动。它是由于致癌剂暴露或胚系传递引起的突变所致。第二阶段——肿瘤的促进。如果在此阶段不暴露给促进剂或促进条件，被启动的细胞将不形成肿瘤，此阶段随着第一批肿瘤细胞的出现而结束，这两个阶段中早期异常的细胞被称为肿瘤前或癌前病变前细胞。第三阶段——肿瘤的演进。该阶段以癌变前肿瘤结节形成浸润性生长为起点，以最终杀死宿主的高度浸润性和广泛转移性的癌为终点。引人注目的是大多数恶性肿瘤起源时都是纯系的，而在肿瘤的演进中，由于具有生长优势的遗传变异细胞通过达尔文进化论的选择，产生其他突变的新的细胞亚群。在癌的这种演变过程，连续的突变导致生长形态学、激素依赖性、酶和细胞因子的产生以及表面抗原表达的改变。这些改变中有些可能是巧合，有些可能存在规律，这些改变允许异常细胞逃避集体内环境稳定的控制，或抵抗机体的防御机制或治疗对它的破坏。

乳腺癌的发生也是多阶段事件，在乳腺癌的发生过程中仅仅一个或两个基因的改变是远远不够的，在正常乳腺上皮恶性转化为乳腺癌的过程中，需要在不同阶段有秩序地发生多个相对独立的遗传物质的改变。这些遗传改变的积累导致并贯穿于乳腺癌的发生和发展的整个过程。在此过程中，每个基因的改变都赋予某些癌细胞新的特征，从而促进发生转化的细胞发生克隆筛选以及整个肿瘤的表型改变，在乳腺癌发生过程中，3万—4万种基因会发生改变，占全基因组中基因总数的1%—5%。

目前的研究结果表明，乳腺癌起自正常终末导管小叶单位，进展为中间的增值阶段（非不典型增生和不典型增生），最终分化为原位癌和浸润性乳腺癌。这一多步骤过程通过动物实验、人群流行病学调查以及癌前病变和原位癌、浸润性癌共有的遗传学变化得到了证实。一些出色的动物模型证实了乳腺癌前病变的存在，包括小鼠乳腺癌病毒模型和MCFIOAT异体移植模型。在小鼠乳腺癌病毒模型中，此病毒感染的小鼠出现正常乳腺上皮的增生，形成增生肥大的结节。这些结节仅有限的生长潜能,但不具备恶性转化的能力。但是当移植到去除乳腺的小鼠脂肪垫中后,它们比正常组织更多地出现恶性转化。另一模型 MCFIOAT 异体移植模型是一株细胞系,注入免疫缺陷小鼠后呈现进行性的生长,并且表现出类似于人乳腺的增生性和肿瘤形成的形态学变化。这种增生性变化是顺序发生的,包括非不典型增生到不典型增生,再到原位癌和浸润性癌。人群研究包括对乳腺活检标本和乳房切除标本的前瞻性和回顾性研究,通过许多间接的证据证实,癌变乳腺比非癌变乳腺更多地出现不典型增生。

第十二章　乳腺肿瘤的临床诊断与分期

常见乳腺癌的诊断并不困难。但是仍有一些缺乏典型体征的乳腺癌，时有漏诊及误诊。因此详细询问病史，仔细查体及辅助检查对乳腺疾病的诊断及鉴别诊断依然重要。

第一节　临床表现

乳腺肿瘤的表现有多种形式，如乳腺肿块、乳头溢液、乳头疼痛、乳头糜烂、皮肤凹陷及区域淋巴结肿大等。了解各种乳腺肿瘤的症状，提高鉴别能力，有助于肿瘤的早期发现。

一、乳腺肿块

1.乳腺癌肿块的特征

乳腺肿块是乳腺癌临床最常见的症状。80%以上乳腺癌患者是以无痛性进行性生长的乳腺肿块为首发症状来就诊的。需要详细了解肿块出现的时间、大小、部位、形态及边界、生长速度、肿块的质地、活动度、生长方式，单发还是多发，以及是否伴有区域淋巴结肿大等。

乳腺肿块的大小常与就诊时间相关，以往因就诊较晚，大于5cm的肿块较多见；近年来随着肿瘤普查的开展，小于2cm的肿块比例逐渐增加。早期肿块常较小，有时与小叶增生及一些良性肿瘤不易区分，但也有少数病灶即使很小也可累及乳腺的悬韧带，引起局部皮肤的凹陷及乳头回缩，可以早期做出诊断。乳腺癌的最好发部位是外上象限，约占 50%；其次为内上象限，约占 20%；外下象限约占 10%；内下象限及中央区各占 5%。肿块一般为不规则团块，边界不清；有的呈扁片状，表现结节感，边界不清楚；有些特殊类型的乳腺癌因浸润较轻，也可表现为边界较清楚，活动度良好。乳腺癌肿块大多数为单发，少数亦可以多发。乳腺癌肿块大多数呈实性，质较硬，甚至石样硬，而少数肿块其周围有较多脂肪组织包裹，而相对有柔韧感，富于细胞的髓样癌也可稍软。乳腺癌大多数呈浸润性生长，少数也可呈膨胀性生长。随着肿瘤发展长大，可侵犯悬韧带，引起乳头回缩、皮肤粘连、皮肤水肿、橘皮样变，肿块周围出现卫星结节、皮肤溃疡等症状。

2.其他乳腺病变所致乳腺肿块的特点

（1）乳腺纤维腺瘤：乳腺良性肿瘤中最常见的是纤维腺瘤，多见于年轻妇女，40 岁以上发病率明显降低。一般缓慢增大，少数增大较快。大多数为单发，有 15%—20% 为多发。肿瘤常为圆形或椭圆形、部分呈结节状，大小不一、边界清楚；实质、韧性，如橡皮样，有完整的包膜，表面光滑，触摸时有滑动感，一般与皮肤无粘连，也不会引起乳头回缩；不受月经周期影响；纤维腺瘤如短期内迅速增大，应考虑有恶变可能。

（2）乳腺小叶增生：很少以肿块为表现，而是以局部乳腺组织增厚为主，呈片状、结节状或细颗粒状；质地较韧，橡皮感，无包膜感，极少有皮肤粘连；可局限于乳腺的一部分，也可以分散于整个乳腺；月经前较明显，常伴胀痛或刺痛，位置不定，有时向肩背部放射，月经后减轻或消失。

（3）乳腺囊肿：可单发或多发，多发者常累及双侧。乳腺内触及大小不一囊性结节，一般界限清晰，质地、活动度随囊肿张力而软硬不一，与皮肤无粘连，呈圆形或卵圆形。

（4）乳房脂肪坏死：最常见于乳头周围区域皮肤，一般较表浅。病变早期，乳房皮下触及无痛性肿块，边界不清；晚期肿块固定，质地变硬，可与皮肤粘连，导致皮肤凹陷及乳头变形，易与乳腺癌混淆。

（5）急性乳腺炎：多发于产后哺乳的妇女，初产妇最多见。排乳不畅、乳汁淤积加上细菌感染是急性乳腺炎的主要原因。患者发病时可有寒战高热等急性感染症状，早期有乳房疼痛、患处可触及硬块，压痛明显，伴有局部皮肤红肿、皮温增高。随着炎症进一步发展，痛性肿块发展为液化性包块，局部炎症症状缓解，常伴有同侧腋窝淋巴结肿大、压痛。

（6）乳腺淋巴瘤：多见于 50—60 岁，常为单发，偶有双侧同时发生。主要表现为乳腺孤立的无痛性肿块，生长迅速，有时可占据整个乳腺。肿块呈结节状、分叶状或巨块状，边界清楚，质硬有弹性，与皮肤、肌肉无粘连；肿块巨大时，表面皮肤菲薄，血管扩张，可引起破溃，有 30%—50%伴有同侧腋窝淋巴结肿大。

二、乳头溢液

乳头溢液分为生理性及病理性，其中生理性乳头溢液主要见于：①妊娠期及哺乳期的乳汁分泌；②围绝经期乳头溢液；③口服避孕药物、镇静剂、三环类抗抑郁药及多潘立酮引起的乳头溢液。病理性乳头溢液可由多种乳腺疾病引起，性状多种多样，可为血性、血清样、水样、浆液性、脓性或乳汁性。其中浆液性、水样及乳汁性溢液最常见。导管内乳头状瘤、囊性增生症及乳腺癌是异常溢液的主要原因，约占 75%以上。

1. 导管乳头状瘤

导管乳头状瘤引起的溢液最常见，性质多为血性、浆液性，少数也可见清水样，大多数为单孔溢液。75%的病例发生在大导管近输乳管壶腹部，瘤体小，富含薄壁血管，故易出血。常位于乳房周围区域。仅有少部分乳头状瘤可触及瘤体，并出现挤压时溢液。本病属于良性病变，但恶变率为6%—8%。起源于小导管的乳头状瘤恶变率可能更高。脱落细胞检查、乳管镜或乳管造影可做出明确诊断。乳管镜下表现为导管内红色或红黄白相间的实质性占位，可呈球形、长圆形、草莓状或桑葚状，表面呈小颗粒状，周围管壁光滑有弹性，多有蒂，可在管腔内小范围移动。乳腺导管造影可见单发或者多发的圆形、椭圆形或分叶状充盈缺损，可有近端或远端导管扩张，或出现导管梗阻，梗阻处呈弧形杯口状，管壁光滑、完整，无浸润现象。

2. 囊性增生症

乳腺囊性增生症是乳腺组织最常见的良性疾病，多见于40岁左右，绝经后少见。肉眼见乳腺内有大小不同、软硬不等的圆形囊性结节，囊壁内面一般较光滑，也可有乳突状突起。组织学上包括五种改变：囊肿、乳管上皮增生、乳头状瘤病、腺管型腺病及上皮大汗腺样化生。前三种改变是溢液的组织学基础。本病合并溢液者较少，约占5%，乳腺组织检查常可见乳晕区的囊肿与终末导管相通。溢液性质多为浆液性。

3. 乳腺癌

肿瘤侵犯导管、肿瘤内部出血、坏死和分泌液的潴留、癌周扩张的导管腔内分泌物的潴留、黏液腺癌的黏液湖与导管相通，是乳腺癌发生乳头溢液的病理基础。性质多为血性，少数为浆液性、清水样，溢液多为单侧。发生于大导管内的乳腺癌或导管内癌发生溢液者较多，多数还伴有乳腺肿块。高危因素包括：年龄＞50岁；血性溢液；单侧或单一导管溢液；伴有明显肿块。乳头溢液对乳腺癌的早期诊断有重要价值，病变早期超声及钼靶所显示的恶性征象不典型，而患者出现乳头溢液，采用溢液细胞学检查、导管造影、导管内镜及乳头溢液CEA测定等方法，可以提高乳腺癌的早期诊断率。溢液细胞学检查的阳性率在60%左右。导管造影可见虫蚀征、鼠尾征、断续征、潭湖征及肿瘤堵塞导管扩张等征象。乳管镜下可见延管腔内壁纵向伸展的灰白色不规则隆起，瘤体扁平，较乳头状瘤大，直径＞2mm，基底部较宽，无蒂，管壁僵硬弹性差，有时可见质脆的桥式结构，癌先露部常伴出血。乳头溢液CEA检测的诊断阳性阈值为100ng/mL，良性一般＜30 ng/mL，乳腺癌及癌前变大多数＞100ng/mL。

三、乳头乳晕改变

1.乳头回缩

因肿瘤距离乳头距离的远近不同，乳头回缩既可以为乳腺癌早期体征，也可以为晚期体征之一。肿瘤接近或位于乳头深部，早期即可以引起乳头回缩。肿瘤距离乳头较远，其侵犯大导管或管周淋巴管，使大导管硬化、短缩,造成乳头上升、下降、扭向、回缩乃至固定。当肿瘤组织侵犯到乳头或乳晕下区时,乳腺的纤维组织及导管系统可因肿瘤侵犯而短缩,牵拉乳头,使乳头偏向病灶一侧;病变进一步发展可使乳头扁平、回缩、凹陷,直至完全缩入乳晕下,这是晚期乳腺癌的表现。先天发育不良或慢性炎症所致的乳头回缩,与乳腺癌引起的乳头回缩、凹陷的区别是可以用手指牵出而非固定。

2.乳头糜烂

乳头糜烂是乳头湿疹样癌,即乳头 Paget 病的典型表现。早期以乳头瘙痒或烧灼感为表现,后出现乳头变粗糙、高低不平、脱屑,逐步糜烂如湿疹样。整个乳头受累后可逐步侵犯乳晕部及周围皮肤,形成大片糜烂,经久不愈,晚期伴淋巴结肿大变硬。约 2/3 患者伴有乳晕区或其他部位的肿块。

四、皮肤改变

1.皮肤粘连

肿瘤侵犯腺体与皮肤之间的 Cooper 韧带,导致其短缩牵拉皮肤,表面出现凹陷,即"酒窝征"。发生在末端导管和腺泡上皮的乳腺癌,由于距离皮肤较近,易出现此征象。检查者用两手指提起肿块,使肿块表面皮肤张力增加,然后轻轻推动肿块,可见到肿块表面的皮肤有轻微的牵拉、紧张和皱缩现象,是鉴别良恶性肿瘤的重要体征之一。

乳腺皮肤红肿、局部皮温增高常见于急性乳腺炎,也可见于炎性乳腺癌。这是由于乳腺皮下淋巴管中充满癌栓,引起癌性淋巴管炎使皮肤呈炎症样表现。颜色由浅红至深红,开始比较局限,不久扩大至大部分乳腺皮肤,同时伴有皮肤水肿。触诊时可感到皮肤增厚、粗糙、表面温度升高。

2.皮肤水肿

各种原因导致的乳房皮下淋巴管回流障碍都可以引起皮肤水肿。乳腺癌皮肤水肿是由于乳房皮下的淋巴管被癌细胞阻塞,或位于乳腺中央区的肿瘤浸润使乳房浅表淋巴回流受阻所致。由于皮肤和皮下组织在毛囊和皮脂腺处的连接最为紧密，使该处水肿不明显，因此皮肤水肿呈多点状凹陷，呈"橘皮样变"。为乳腺癌晚期重要体征。

3.皮肤卫星结节

乳腺癌晚期，癌细胞沿淋巴管/腺管或纤维组织直接浸润皮内并继续生长，在主癌灶周围的皮肤形成散在分布的质硬结节，即皮肤卫星结节。结节数目从几个至十几个不等，一般为数毫米大小，色红或暗红。

4.皮肤溃疡

皮肤溃疡是典型晚期乳腺癌侵犯皮肤的表现，目前已不多见。晚期乳腺癌皮肤与肿瘤粘连可出现完全固定，甚至破溃，呈"菜花样改变"。其形成过程多是皮肤先红晕发亮或暗红色，继而侵出皮肤，形成累及皮肤的肿块，肿块进一步增大破溃形成溃疡。溃疡边缘往往高出皮面，基地凹陷、高低不平，覆以坏死组织，可有不同程度的出血，多合并细菌感染，伴有异味。

生长较快或肿瘤体积较大的肿瘤，其表面的皮肤常可见静脉曲张，后期菲薄甚至破溃，这种征象乳腺癌较少见，多见于乳腺巨纤维腺瘤、叶状肿瘤或纤维肉瘤等。

五、乳房疼痛

大部分患有乳腺疾病的妇女就诊的主要原因便是乳房疼痛。但是乳房疼痛并不是乳腺肿瘤的常见症状，良性肿瘤及乳腺癌通常无乳腺疼痛，仅有少数伴有不同程度的隐痛、刺痛或胀痛。有个别病例提示肿块部位的疼痛是早期乳腺癌的唯一症状，可在临床查到肿块之前出现。有报道，绝经后妇女出现乳房疼痛，尤其是伴有纤体增厚者，需要警惕乳腺癌。晚期乳腺癌侵犯到胸壁神经可出现明显疼痛。

六、区域淋巴结肿大

乳腺淋巴回流的第一站即腋窝和胸骨旁淋巴结，第二站为锁骨上和纵隔淋巴结，癌细胞常随淋巴回流转移到上述淋巴结。因区域淋巴结肿大而就诊常常提示为恶性肿瘤。隐匿性乳腺癌常以腋下或锁骨上淋巴结肿大为首发症状，而乳房内原发灶极小，临床常难以触及，影像学检查常难以发现。诊断隐匿性乳腺癌需慎重，只有在腋窝淋巴结证实为转移性腺癌，排除全身其他原发部位如肺、甲状腺等之后，才可以按乳腺癌来处理。乳腺癌最多见的淋巴转移部位为同侧腋窝淋巴结，为50%—60%，其次为同侧内乳淋巴结。表现为转移部位淋巴结肿大、质硬、散在、可推动。随着病情发展，淋巴结融合成片，并与皮肤及附近组织粘连、固定。晚期肿大的淋巴结可压迫腋静脉，影响上肢淋巴回流导致上肢水肿。小的胸骨旁淋巴结转移灶临床不易查出和发现，晚期可出现胸骨旁的隆起肿物，质硬、边界不清。晚期乳腺癌可出现同侧锁骨上淋巴结转移，甚至转移至对侧锁骨上淋巴结。常表现为锁骨上窝处扪及散在或融合成团的肿物。文献报道，一侧乳腺癌发生对侧淋巴结转移者占4%—6%，多发生在晚期病例。其转移途径可能是通过前胸部及内乳淋巴网的交通。

七、远处转移的表现

癌细胞通过血行转移至远处组织或器官时，可出现相应的症状或体征，是乳腺癌的主要致死原因。常见的转移部位是胸内脏器、骨、肝和脑。

1. 胸内脏器转移

约占乳腺癌远处转移病例的50%。肺实质转移最常见，多为血行转移。早期多无临床表现，仅在常规X线平片上发现单发或多发的结节阴影，双肺多发常见。晚期出现胸痛、干咳等症状，可伴有胸腔积液，出现气促、呼吸困难、呼吸动度减轻、气管向对侧移位、胸部叩诊呈实音及呼吸音减低等临床表现。痰中带血为转移癌侵犯大支气管的症状。乳腺癌晚期可有肺门或纵隔淋巴结转移，早期胸片上表现为纵隔增宽，无明显症状，晚期可有呼吸困难及进食阻挡感等压迫症状。少数病例可因肿瘤压迫喉返神经引起声音嘶哑。

2.骨转移

占乳腺癌血行转移的第二位,约占30%。有些患者以骨转移症状(如椎体压缩骨折)就诊而发现乳腺癌。骨转移以多灶性发生多见。常见部位依次为骶骨、胸及腰椎、肋骨、骨盆和长骨。初期多无症状,晚期以转移部位疼痛、压痛、压缩性骨折甚至截瘫等表现为主。

3.肝转移

发生在晚期病例,占10%—20%。转移初期无任何症状和体征,晚期出现肝区疼痛、肝肿大、肝功能障碍、黄疸及腹水等表现。

4.脑转移

占5%左右,以脑膜转移常见。根据转移部位的不同出现相应的症状及体征。晚期常有颅高压症状。

第二节 病史采集

采集病史是正确诊断乳腺肿瘤和决定治疗方案不可缺少的重要依据,也是临床、科研、教学的重要资料,必须真实、系统和完整。通过了解患者的详细病史,了解了患者的详细信息,对乳腺肿瘤的诊断及治疗可以提供很大帮助。

一、现病史

(1)了解肿块发现的时间、大小、生长速度,是否伴有疼痛,疼痛的性质和规律,是否会随月经周期出现变化。

(2)是否存在单孔或多孔溢液,溢液的颜色,溢液量,溢液是突发、偶发还是频发;乳房或乳头皮肤的变化。

(3)肿块是否发生在妊娠或哺乳期;做过何种检查,结果如何。

(4)既往是否有乳腺疾病史,是否接受过治疗或正在治疗,曾否药物治疗或放射治疗,曾否手术;病理及免疫组化结果。

（5）一般健康状况，体重变化。

二、既往史

（1）乳腺发育年龄，发育过程中有无异常情况。

（2）乳房是否受过外伤，有无手术史，有无炎症、结核、增生或肿瘤病史。

（3）是否患过子宫、卵巢及甲状腺疾病。

（4）其他部位肿瘤史，放疗、化疗史。

（5）是否正在激素替代治疗、口服避孕药物。

（6）其他慢性疾病史。

三、月经及婚育史

（1）初潮年龄、月经情况、闭经年龄。

（2）月经周期中乳房的变化。

（3）婚姻状况。

（4）生育情况。有无流产史，初产年龄，是否哺乳，哺乳时间，乳汁量，是否积乳，回乳措施等。

四、个人史

（1）饮食习惯与体育锻炼情况。

（2）是否有烟酒嗜好。

（3）性格是否内向；有无抑郁倾向，焦虑程度。

（4）有无精神创伤史。

五、家族史

详细了解家族直系亲属中有无恶性肿瘤,尤其是母亲、姐妹、女儿中是否有乳腺癌患者。

六、高危人群病史特点

(1)年龄,40—59岁是我国乳腺癌高发年龄组,约占总数的75%。
(2)月经初潮年龄<12岁,绝经年龄>55岁。
(3)年龄超过40岁未婚未孕,第一胎足月产年龄超过35岁,产后未曾哺乳。
(4)家族史,母亲或者姐妹曾患有乳腺癌者。尤其是BRCA1和BRCA2基因突变者。
(5)长期胸部放射史;接收大剂量放射线或长期接触者。
(6)乳腺不典型增生病史者;乳腺囊性增生伴乳头状瘤,病理增生活跃者。
(7)一侧乳腺癌,对侧发病较正常人高。
(8)高脂肪、高蛋白饮食。
(9)绝经后显著肥胖,伴有糖尿病、甲状腺功能低下者。
(10)长期使用雌激素治疗,或长期使用避孕药者。

第三节 体格检查

虽然影像学及病理学检查能快速准确地对乳腺肿物作出诊断,但体格检查仍然是不可替代的基本体检项目。通过体格检查可以鉴别正常的乳腺组织及病变组织,避免进一步的检查以节约医疗费用。如体格检查出明确的乳腺肿物,对确定肿物位置及选取合适的影像学检查方法有帮助。

一、检查方法

1.体位

乳腺检查常规需要在良好自然光线或采光的检查室内进行。检查时充分显露前胸及双侧乳房，一般采用卧位及坐位两种体位。坐位时两手下垂放于膝上，上肢放松；有时下垂及肥大乳房坐位检查不够全面，需仰卧位检查。仰卧位时可加垫一个枕头使肩部及胸部适当抬起，这样乳房可在比较平坦的情况下做检查，不易漏诊病灶。

2.最佳时间

乳腺检查应在乳腺相对静止状态时进行。一般月经来潮后7—11天是检查乳腺的最佳时间。此时雌激素对乳腺影响最小，乳腺组织相对较薄，腺体松软，乳腺内的病变易于发现。绝经后的老年女性，由于体内雌激素减少，乳腺受激素的影响也小，故就诊时间无特别限制。

二、检查内容

乳腺是位于体表的器官，发生疾病时容易进行体格检查；乳腺也是女性重要的内分泌器官，在不同时期和在月经周期中可以有不同的变化。有掩盖恶性肿瘤的可能，也有可能将正常的改变误认为是肿瘤。乳腺科医师首先通过视诊和触诊进行诊断。

1.视诊

（1）外形：首先观察乳腺发育的情况如何（青春型、肥大型、发育不良型、功能型、老年萎缩型等），两侧是否对称，乳房各处有无异常表现，如隆起、下陷、乳房轮廓异常等。局部隆起一般是肿瘤的临床表现之一；由于肿瘤的局部浸润和牵拉皮肤可造成肿瘤表面皮肤局部凹陷；一侧乳腺上移也有可能是乳腺上半部肿瘤的体征之一。

（2）皮肤：观察乳房皮肤色泽如何，有无发红、水肿、破溃、"橘皮样变"、静脉曲张等。乳房红肿一般多见于乳腺炎，但炎性乳腺癌也伴有乳房皮肤发红及水肿，以乳晕周围较常见；乳腺癌累及Cooper韧带使其短缩，造成肿瘤表面皮肤凹陷形成"酒窝征";有时纤维腺瘤及囊肿较大时,也可累及 Cooper 韧带,引起皮肤扭曲、固定;慢性脓肿有时因为病灶周围的炎症而与皮肤粘连,甚至出现皮肤水肿和"橘皮样变",容易与乳腺癌相混淆,须进行穿刺检查以确诊。

(3)乳头:乳头的部位、大小、有无凹陷、溢液、裂口、脱屑、糜烂、破溃等,两侧乳头是否在同一水平线上,乳晕的大小、颜色,有无发红、水肿、糜烂等。两侧乳头凹陷多为发育异常,单侧乳头凹陷需要查明原因。乳腺癌时乳头常被牵拉至病变一侧,进一步发展会出现乳头扁平、回缩、凹陷;一些慢性炎症会引起乳腺大导管周围炎症,也可导致大导管的收缩和乳晕区水肿,从而表现出乳头凹陷;位于乳腺中央区的较大的纤维腺瘤及囊肿也会引起大导管的收缩,导致乳头凹陷。乳头表面糜烂、脱屑应警惕乳头湿疹样癌。

(4)腋窝、锁骨上窝:注意观察腋窝及锁骨上窝是否膨满;观察是否有副乳腺。

2.触诊

乳房触诊前应详细询问有无假体及起搏器植入史,以免将植入物误认为乳房肿块。触诊的目的主要是明确乳腺有无可触及的肿块及肿块的临床特征,其次是了解乳腺的移动度及有无乳头溢液。触诊手法要轻柔,切勿粗暴,以免造成患者的不适,尤其是乳腺癌患者,挤压有促使癌细胞进入血流而发生血行播散的可能。

(1)触诊手法:正确的手法是手掌平伸、四指并拢,用最敏感的示指、中指、环指的末端指腹轻轻触摸,滑动或大面积揉按可以用中指固定,其他两指触按。不能用手指抓捏乳腺,以免将正常乳腺组织误认为肿块。对于下垂的大乳房,可以一手将其托起,另一只手触诊,或者取仰卧位进行触诊。触诊范围要广阔,特别是乳晕周围及腋尾部要加以重视,以免漏诊。如患者有副乳腺,副乳也要仔细检查,乳腺疾病同样可以发生于副乳腺。

(2)触诊顺序:按照先健侧后患侧,按象限或顺时针方向做全面触诊,如内上→外上→外下→内下→乳头乳晕→腋窝及锁骨上窝。

(3)乳房触诊:乳房触诊常需区分正常腺体、增厚腺体及乳腺肿块 3 种情况。正常腺体触诊较韧，具有一定的厚度，有时有结节感，但呈全乳均匀分布。增厚腺体是指局限性腺体较正常乳腺组织增厚，范围可大可小，但不是全乳分布。一般呈片状，边界不清楚，常呈多结节状。乳腺腺体局限性增厚，触摸时发现比其周围稍厚的组织，界限不清，难以测出其确切大小，临床多诊断为"增生"，多随月经周期有些大小的变化，属生理性。若增厚组织长期存在，与月经周期不相关，或日益增厚范围扩大，尤其出现在绝经后妇女时，必须给予重视，此类病变约有8%为癌肿。乳腺肿块常为局限性、单结节，少数为多结节，但均有可以测量的边界。

如发现乳房肿块后，需要注意肿块的部位、大小、质地、边界是否清晰、活动度如何。一般来说，良性肿瘤如纤维腺瘤，常为膨胀性生长，与周围乳腺组织无粘连，其边界一般较清晰，活动度良好。乳腺囊肿虽然形状规则，边界清晰，但其常与周围乳腺组织有融合、粘连，故其活动度中等。囊肿的质地取决于囊肿内的张力：张力大时其质地坚硬，需要与乳腺癌相鉴别；张力小时，质地柔软，易与正常乳腺组织相混淆。乳腺癌因其为浸润性生长，边界像蟹足样长入周围乳腺组织之中，触诊时常较固定，活动度差。对于较大的肿块，需要检查其与深部组织之间的关系。让患者两手叉腰，让胸肌处于收缩状态。如果肿瘤侵犯胸肌筋膜或胸大肌时，胸肌收缩会导致患侧乳房增高，活动受限；肿瘤侵犯前锯肌及肋间肌时，肿瘤就完全固定于胸壁而无法推动，此时肿瘤往往属于晚期。在掌握上述乳腺肿瘤的触诊特点的同时，还要注意区分不同类型乳腺的特点及其对肿瘤触诊的影响，避免漏诊误诊。

第四节 乳腺癌 TNM 分期系统

肿瘤分期（neoplasm staging）是评价体内恶性肿瘤的数量和位置的过程，根据患者体内原发肿瘤以及播散程度来描述恶性肿瘤的严重程度和受累范围。合理而科学的分期方式对制定整体治疗计划、评价治疗效果及估计预后、转归有重要价值。不仅如此，统一的分期系统作为一种"国际通用语言"，可以准确地记录恶性肿瘤的发展程度，便于地区及国际间进行临床及学术工作的交流与合作。随着术前化疗及内分泌治疗的广泛应用，标准、统一、规范、准确的治疗前临床分期显得尤为重要，不仅是医师评价疗效的重要依据，也是制定术后治疗方案的基础。目前国际上广泛认可和最为通用的乳腺癌分期系统是由美国癌症联合委员会（American JointCommittee on Cancer，AJCC）和国际抗癌联盟（Union for International CancerControl，UICC）合作制定并维护的 TNM 分期系统（tumor node metastasis，TNMstaging system）。这一分期系统主要基于恶性肿瘤的解剖学特征而制定，即原发肿瘤（primary tumor，T）的大小和范围，区域淋巴结（regional lymph node，N）的受累情况，以及远处转移（distant metastases，M）的存在与否。TNM 分期系统最早可追溯至 20 世纪 40 年代，首先由法国医生 Pierre Denoix 于 1942—1953 年间提出、倡导。1958—1959 年 UICC 首次提出对乳腺癌进行 TNM 分期，自 20 世纪 80 年代初期开始，AJCC 及 UICC 展开密切合作，于 1987 年达成一致，形成统一的国际通用的 TNM 分类分期系统。此后经二者多次合作，经过扩大、修订及不断完善，陆续制定新版 TNM 分期系统。于 2009 年制定，2010 年 1 月 1 日应用于临床的，由 AJCC 及 UICC 联合制定的第 7 版乳腺癌分期手册，较第 6 版有些变化，它以循证医学为基础，参考了各种临床新结果，反映了临床诊断及治疗的广泛共识，已成为临床医师对乳腺恶性肿瘤分期的标准方法。

一、TNM 分期系统的分类

TNM 分期系统包括五种：临床分期（TNM 或 cTNM）、病理分期（pTNM）、治疗后分期（yTNM）、再次治疗分期（rTNM）及尸检分期（aTNM）。

1.临床分期（TNM 或 cTNM）

临床分期也可叫治疗前分期，以治疗前的物理检查、影像学检查、内镜、活检、外科探查或其他相应的检查资料为基础，反映初治患者的肿瘤进展情况。

2.病理分期（pTNM）

病理分期也可叫手术后分期，以治疗前的 TNM 分期为基础，根据手术所见及病理检查附加说明或予以修正。pTNM 可以提供更确切的有关恶性肿瘤的生长范围和扩散程度的信息，可以对术前临床分期进行补充和修正。

3.治疗后分期（yTNM）

在第 7 版 TNM 分期手册关于乳腺癌的分期中，除规范了临床和病理分期外，增加了有关治疗后（新辅助化疗后）分期系统的描述，用于评估该组患者的预后。

适用于在手术前进行了新辅助化疗的患者或进行了放射治疗或系统性治疗而未手术的患者。根据不同情况可以记录为 TNM 临床分期或 TNM 病理分期的形式，即 ycT，ycN，ycTNM；ypT，ypN，ypTNM。治疗后分期可以反映患者对治疗的反应，可以指导下一步治疗。但这种分期并非是患者的初始分期。

4.再次治疗分期（rTNM）

该种分期用于描述经过初次治疗的患者经过无病生存期后复发，需要再次接受治疗时。

5.尸检分期（aTNM）

用于生前并没有确诊，而在死亡后根据尸体解剖结果对肿瘤的 TNM 分期。

二、乳腺癌 TNM 分期的内容

1.原发肿瘤（T）

（1）临床/病理分期（cT/pT）：无论是临床还是病理分期，原发肿瘤（T）的分级都是一样的。肿瘤大小的测量要精确到毫米，如果肿瘤大小略大于或稍小于特定 T 分期的临界值，建议该数值四舍五入到毫米。例如 1.1mm 或 2.01cm 可以记录为 1.0mm 及 2.0cm。添加修饰下标"c"或"p"用于表明 T 分期是基于临床（体格检查或影像学）还是病理检查结果。通常认为，病理 T 分期较临床 T 分期要更加准确（表 12-1）。

表 12-1 乳腺癌 T 分期

原发肿瘤（T） 临床/病理分期（cT/pT'）	
Tx	原发肿瘤无法评估
T0	无原发肿瘤证据
Tis	原位癌
Tis（DCIS）	导管原位癌
Tis（LCIS）	小叶原位癌
Tis（Paget's）	乳头 Paget 病，与乳腺实质内的浸润性癌和（或）原位癌无关。与 Paget 病有关的乳腺实质内癌应根据实质内肿瘤的大小和特征进行分类此时仍需注明存在 Paget 病
T1	肿瘤最大直径≤20mm
T1mi	微小浸润最大直径≤1mm
T1a	肿瘤最大直径＞1mm，但≤5mm
T1b	肿瘤最大直径＞5mm，但≤10mm
T1c	肿瘤最大直径＞10mm，但≤20mm
T2	肿瘤最大直径＞20mm，但≤50mm
T3	肿瘤最大直径＞50mm
T4	无论肿瘤大小，直接侵犯胸壁（包括肋骨、肋间肌和前锯肌，不包括胸肌）或皮肤（皮肤破溃或皮肤结节）；单纯侵犯真皮不作为 T4
T4a	肿瘤侵犯胸壁（仅仅胸肌粘连/侵犯不包括在内）
T4b	乳腺皮肤溃疡和（或）同侧乳房皮肤卫星结节和（或）皮肤水肿（包括橘皮样变），但不符合炎性乳腺癌标准
T4c	T4a + T4b
T4d	炎性乳腺癌

注：炎性乳腺癌是一个临床诊断，特征是弥漫性红斑和水肿累及乳房皮肤的 1/3 或以上。组织学发现皮肤淋巴管癌栓是支持诊断的证据，但并非必需。只有皮肤淋巴管受累的证据而没有典型临床表现，不足以诊断炎性乳腺癌。

（2）治疗后的病理分期（ypT）：新辅助治疗后的 ypT 分期根据病理学大小和范围进行定义，其测量标准尚存争议，目前规定以测量浸润性肿瘤中最大的一个病灶为准，添加字母"m"以表示多病灶肿瘤。如患者在新辅助治疗前被诊断为炎性乳腺癌，即使治疗后炎性乳腺癌的症状得到完全缓解，也仍将被诊断为炎性乳腺癌。

2.区域淋巴结（N）

（1）区域淋巴结临床分期（cN）：其定义为：通过影像学检查（不包括前哨淋巴结活检术）或临床检查而发现高度怀疑有恶性肿瘤的特征，或者在针吸活检细胞学检查基础上推测有病理性宏转移。经过针吸活检而非切除活检证实的转移淋巴结需要添加后缀"f"，如 cN_3a（f）；在缺乏"pT"时，淋巴结切除活检或前哨淋巴结活检的结果归于 cN；确认淋巴结状态的方法需要加以注明，如临床检查、针吸活检、空心针活检和前哨淋巴结活检等；前哨淋巴结活检或淋巴结切除活检归为淋巴结病理分期（pN）时必须与肿瘤的病理分期相结合（表 12-2）。

表 12-2 乳腺癌区域淋巴结临床分期（cT）

区域淋巴结临床分期（cN）	
N_x	区域淋巴结无法评估（例如既往已切除）
N_0	无区域淋巴结转移
N_1	同侧Ⅰ、Ⅱ级腋窝淋巴结转移，可移动
N_2	同侧Ⅰ、Ⅱ级腋窝淋巴结转移，临床表现为固定或融合；或缺乏同侧腋窝淋巴结转移的临床证据，但临床上发现有同侧内乳淋巴结转移
N_2a	同侧腋窝淋巴结固定或融合
N_2b	仅临床上发现同侧内乳淋巴结转移而没有同侧腋窝淋巴结转移的证据
N_3	同侧锁骨下淋巴结（Ⅲ级腋窝淋巴结）转移，伴或不伴Ⅰ、Ⅱ级腋窝淋巴结转移；或临床上发现同侧内乳淋巴结转移伴Ⅰ、Ⅱ级腋窝淋巴结转移；或同侧锁骨上淋巴结转移伴或不伴腋窝或内乳淋巴结转移
N_3a	同侧锁骨下淋巴结转移

区域淋巴结临床分期（cN）	
N3b	同侧内乳淋巴结转移伴腋窝淋巴结转移
N3c	同侧锁骨上淋巴结转移

注："临床上发现"定义为通过影像学检查（不包括前哨淋巴结活检术）或临床检查而发现高度怀疑有恶性肿瘤的特征，或者在针吸活检细胞学检查基础上推测有病理性宏转移

（2）区域淋巴结病理分期（pN）：此分期是基于腋窝淋巴结清扫（axillary node dissection，AND），伴或不伴前哨淋巴结活检。如分类仅依据前哨淋巴结活检，而其后无腋窝淋巴结清扫，那么分类结果应标记为 sn，例如 $pN_0(sn)$。对于孤立肿瘤细胞簇（isolated tumor cell clusters，ITC）的定义更为严格，即不超过 0.2mm 的小细胞簇，或散在单个肿瘤细胞，或在单张组织切片中＜200 个细胞的细胞簇。ITC 可以通过常规组织学或免疫组化法（IHC）检测。只包含 ITC 的淋巴结应从阳性淋巴结 N 分期中排除，但应包括在淋巴结总数的评估中（表 12-3）。

表 12-3 乳腺癌区域淋巴结病理分期（pN）

区域淋巴结病理分期（pN）	
pN_x	区域淋巴结无法评估（例如淋巴结既往已切除或切除后未进行病理检查）
pN_0	组织学检查无区域淋巴结转移
pN_0（i−）	组织学检查无区域淋巴结转移，1HC 阴性
pN_0（i+）	组织学检查无区域淋巴结转移，HE 染色或 IHC 阳性，恶性细胞转移灶≤0.2mm
pN_0（mol−）	组织学检查无区域淋巴结转移，分子生物学检测（RT-PCR"）阴性
pN_0（mol+）	组织学检查无区域淋巴结转移，IHC 阴性，RT-PCR 阳性
pN_1	微转移；1—3 枚腋窝淋巴结转移；或临床未发现，但通过前哨淋巴结活检发现的内乳淋巴结转移

（续表）

区域淋巴结病理分期（pN）	
pN1mi	微转移[＞0.2mm 和（或）单个淋巴结单张组织切片中肿瘤细胞数量＞200个，但≤2mm]
pN1a	1—3 枚腋窝淋巴结转移，至少一处转移灶＞2mm
pN1b	临床未发现，但通过前哨淋巴结活检发现的内乳淋巴结微转移或宏转移
pN1c	1—3 枚腋窝淋巴结转移，同时临床未发现，但通过前哨淋巴结活检发现的内乳淋巴结微转移或宏转移
pN2	4—9 枚腋窝淋巴结转移，或临床上发现内乳淋巴结转移，但不伴腋窝淋巴结转移
pN2a	4—9 枚腋窝淋巴结转移，至少一处转移灶＞2mm
pN2b	临床上发现内乳淋巴结转移，但不伴腋窝淋巴结转移
pN3	≥10 枚腋窝淋巴结转移；或锁骨下淋巴结（Ⅲ级腋窝淋巴结）转移；或临床上发现同侧内乳淋巴结转移，并伴有 1 枚或多枚Ⅰ、Ⅱ级腋窝淋巴结转移；或＞3 枚腋窝淋巴结转移，伴临床未发现，通过前哨淋巴结活检发现的内乳淋巴结微转移或宏转移；或同侧锁骨上淋巴结转移
pN3a	≥10 枚腋窝淋巴结转移，至少一处转移灶＞2mm；或锁骨下淋巴结（Ⅲ级腋窝淋巴结）转移
pN3b	临床上发现同侧内乳淋巴结转移，并伴有 1 枚或多枚Ⅰ、Ⅱ级腋窝淋巴结转移；或＞3 枚腋窝淋巴结转移，伴临床未发现，通过前哨淋巴结活检发现的内乳淋巴结微转移或宏转移
pN3c	同侧锁骨上淋巴结转移

注：a. RT-PCR：逆转录-聚合酶链反应。b."临床未发现"定义为：影像学检查（不包括前哨淋巴结活检术）或临床体检未发现。

（3）区域淋巴结治疗后分期（yN）：新辅助治疗后的 ypN 分期方法参照 pN 分期。如果新辅助治疗后未行前哨淋巴结活检或腋窝淋巴结清扫，可以归类为 ypN。如果新辅助治疗后进行了前哨淋巴结活检，那么治疗后分期应该标注"sn"，没有标注"sn"者，默认为进行了腋窝淋巴结清扫。

3.远处转移（M）

（1）远处转移临床/病理分期（cM/pM）：远处转移的分期主要依靠临床和影像学检查，但推荐病理学确认，尽管后者可能因为方便性及安全性等问题而无法完成。在保留 M_0 及 M_1 的基础上，增加了"cM_0（i+）"，cM_0（i+）属于 M_0，取消了 M_X。肿瘤的解剖分期/预后组别不会因此发生变化。AJCC 声明没有"pM_0"的命名，M_0 只能是临床概念（表 12-4）。

表 12-4 乳腺癌远处转移分期（M）

远处转移（M）	
M_0	无远处转移的临床及影像学证据
cM_0（i+）	无远处转移的症状和体征，也无临床及影像学证据，但通过分子生物学或镜下检查在循环血液、骨髓或其他非区域淋巴结组织中发现≤0.2mm 的转移灶
M_1	通过传统的临床及影像学方法发现的远处转移，和（或）组织学证实＞0.2mm 的转移灶

（2）远处转移的治疗后分期（yM）：新辅助治疗后的 yM 分期取决于治疗前的临床 M 分期。新辅助治疗后的病理 M 分期（ypM），是指接受过新辅助治疗的患者在临床阶段的分期，而不是新辅助治疗开始时的分期。新辅助治疗不会改变患者治疗前的临床分期。如果患者在新辅助治疗前就已经发现远处转移，无论其新辅助治疗的效果如何，即使完全缓解也仍要划分为 M_1。如果患者治疗前为 M_0，新辅助治疗后发现了远处转移（yM_1），提示肿瘤进展。

4.乳腺癌 TNM 解剖分期/预后组别

将 TNM 分期按照进展程度和预后进一步划分成 0—Ⅳ期的病期分组，将其称为"解剖分期/预后组别"（anatomic stage/ prognostic groups）（表 12-5）

表 12-5 乳腺癌 TNM 解剖分期/预后组别

分期	T	N	M
0 期	T_{is}	N_0	M_0
IA 期	T_1	N_0	M_0
IB 期	T_0	N_{1mi}	M_0
	T_1	N_{1mi}	M_0
IIA 期	T_0	N_1	M_0
	T_1	N_1	M_0
	T_2	N_0	M_0
IIB 期	T_2	N_1	M_0
	T_3	N_0	M_0
IIIA 期	T_0	N_2	M_0
	T_1	N_2	M_0
	T_2	N_2	M_0
	T_3	N_1	M_0
	T_3	N_2	M_0
IIIB 期	T_4	N_0	M_0
	T_4	N_1	M_0
	T_4	N_2	M_0
IIIC 期	任何 T	N_3	M_0
IV 期	任何 T	任何 N	M_1

5.乳腺癌 TNM 分期中涉及的相关解剖部位

（1）胸壁：包括肋骨、肋间肌、前锯肌，但不包括胸肌。因此，胸肌侵犯不属于胸壁侵犯。

（2）区域淋巴结：乳腺的淋巴引流途径主要包括 3 个：经腋窝、穿胸肌和经内乳淋巴途径。内乳淋巴结位于乳腺内，在用于 N 分期时计入腋窝淋巴结；用于分期时，锁骨上淋巴结属于区域淋巴结，其他淋巴结转移，包括颈淋巴结、对侧内乳或腋窝淋巴结均为远处转移。区域淋巴结包括同侧腋窝、同侧内乳、锁骨上及乳腺内淋巴结。

6.乳腺癌的组织学分级（G）

乳腺癌的生物学特征与其组织病理学分级关系密切。一般而言，乳腺癌的病理分级随着癌细胞的分化程度由高、中、低、未排列，恶性程度由低到高。分化程度是指癌细胞与正常乳腺上皮细胞的相似性和成熟程度。癌细胞越接近正常细胞的形态，其分化程度越好，肿瘤的恶性程度越低。

1999年，美国病理学家协会推荐将所有浸润性乳腺癌（髓样癌除外）都要进行组织病理学分级，推荐使用Nottingham联合组织学分级（Scarff-Bloom-Richardson分级系统的Elston-Ellis修正版）进行分级。肿瘤的分级由形态学特征决定，包括腺管形成的程度、细胞核的多形性及核分裂计数。每项评分为1—3分，然后将3类分数相加，评出3个等级：3—5分为1级；6—7分为2级；8—9分为3级（表12-6，表12-7）。

表12-6 Nottingham联合组织学分级

特征	评估	评分
腺管形成程度	>75%	1
	10%—74%	2
	<10%	3
细胞核的多形性	一致细胞（最小或没有核扩大；最小或没有染色质暗化）	1
	中度异常	2
	明显异常	3
细胞核核分裂计数	0—9	1
	10—19	2
	≥20	3

表12-7 组织学分级（G）

Gx	不能判断分化程度
G1	综合评分低分数，低度恶性（预后好）
G2	综合评分中度分数，中度恶性（预后中等）
G3	综合评分高分数，高度恶性（预后差）

第十三章 乳腺肿瘤的影像学检查

乳腺癌及乳腺良性病变在影像学表现上有一定程度的重叠，自1992年美国放射学会推出《乳腺影像报告及数据系统》（breast imaging reporting and data system，BI-RADS）以来，现已更新至2003年的第四版，并且超声及MRI的BI-RADS系统也在2003年推出。这对规范乳腺病变的影像诊断及鉴别诊断起很大作用。乳腺X线、超声及MRI的BI-RADS系统内容基本一致，主要包括影像术语及报告系统两大部分，其对乳腺病变的评价均分为0—6级（类）：0级（类）评估属于不完全评估，提示单纯的一种影像技术评估是不够的，需要结合其他影像技术综合评估；1级（类）为阴性或正常评估；2级（类）为很明确的良性评估；1、2级（类）的处理原则一致，常规随访即可。在国外常规随访是指＞40岁女性12—18个月随访一次，国内尚无明确的起始年龄界定，一般为35或40岁。3级（类）属于可能良性评估，恶性的危险性＜2%，但需要短期的随访来进一步证实这个评估的正确性；X线的短期随访是指6—12个月，不宜过短。超声及MRI的短期随访可以较短，一般为3个月。4级（类）和5级（类）都需要临床给予干预，4级（类）的恶性可能性较5级（类）低；6级（类）指已经病理证实为恶性的再次影像评估，一般用于评估活检后的影像改变，或监测新辅助化疗的影像改变。BI-RADS系统为影像科医师及临床医师的沟通搭建了桥梁，临床医师可以很方便地通过解读影像报告而获得对不同乳腺病变的处理信息，在乳腺癌的普查中具有较高的临床应用价值。

通过影像方法提高乳腺癌的诊断准确率，无创性动态评估其恶性生物学行为和预后，将为乳腺癌病人手术方式的制定、预后评估、综合治疗方法的选择提供全面信息，明显延长乳腺癌患者的生存期和提高生活质量。近年来，乳腺肿瘤的临床诊断技术不断进步。一系列新的诊断方法，包括数字化乳腺X线摄影、三维立体超声、CT及乳腺核磁共振成像目前已被临床广泛应用。这些影像技术对乳腺病灶形态或功能评价具有各自的优势，各种影像检查及其引导下的定位穿刺活检在乳腺癌筛查、诊断、疗效评估、疗后随访中发挥着重要作用。不仅对临床可触及乳腺肿物的良恶性进行鉴别，甚至还可以对查体无法触及的隐匿性乳腺疾患予以检出。新的影像技术，比如PET-CT的临床应用，能同时发现乳腺生理及病理解剖结构变化，进一步提高了肿瘤的定性及定位诊断。综合运用多种影像诊断方法是乳腺肿瘤诊断领域中值得关注的问题，可以对肿瘤的早期诊断，提高治疗效果提供重要的作用。

第一节 乳腺X线摄影

乳腺X线摄影是最为传统的乳腺影像学检查方法，操作简单、价格相对便宜，广泛应用于乳腺肿瘤的筛查与早期诊断，是乳腺疾病最基本和首选的方法。尤其在检出以钙化为主要表现的乳腺癌方面，具有其他影像学方法无法比拟的优势。过去的几十年里，经历了乳腺干板X线摄影、专用屏摄影，到目前全野数字化乳腺X线摄影，在图像质量不断提高的同时辐射量也在显著降低，全野数字化乳腺摄影机可以进行图像后处理，可根据乳房的大小、厚度及腺体的致密程度自动调节X线的剂量，也可根据具体情况调节对比度，对感兴趣区放大观察等，有利于癌灶的检出和诊断。在许多国家，X线摄影已广泛应用于40岁以上女性乳腺癌的筛查，是迄今为止唯一已被证实可以降低乳腺癌死亡率的筛查方法。同时，X线摄影也存在部分局限性，即使在最佳的摄影和诊断条件下，仍有5%—15%的乳腺癌因各种原因出现假阴性，导致漏诊。如位于胸壁的深部、高位或乳腺尾部的肿块可因投照位置的局限而未能摄入片中。由于乳腺影像特征的多变性和X线图像为重叠影像的特点，乳腺疾病的X线诊断也存在较高的假阳性率。由于X线摄影具有放射性损害，对于孕妇、哺乳期妇女及<35岁的年轻患者其尚不能作为首选。

乳腺X线摄影的成像基础是构成乳腺的各个组织存在密度差异，其实质是各组织对 X 线的吸收值不同。乳腺本身是软组织成分，主要有纤维腺体、脂肪及皮肤组成，对 X 线的吸收系数都比较接近，乳腺摄影的独特性便是其 X 线为软射线，可以扩大乳腺各组织间的 X 线吸收差异，增强图像的对比。

乳腺 X 线摄影常规的投照体位包括头足位（craniocaudal，CC）和内外侧斜位（mediolateral oblique，MLO）。为了获得高质量的图像，摄影设备性能要高，并需进行设备质量管理，摄影时需要根据乳腺的大小和密度选择合适的曝光条件，正确地实施摆位和压迫。一张好的 CC 位片显示乳房在片子的中央，乳头切线位，小部分胸大肌可见，乳腺实质充分展开；一张好的 MLO 位片显示乳房被推向前上方，乳腺实质充分展开，胸大肌可见，较松弛，下缘达乳头水平，乳头在切线位，部分腹壁包括在片中但与下部乳腺分开。对于 CC 位及 MLO 位显示不良或未包全的乳腺实质，可以根据病灶位置的不同选择外内侧位（LM）、内外侧位（ML）、内侧头尾轴位（MCC）、外侧头尾轴位（LCC）、尾叶位及乳沟位等。对于常规体位上发现的异常改变，可以进一步采取一些特殊摄影技术，如局部压迫摄影、局部放大摄影或局部压迫放大摄影技术。乳腺 X 线摄影的头罩原则是：使可触及的病变尽可能完全包括在胶片内且病变部位尽可能贴近胶片；最大限度地显示乳房各部分结构；使乳头尽可能处于切线位；避免乳房皮肤产生褶皱而与皮肤局限性增厚相混淆。

一、X 线摄影的主要临床适应证

（1）乳腺肿块、硬化，乳头溢液，乳腺皮肤异常，局部疼痛或肿胀。

（2）筛查发现异常改变。

（3）良性病变的短期随访。

（4）引导介入操作。

（5）乳房修复重建术后。

（6）乳腺肿瘤治疗后随诊。

（7）其他需要进行放射检查或放射科医师会诊的情况。

二、乳腺病变的 X 线基本征象

包括肿块、致密影、不对称致密、钙化、结构扭曲。前 3 个征象有类似之处，肿块是指两个投照体位均显示的占位性病变，有鼓出的边缘；无明显鼓出边缘的致密叫不对称致密；致密影是指仅仅在一个投照体位上显示的致密增高影。

1. 肿块

应从边缘、形态、密度和大小四个方面进行评估。其中边缘征象对于肿块的性质判断最为重要。

（1）边缘：有以下 5 种描述，即清晰、遮蔽（模糊）、小分叶、浸润和星芒状（毛刺状）。边缘清晰是指超过 75%的肿块边界与周围正常组织分界清晰，锐利。边缘清晰的肿块多为良性病变，但也可见于乳腺癌，如黏液腺癌、髓样癌、导管内乳头状癌等。局部加压放大有助于了解肿块边缘是否确实没有浸润、毛刺等恶性征象，如果局部加压放大片中无浸润征象，其为恶性的可能性<5%。边缘遮蔽（模糊）是指肿块边缘被邻近腺体等结构所掩盖，无法对肿块边缘做进一步判断，多出现在致密型乳腺或病变本身密度较低的情况下，需进一步通过其他检查明确诊断。小分叶边缘是指边缘呈小波浪状改变，每一分叶宽 2—4mm。小分叶边缘在一定程度上提示肿块为恶性。浸润性边缘是指病灶本身向周围浸润而引起的边缘不清楚、不规则，而不是周围腺体组织的遮盖所致。浸润性边缘有更高的恶性可能，但脓肿、血肿和脂肪坏死等良性病变也可呈浸润性边缘。星芒状（毛刺状）边缘是指肿块边缘发出的放射状线影。在全部乳腺肿块中，有毛刺边缘的肿块约有 95%为乳腺癌，除此之外，手术后、脂肪坏死、纤维囊性变和纤维化也可表现为边缘星芒、毛刺征象。除非有明确的外伤史及手术史，否则有毛刺的肿块均应该进行活检。

（2）形态：肿块的形态分为圆形、卵圆形、分叶状及不规则形，按此顺序，恶性可能性依次递增。

（3）密度：以肿块与其周围相同体积的腺体组织相比，分为高密度等密度、低密度（不含脂肪密度）和含脂肪密度 4 种描述。大多数乳腺癌呈高或等密度，极少数呈低密度。如在 X 线摄影中发现含脂肪密度肿块，绝大多数为良性病变。

（4）大小：测量肿块的最长径和垂直径。肿块的大小对于良恶性的鉴别并无意义，当临床检查测量的肿块大于X线所示时，其恶性可能性较大。与既往X线摄影图像比较发现肿块增大时，其对恶性病变有一定提示作用。

2.不对称致密

平面的，缺乏轮廓的边界和三维肿块的立体性，根据范围不同分为团状不对称致密和局灶性不对称致密。

（1）团状不对称致密：与对侧乳腺比较才能作出判断。表现为范围较大的团状腺体组织，密度较正常乳腺组织高或有明显可见的导管，无局灶性肿块，无结构扭曲，不伴有钙化。一般情况下，这个征象无临床意义，常代表正常变异，或为激素替代治疗后的结果。但合并可触及的肿块时，则提示可疑恶性。

（2）局灶性不对称致密：不能用其他形状精确描述的致密改变，较团状不对称致密范围要小。这个征象在两个投照体位均显示，但缺少真性肿块特有的鼓出边缘。它可能代表的是一个正常的腺体岛，尤其是当其中含有脂肪时，应予以重视。与以往胶片相比发现新出现的或进行性增大的局灶性不对称致密影，应考虑乳腺癌可能。由于缺乏特征性的良性征象，往往需要进一步检查，有时会因此发现一个真性肿块或明显的结构扭曲改变。

3.钙化

钙化是乳腺疾病重要的征象之一，良恶性病变均可出现钙化，X线在显示钙化方面具有其他影像学检查手段无法比拟的优势。判断钙化的性质需要从形态和分布两方面综合分析。

（1）形态：从形态上钙化分为典型良性钙化、中间型钙化（可疑钙化）、高度恶性可能钙化3种。

典型的良性钙化：

①皮肤钙化：较粗大，典型者呈中心透亮改变，不典型者可借助切线投照予以鉴别。

②血管钙化：呈管状或轨道状。

③粗大的或爆米花样钙化：直径大于2—3mm，是退变纤维腺瘤钙化的特

征性表现。

④粗棒状钙化：棒杆状，偶可见分支，直径通常大于1mm，可能呈中央透亮改变，边缘光整，沿着导管分布，聚向乳头。常为双侧乳腺分布，多见于分泌性病变。

⑤圆形或点状钙化：直径小于1mm，甚至更小，常位于小叶腺泡中。判断点状钙化的良、恶性需要结合分布情况，簇状分布要警惕恶性可能。

⑥中空状钙化：范围可从1mm至1cm，甚或更大；边缘光滑，呈圆形或卵圆形，中央为低密度。常见于脂肪坏死，导管内钙化的残骸，偶可见纤维腺瘤。

⑦"环形"或"蛋壳状"钙化：环壁很薄，常小于1mm，为球形物表面沉积的钙化，见于脂肪坏死或囊肿。

⑧钙乳样钙化：为囊肿内钙化，在头足位表现不明显，为绒毛状或不定形状，在90°侧位边界明显。根据囊肿的形态不同而表现为半月形、新月形、曲线形或线形。特点是形态随体位而发生变化。

⑨缝线样钙化：由于钙质沉积在缝线材质上导致，放疗后常见，典型者为线形或管形，绳结样改变常可见到，一般在治疗后较长时间才会出现。

⑩营养不良性钙化：常在放疗后或外伤后见到，钙化形态不规则，多大于0.5mm，可呈中空状改变。

中间型钙化（可疑恶性）：

①不定形或模糊钙化：形态上常小而模糊，无典型特征，弥散性分布常为良性表现，簇状分布、区域性分布、线样和段样分布需进行活检。

②粗糙不均质钙化：多大于0.5mm，形态不规则可能为恶性改变，也可能出现在良性纤维化、纤维腺瘤和外伤后，需结合分布情况考虑。

高度恶性可能钙化：

高度恶性可能钙化的特征是不均质性，包括形态、大小和密度。高度恶性钙化包括：

①细小的多形性钙化（颗粒点状钙化）：较不定形钙化恶性可能性更大，大小形态不一，直径常小于0.5mm。

②线样或线样分支状钙化（铸型钙化）：表现为细而不规则的线样，常不连续，直径小于0.5mm。提示钙化是由于乳腺癌侵犯导管腔内形成的。

（2）分布：钙化的分布对乳腺疾病的诊断有重要的提示作用。包括：

①弥漫或散在分布：钙化随意分布在整个乳房，常为双侧性，这样分布的点样钙化常为良性改变。此种分布方式恶性的可能性最低，但当多形性的钙化弥漫分布，尤其是在一侧乳腺内弥漫分布时，不能完全排除恶性可能。

②区域性分布：指较大范围内（＞2.0cm³）分布的钙化，常超过一个象限的范围，但又不能用导管样分布来描述。良、恶性病变均可以出现这样的分布，需要结合钙化的形态综合分析。

③簇状分布：指至少有5枚钙化占据在一个较小的空间内（＜1.0cm³），良、恶性均可出现，主要结合钙化形态综合分析。

④线样分布：钙化排列成线形，可见分支点，提示源于一支导管，多为恶性改变。

⑤节段样分布：常提示病变来自一个导管及其分支，也可能发生在一叶或一个段叶上的多灶性癌。

4.结构扭曲

指正常结构被扭曲，但无明显的肿块可见，包括从一点发出的放射状影或局灶性收缩，或是乳腺实质边缘的收缩、变形。结构扭曲也可以是肿块、钙化或不对称致密的伴随征象。如果没有局部的外伤、手术史，结构扭曲可能是恶性肿瘤或良性放射状瘢痕、硬化性乳腺病的征象。必须做活检或结合MRI进一步检查。

三、乳腺 X 线摄影的 BI-RADS 评价

0 类：需要其他影像检查进一步评估或与前片比较。推荐的其他影像学检查方法包括加压摄影、放大摄影、特殊投照体位摄影、超声及 MRI 等。

1 类：阴性，无异常发现。

2 类：良性病变。包括钙化的纤维腺瘤、多发的分泌性钙化、含脂肪的病变（脂肪囊肿、脂肪瘤、输乳管囊肿及混合密度的错构瘤）、乳腺内淋巴结、血管钙化、植入物、有手术史的结构扭曲等。

3 类：可能良性病变，建议短期随访。有很高的良性可能，以短期（小于

1年，一般为6个月）的随访中稳定或缩小来证实判断。此级的恶性率小于2%。无钙化的边界清晰肿块、局灶性的不对称、簇状的圆形或点状钙化这三种征象被认为良性可能性大。这一级首先要短期随访6个月，再6个月，再12个月至2年，甚至需更长时间的随访稳定来证实，2或3年的稳定可将原来的3类定位为2类来处理。

4类：可疑异常，考虑活检。包括了一大类需要临床干预的病变。分为4A、4B、4C三类。对于影像判定为4类，不管哪个亚类，在有良性病理结果后也需要定期随访。

4A：需活检但恶性可能性较低的病变。如果活检或细胞学检查为良性结果的可信性很高，可以常规随访或半年后随访。包括临床可触及的病灶，X线表现为边缘清晰的实质性肿块，可触及的囊肿和可触及的脓肿均归为这一类。

4B：中度恶性可能。对边界部分清晰、部分浸润的肿块穿刺为纤维腺瘤或脂肪坏死者，应予以定期随访。如果穿刺结果为乳头状瘤者，需进一步切取活检明确诊断。

4C：恶性病变的可能性提高，但还未达到第5类的病变。形态不规则，边缘浸润的实性肿块和簇状分布的细小多形性钙化归为这一类。此类中病例穿刺结果为良性结果的，则应对病理结果做进一步评价以明确诊断。

5类：高度怀疑恶性，临床应采取适当措施。检出恶性的可能性≥95%。形态不规则、星芒状边缘的高密度肿块、段样和线样分布的细小线样和分枝状钙化、不规则星芒状肿块伴多形性钙化均归为此类。

6类：已活检证实为恶性，应采取适当措施。这一类的主要目的是评价先前活检后的影像变化，或监测手术前新辅助化疗的影像变化。

四、乳腺常见良性肿瘤的X线表现

1.乳腺纤维腺瘤

纤维腺瘤可单发或多发，可单侧也可双侧，以多量腺体型乳房多见。X线常表现为低密度或等密度的圆形、卵圆形或分叶状肿块，边缘光滑整齐，部分肿块周围可见规则的薄层晕环，即"晕圈征"，是纤维腺瘤较为典型的征象，有助于做出诊断。有时可见粗大、斑点状或"爆米花样"钙化。纤维腺瘤内若发生囊性变，则表现为肿块内不规则的透亮区，但其外壁仍然保持光滑、锐利。

2.乳腺脂肪瘤

脂肪瘤是一种由成熟脂肪细胞组成的肿瘤。X线多表现为圆形、卵圆形或分叶状如脂肪密度的透亮影，周围可见较纤细而致密的包膜，内有时可见到纤维分隔。大小常为3—4cm以上，肿瘤较大时周围腺体组织可被推挤移位。

3.导管内乳头状瘤

当体积较小时，X线常表现为阴性，偶尔可见单支大导管增粗或乳头后方小结节。当瘤体较大时，可表现为圆形、卵圆形肿块，肿块边缘清楚或不清楚，偶可见钙化及边缘毛刺，需与乳腺癌相鉴别。典型的X线表现为乳晕后导管影增粗伴密度增高的结节状影。

4.乳腺囊肿

囊肿多位于乳腺的纤维腺体组织内，多表现为圆形、椭圆形，纵轴垂直于胸壁，边缘光滑，囊肿压迫周围脂肪组织可见透明晕。囊肿密度与周围腺体相似或略高于腺体，囊壁偶可见"蛋壳样"钙化。

五、乳腺常见恶性肿瘤的X线表现

1.乳腺导管原位癌

乳腺导管原位癌（ductal carcinoma in situ，DCIS）是早期乳腺癌，病理学表现为任何水平的导管细胞增生癌变，但仍在原位，基底膜完整。随着乳腺癌筛查的广泛开展，其检出率逐年增加，有的地区甚至已达25%左右。

DCIS以微小钙化为典型X线表现，是由于其中央发生不规则坏死引起钙盐在导管内沉积，或者有肿瘤细胞直接分泌而成。病变可位于近乳头的大导管或远离乳头的小导管，因此钙化的分布在X线上相差较大。2/3的DCIS

显示有钙化，其既可以作为一个单独征象存在，也可以与其他征象合并发生。钙化常常合并肿块、局灶性及团块状不对称致密及结构扭曲等。对没有肿块的单纯钙化，如果钙化灶分布表现为"V"形的段样分布，对 DCIS 的诊断具有特征性。对于无肿块的成簇的圆形、不规则形，甚至分散分布呈多个小簇状分布的钙化，也提示为 DCIS。其中低级别（高分化）DCIS 在 X 线上表现为单发或多发成簇的点状、圆形或无定形钙化；高级别（低分化）DCIS 在 X 线上表现为线样或节段性分布的多形性、线样分支、铸型钙化，也可弥散分布。肿块也是 DCIS 的表现，但不是典型表现，可表现为圆形和不规则形，边缘呈浸润、小分叶，甚至呈现良性改变的边缘光整的肿块，X 线片上呈高密度或等密度。17%左右的 DCIS 在 X 线上也可以无异常。

2.乳腺浸润性导管癌

浸润性导管癌影像表现多样，缺乏特征，部分是从 DCIS 发展而来，因此二者在影像表现上有某些相似。由于浸润性导管癌在间质中有广泛的肿瘤细胞浸润，其影像表现要比 DCIS 丰富得多。

X 线上呈现的征象依次为：单纯肿块（39%）、肿块伴钙化（28%）、阴性（14%）、单纯钙化（9%）、结构扭曲伴钙化（5%）及单纯结构扭曲（5%）。

（1）单纯肿块：这是浸润性导管癌最常见的征象。肿块密度与邻近腺体相仿或略高，形态可呈分叶状或不规则形，少数病灶呈圆形。肿块边缘往往表现为恶性边缘征象，其病理基础是由于肿瘤的浸润性生长及肿瘤生长速度不一致引起的。常表现为浸润边缘、星芒状边缘、小分叶边缘，少数可表现为边缘部分清楚，部分浸润。

（2）肿块伴钙化：钙化可位于肿块内部或外部，肿块和钙化只要有一个表现为典型的恶性征象，就可以诊断为恶性病变。虽然其他病理类型的乳腺癌也可表现为肿块伴钙化，但当钙化颗粒数目大于 10 枚或钙化范围≥3cm 时，这种征象几乎不在其他病理类型的乳腺癌中出现。

（3）阴性表现：这些病例的乳腺分型多为致密型和多量腺体型乳腺，这两种类型的乳腺常使病变检出的敏感性下降。

（4）单纯钙化：单纯钙化并不是诊断浸润性导管癌的特征性表现，钙化形态常为细小多形性、线样、线样分支状、铸型钙化，呈簇状、线样、节段样或区域性分布。有钙化的浸润性导管癌往往伴有导管原位癌成分。

（5）结构扭曲：表现为从一点出发的放射状影和局灶性收缩，或者在实质的边缘扭曲，收缩的征象相当明显。乳腺局部除外手术和外伤史外，如X线上出现结构扭曲，需要警惕可能为浸润性导管癌或浸润性小叶癌。结构扭曲伴钙化一般仅出现在浸润性导管癌中。

除上述直接征象外，还可见乳头回缩、局部皮肤增厚或凹陷、悬韧带增厚、皮下组织及胸大肌前脂肪组织网状增厚和腋窝淋巴结肿大等间接征象。

3.乳腺浸润性小叶癌

浸润性小叶癌X线上常表现为易忽视征象，即使表现为肿块，其密度也较低，假阴性率高于其他类型乳腺癌，是最常漏诊的肿瘤亚型。常见的X线征象依次为：星芒状肿块、结构扭曲、边缘浸润肿块、阴性及局灶性不对称致密。局灶性不对称致密和结构扭曲作为X线片易忽视的征象，在浸润性小叶癌中出现的比例要高于浸润性导管癌，但钙化较浸润性导管癌明显少见，甚至不出现。结构扭曲是一种特殊的征象，是浸润性小叶癌的一个较为常见且容易被忽视的征象。浸润性小叶癌在X线上显示的结构扭曲没有浸润性导管癌那么典型，且不伴有钙化，往往不显示放射状收缩，有的仅表现为局部结构排列较乱，常需仔细对比两侧才能发现。如没有明确外伤及手术史，这种征象建议临床进行切除活检。

4.其他类型的浸润性乳腺癌

包括乳腺黏液腺癌、髓样癌、小管癌、筛状癌、腺样囊性癌和化生性癌等。一般X线表现为边缘浸润或星芒状的肿块，伴或不伴恶性钙化。一部分髓样癌和单纯型黏液癌可表现为边缘清楚的圆形或分叶状肿块。

5.乳腺佩吉特（Paget）病

乳腺佩吉特病的主要临床特征是发生在乳头-乳晕区的溃疡、红疹和脱屑。有37%—50%的佩吉特病患者X线检查无特别表现。有异常表现者，表现为乳头-乳晕区皮肤增厚、钙化、乳晕下导管增粗、乳腺实质内单纯钙化、局灶性致密伴恶性钙化、肿块伴钙化、肿块、结构扭曲伴钙化。恶性钙化的出现比例很高。

6.炎性乳腺癌

炎性乳腺癌是一种具有独特临床表现的特殊型乳腺癌,大多数病例真皮淋巴管内有广泛的癌细胞浸润,常由分化差的浸润性导管癌引起。临床表现为乳房迅速增大,质地变硬,皮肤发红、水肿、发热及橘皮样变,部分伴有触痛,部分患者可触及界限不清的肿块。X线表现与一般乳腺癌不同,与急性炎症相似,为单侧乳腺实质弥漫性致密浸润,皮肤广泛增厚,皮下脂肪层浑浊,悬韧带显示增厚,皮下可见细条索状与皮肤表面垂直走行的阴影。若合并肿块、细小恶性钙化及乳头回缩等征象,更加支持炎性乳腺癌的诊断。

7.乳腺分叶状肿瘤

分叶状肿瘤是双向分化的肿瘤,由良性的上皮成分和富于细胞的间叶成分组成。根据间质细胞的不典型程度和分裂象的多少,分为良性、交界性和恶性。特征性的X线表现为圆形或卵圆形高密度肿块影,边缘清晰锐利,有明显的分叶,肿瘤周边部分出现较低密度的囊变区或裂隙样变。肿块内偶可伴粗钙化。典型的X线表现能做出分叶状肿瘤的诊断,但对于良性、交界性及恶性无法鉴别出。

六、乳腺常见炎性病变的 X 线表现

1.浆细胞性乳腺炎

这是一种乳腺无菌性炎症反应性疾病,又称乳腺导管扩张症,病因不清,可能与自身免疫失调有关。以乳腺导管明显扩张,管周纤维化和多量炎细胞浸润,特别是浆细胞浸润为特征。X线表现分为局限型和弥漫型。局限型表现为乳晕下区出现均匀致密肿块影,边缘不清晰,轮廓不规则,有时呈星形或火焰状,可与乳腺实质相融合。弥漫型以线密度增高,腺体结构模糊,甚至消失,病灶与乳晕后面相连为其特点。还可以出现乳晕下导管扩张,病变区域斑点状、环形、棒状钙化,皮肤增厚,皮下脂肪模糊。

2.非特异性乳腺炎

通常由金黄色葡萄球菌感染引起,也可由表皮葡萄球菌和链球菌引起。可分为急性乳腺炎和慢性乳腺炎。急性乳腺炎多有典型的临床表现,全身症

状明显，有白细胞计数增高，抗生素治疗有效，需要与炎性乳腺癌相鉴别。慢性乳腺炎X线表现多样，缺乏特征性，可表现为乳腺内肿块或呈局限性不对称影，边缘模糊，可伴长短不一的条索影；也可表现为乳晕后大导管区局部增宽，密度增高，乳晕皮肤增厚，钙化常呈圆形、杆状、空心状，需与乳腺癌相鉴别。还可表现为乳腺实质大片密度增高，结构紊乱，皮下脂肪层浑浊，皮肤局部或广泛性增厚，悬韧带增厚及乳头回缩。超声及MRI检查有助于非特异性乳腺炎及乳腺癌的鉴别。

3.乳腺脂肪坏死

乳腺外伤后在血液或组织中脂肪酸酶的作用下，脂肪皂化而发生无菌坏死性炎症，继而病灶处被增生的显微组织所替代。也可由乳腺化脓感染、外科手术、肿瘤出血等继发产生。早期X线表现不明显，腺体局部结构紊乱，晚期逐渐出现边缘带毛刺的肿块影，需与乳腺癌相鉴别。毛刺数量少而短，呈略高密度，与周围界限清楚，可有钙化，表现为分支状、条棒状及片状。乳房皮肤增厚，乳房内可见单个或多个囊壁有钙化的含脂囊肿。

七、乳腺常见增生性疾病的X线表现

1.乳腺病

乳腺病可能与卵巢内分泌功能紊乱有关，早期出现小叶间导管及末梢导管不同程度增厚，后期以形成纤维组织增生，小叶结构基本保存为特征。X线表现多种多样，缺少特异性，早期可表现正常。随着病变的发展，出现乳腺密度增高，腺体结构紊乱，正常结构消失，呈片状、团块状改变，导管增生还可出现条索状影。乳腺内可出现结节影，单发或多发，可出现团块影，边界不清，呈等或高密度。皮下组织与腺体实质相邻的边缘显示为凹凸不平，悬韧带增生可出现"牛角征"。

2.乳腺不典型增生

定义为导管上皮增生呈现一定的导管原位癌形态，但尚不足以诊断为原位癌。X线表现为乳腺结构紊乱，腺体呈纠集状，也可为结节状，腺体退化残留呈高密度索状影，可伴颗粒状钙化。

第二节 乳腺超声检查

超声为光声造影的一种,利用音波在不同介质中的不同传导速度及回波,由探头转变成电子信号及超声信号而显影。自 Wild 1951 年首次应用 A 型超声检查乳腺疾病以来,超声经过 60 余年的发展,无创性、高分辨力、高清晰度、全电脑化的彩色多普勒超声已成为临床诊断乳腺疾病的有效手段。近年来,超声造影、介入性超声、超声三维成像及超声弹性成像逐渐应用于乳腺疾病的诊断和辅助治疗,为乳腺疾病的诊治提供了更广阔的前景。超声检查具有无创、简便、灵敏度较高的特点,对乳腺肿块的滋养血管有良好的反应,但不足之处在于诊断水平因个人手法、认知技巧而有较大差异。

一、超声检查概述

1.注意事项

一般无需特殊准备,需充分暴露乳房及腋窝;检查前避免乳腺导管造影及穿刺活检,避免造影剂及出血干扰影像诊断;如果患者为乳腺增生,最好在月经干净后 3—7 天进行检查;超声医生在做乳腺检查时应重视患者的主诉及临床医师的查体发现。对可疑硬结及肿块区域重点反复多断面交叉检查;选用高频线阵式探头检查,通常探头频率≥7.5MHz,最好是 10 MHz 左右,具有良好的细微分辨力,清晰显示乳房各层结构。

2.检查体位

受检者通常采取平卧位或稍倾向检查者,双手上举放置于头上,易于检查病灶位置。当检查乳房外侧区域时,特别是肥大及松弛乳房者,需要辅以侧卧位。

3.检查范围及方法

常规的检查范围应包括两侧乳房及腋窝,如怀疑乳腺癌时,应扩大检查范围,检查锁骨上窝。临床上一般采用探头直接接触扫查乳房,按照双侧对照，以乳头为中心向外做放射状扫查，横切面、纵切面、斜切面及双侧腋窝扫查。对于可疑病例应行纵横交错扫查。观察肿块的位置、大小、形态、边界、纵横比、内部回声、后方回声等，发现病灶后，探头轻置病灶表面，使用彩色多普勒和频谱多普勒分别观察病变的血流信号并测定血流参数。

二、乳腺超声正常声像图

乳房由浅至深分别为：皮肤层、皮下脂肪层、腺体层、腺体后脂肪层及肌肉层。其中腺体层内包括腺叶及导管。由于乳腺肿瘤可能侵犯胸壁，或者胸壁肿物可能误诊为乳腺肿瘤，故应注意观察胸壁结构。

1.皮肤层

表现为一条平直的高回声，光滑整齐，厚度约2mm；乳头回声均匀，边界清楚，形态规则，其大小因年龄、发育及经产情况而异。

2.皮下脂肪层

与周围腺体组织相比，脂肪组织显示为低回声，介于皮肤层与腺体层之间，除乳头外，腺体层均被脂肪组织覆盖。皮下脂肪的厚度因年龄和肥胖程度的不同而不同。皮肤与腺体层之间有一三角形的韧带相连，称为Cooper韧带，其一端连于皮肤和浅筋膜浅层，另一端连于浅筋膜深层，牵拉乳腺小叶使腺体表面在韧带附着处不平整，略呈波浪状。Cooper韧带通常在老年女性和皮下脂肪较多时容易显示，表现为弧形高回声，可伴后方声影，将皮下脂肪分隔为结节样等回声结构。

3.腺体层

与周围脂肪组织相比，正常腺体组织呈高回声，其内经常可见交织的低回声乳腺小导管。年轻未生育女性腺体表现为均匀的高回声，中央区回声比外周腺体回声相对较低，导管通常不显示，随着年龄增加中央低回声区范围逐渐减小。已生育妇女大多表现为腺体回声逐渐增强，腺体内强弱相间，各象限分布均匀；随着年龄增长，腺体组织的高回声一般逐渐为脂肪组织的低回声所替代，腺体层变薄。妊娠期及哺乳期的乳腺表现为腺泡及导管显著增生，腺体层明显增厚。乳腺导管在乳头周围呈辐射状排列，当其在乳头汇聚时管腔变细呈树枝状分布。正常乳腺导管在非哺乳期处于闭合状态，绝大多数女性乳腺不显示导管的管壁和管腔暗区，偶可见乳腺导管内细线状高回声。妊娠晚期及哺乳期可见扩张的乳腺导管呈管状暗区，管壁呈细的双线状较高回声。正常情况下，乳腺腺体内的血流信号稀少，偶尔可见部分乳腺滋养血管显影，呈稀疏点状或节段性细条状彩流信号。妊娠及哺乳期乳腺内血管增多、增粗，血流速度加快。

4.腺体后间隙

浅筋膜深层及胸肌筋膜构成腺体后间隙。超声断面呈线状或带状低回声，大多数年轻女性腺体后间隙的两层筋膜不易区分。老年女性，尤其是脂肪层较厚时，腺体后间隙境界清楚，呈薄层低回声。

5.胸壁

胸壁肌层呈低回声，显示与解剖结构一致的肌纤维纹理，排列整齐。肌筋膜为线状高回声，连续光滑。肋软骨为低回声，短轴呈球形或椭圆形，边界清楚，形态规则。

6.区域淋巴结

高频探头常可以发现直径在 5mm 以上的淋巴结。正常腋窝淋巴结类似卵圆形，纵横比＞1：2，淋巴结窦部表现为与周围脂肪回声相似的等回声，淋巴结皮质回声位于被膜下，呈薄层低回声。正常淋巴结血流信号稀少，部分可显示淋巴门中央血流，胸骨旁淋巴结及胸肌间淋巴结通常不显影。

三、乳腺肿瘤的超声图像特征

1.肿瘤的形态

可分为圆形、椭圆形和不规则形。大部分圆形和椭圆形肿瘤为良性，而恶性肿瘤形态多为不规则形。

2.肿瘤的方位（纵横比）

肿瘤的方位可以用肿瘤的纵横比来表述。肿瘤的方位是指肿瘤长轴相对于皮肤的方位关系，可分为平行和非平行。平行是指肿瘤长轴与皮肤平行，"宽大于高"或水平生长，纵横比小于 1；非平行是指肿瘤长轴未沿着皮肤线生长,"高大于宽"或垂直生长,纵横比大于1。纵横比大于1时,多见于恶性肿瘤,反之则多见于良性肿瘤。

3.肿瘤的边缘

肿瘤边缘是分辨肿瘤与周边组织的分界是否清楚或规则,分为局限和不局限。边缘局限是指肿块与周边组织形成鲜明的区分,常见于良性肿瘤。不局限者常见于恶性肿瘤,有以下特征:模糊、成角、细分叶、毛刺。边缘模糊是指肿物与周围组织之间没有明确的边界;成角是肿瘤边缘部分或全部形成锋利的角度;细分叶是指肿瘤边缘形成齿轮状的起伏;毛刺是指肿瘤边缘伸出的锐利的细线边缘。

4.肿瘤的边界

可分为锋利界面和高回声晕。锋利界面是指肿瘤光滑,清楚的边界;高回声晕指在肿物与周围组织之间没有清晰的分界线,或是通过高回声的过渡带相连接。

5.肿瘤的内部回声类型

包括无回声、低回声等回声、高回声及混合回声。无回声是指内部无任何回声;低回声是指与脂肪相比,整个肿瘤呈低回声;等回声是指其具有与脂肪相当的回声特征,复杂性囊肿或纤维腺瘤的回声特征可以是低回声或等回声;高回声是指回声比脂肪层高或相当于纤维腺体组织;混合回声是指肿瘤内包含无回声和有回声成分。既往研究表明,不均匀低回声的肿瘤大多数为恶性。

6.肿瘤周围组织的改变

包括导管改变、Cooper韧带改变、水肿、结构扭曲、皮肤增厚和皮肤回缩。

7.肿瘤后方回声特征

包括后方回声增强、声影、混合特征和无后方回声特征。增强是指后方回声增强;声影是指后方回声衰减。侧方声影不包括在内;混合特征是指具有一个以上的后方回声特征,既有声影又有增强后方回声特征;无后方回声是指无后方声影或后方回声。后方回声出现衰减对恶性肿瘤具有提示作用。

8.超声对钙化的检测

超声很难准确描述钙化的特征，但可以发现肿物内外的钙化，如粗大钙化及微钙化。粗大钙化指直径≥0.5mm 的钙化；微小钙化指直径＜0.5mm 的高回声斑点。粗大钙化多见于良性肿瘤，微小钙化多见于恶性肿瘤。超声对钙化的检测目前尚不能取代 X 线摄影，仅仅是协助作出更正确的诊断，避免误诊。

9.彩色多普勒超声对肿瘤血流信号的检测

根据肿瘤内的血流状况，可将肿瘤内血流分为：病灶内未检测到血管或未评价；病灶内出现血管；病灶周边出现血管；病灶血管弥漫性增多。血流信号丰富程度的分级依据 Adler 半定量分级：0 级未见血流信号；Ⅰ级少量血流信号，可见 1 或 2 处点状或棒状血流信号；Ⅱ级中量血流，可见 3 或 4 处点状血流或一条长度超过或接近肿瘤的半径的血管；Ⅲ级丰富的血管，可见 3 条以上血管或血管相互连通，交织成网状。多数文献报道，乳腺恶性肿瘤血流信号以Ⅱ—Ⅲ级为主，良性肿瘤以 0—Ⅰ级为主，血流信号丰富等级越高，恶性肿瘤可能性越大。血流信号丰富程度还与肿瘤的大小有关，随着肿瘤增大，血供也会相应增加，即使是良性肿瘤也会出现丰富血流信号。

四、超声检查的适应证

囊实性肿物的鉴别（准确率可达 98%—100%）；超声引导下穿刺活检及介入治疗，适用于任何人群的乳腺检查，尤其是不能行 X 线及 MRI 检查的患者，如装有心脏起搏器、青少年、未婚、妊娠期、哺乳期及男性患者。

五、乳腺超声的 BI-RADS 评价

0 类：采用超声检查不能全面评价病变，需要进一步采用其他影像学检查方法进行诊断。

1 类：阴性或正常。超声检查未见异常改变，有把握判断为正常，建议随诊（1 年）。

2类：良性征象。基本上可以排除恶性，建议根据年龄及临床表现随诊（半年至1年）。

3类：可能良性征象，恶性的危险性<2%，建议短期随访（3—6个月）或其他检查。

4类：可疑异常，恶性的危险性为3%—94%，需进一步活检。依恶性程度分为4A、4B、4C三类，更符合临床的需要。

4A类：恶性可能性3%—8%，需要活检病理学检查。在良性的活检或细胞学检查结果后常规随访6个月是合适的。

4B类：恶性可能性9%—49%，包括中等疑似恶性的病变。

4C类：恶性可能性50%—94%，表示中等稍强疑似恶性的病变，尚不具备5类那样典型的恶性特点。包括边界不清、不规则形的实体性肿块或者新出现的微细的多形性成簇钙化。此类病理结果往往是恶性。

5类：高度可能恶性，恶性的危险性>95%，建议活检。

6类：活检已经证实为恶性，用在活检已证实为恶性但还未进行治疗的影响评价上。主要是评价活检后的影像改变，或监测手术前新辅助化疗的影像改变。

六、乳腺常见良性肿瘤的超声表现

1.乳腺纤维腺瘤

好发于青年女性，触诊为圆形或椭圆形，质地坚实，表面光滑，边界清楚，活动度良好的无痛性肿块。超声表现为肿块多数呈圆形或椭圆形，少数呈分叶状，纵/横比多<1，大小不等，边界清楚，形态规则，多有包膜，包膜薄而光滑，内部回声呈弱－低回声，也可见中等强度回声，后方回声无明显变化或有轻度增强，两侧可见侧壁声影。肿块与皮肤及周围组织没有粘连。CDFI多数为无血流或少血流型，部分较大肿块内血流信号丰富。

2.乳腺导管内乳头状瘤

好发于35—50岁生育过的女性，主要以无痛性乳头溢液为首发表现。部分患者可在乳晕下触及肿块，呈圆形，质软，可活动。超声主要表现为导管扩张伴有导管内实性回声，多见于乳晕下的大导管内，肿块呈乳头状或结节状，轮廓较模糊，多呈低－中回声，部分也呈强回声，堵塞导管近端，游离缘较规则，有时可见蒂状回声，肿瘤远端导管扩张，显著者呈囊肿样。

3.乳腺脂肪瘤

好发于乳房脂肪层内，也可发生在腺体层内或腺体后间隙，肿块触之较软，多为单发，圆形或分叶状，边界清晰，生长缓慢。脂肪层内脂肪瘤超声表现为形态规则，多呈椭圆形，有纤细的包膜回声，内回声均匀中等，较皮下脂肪组织回声略高，内无血流信号。腺体层内脂肪瘤表现为中等强度回声，肿块内部回声呈编织状纹理，边界清楚，无明显包膜回声，血流信号不明显。脂肪瘤无后方回声增强效应及侧方声影。

4.乳腺叶状肿瘤

超声表现为分叶状或卵圆形实性肿块，边缘光滑完整，界限清晰，甚至带包膜，肿块内呈低－中等回声，均匀或不均匀，一部分内部可见无回声暗区，极少见钙化，肿块后方回声增强，侧方回声衰减或消失部分肿块内可见明显血流信号。

5.乳腺囊肿

肿块常呈圆形或椭圆形，边界清晰，活动，呈囊性。月经前乳房胀痛，囊肿随月经周期的改变而逐渐增大，双侧、多发，生长迅速，囊内容物呈水性。超声表现为边界清楚、整齐、光滑，圆形或椭圆形，内部呈均质无回声，囊肿后壁回声增强，呈"蝌蚪征"，两侧可见侧方声影。

七、乳腺恶性肿瘤的超声表现

1.乳腺导管原位癌

DCIS 超声表现除微钙化征象外，76%的 DCIS 还可见乳腺内低回声肿块，或导管增生性结节，范围较大的病灶可见中等或丰富的血流信号，RI 常＞0.70。

2.乳腺浸润性导管癌

常表现为腺体层内不规则低回声肿块，可呈分叶状、蟹足状、毛刺状；肿块垂直于乳腺平面，边缘成角，内低回声，回声大多不均；肿块无包膜，周边常有高回声晕环绕；后方回声减低或有衰减，肿物内可见沙砾样钙化或坏死无回声，CDFI 显示肿物内血流多丰富，RI＞0.70；可出现腋窝淋巴结转移，淋巴结体积增大，内呈低回声，多发肿大时可见融合，淋巴结血供丰富。

3.炎性乳腺癌

超声声像图表现为皮肤及皮下组织明显增厚，回声增强，可见增粗淤滞的淋巴管，乳腺正常腺体结构明显紊乱或消失，大部分可伴不规则低回声肿物，患侧腋下常伴淋巴结肿大转移。

4.乳腺佩吉特病

超声主要表现为：乳头乳晕局部皮肤增厚，皮下层增厚，回声减低，可出现线状液性暗区；增厚皮肤层后方一般无明显肿块回声；增厚皮肤层后方结构紊乱，回声减低，边界不清，解剖层次不清；血流信号明显增多，出现高速高阻动脉血流频谱；增厚的皮肤层内可见丰富血流；乳头凹陷，少数乳头部出现钙化灶；部分可见乳头后方或深部乳腺内的实性低回声或混合回声肿块，内可见丰富血流；大多数伴有腋下淋巴结肿大。

5.男性乳腺癌

最常见的临床表现是乳晕下无痛性肿块或血性溢液，伴或不伴胀痛，乳头回缩、变形、破溃，或同侧腋窝淋巴结肿大。超声表现为发育增厚的腺体层内，乳头乳晕后方见肿块回声，多表现为边界不清楚，形态不规则，呈"蟹足样"改变，肿块内呈低回声，不均匀，可伴液化。肿块内可见粗大滋养血管，走行迂曲，呈高速高阻频谱。可检出腋窝及锁骨上淋巴结肿大。

八、乳腺常见炎症性疾病的超声表现

1.急性乳腺炎

这是乳腺的急性化脓性病症，多见于初产妇哺乳期。其超声表现根据病程的不同时期各有不同。①初起阶段：病变区乳腺组织增厚，边界不清，内部回声较正常低，分布不均匀，局部有压痛。CDFI 显示病灶周边及内部呈点状散在血流信号。②成脓及溃后阶段：脓肿期边界清楚，壁厚不光滑，内部为液性暗区，其间散在或密集点状回声，可见分隔条带状回声；肿块周边及内部呈点状散在血流信号，液化坏死区无血流显示；患侧腋窝淋巴结良性重大特征为淋巴结椭圆形，包膜完整，轮廓清晰，淋巴门显示清楚。

2.慢性乳腺炎

慢性乳腺炎病灶较局限，多发生于乳腺外上象限及乳晕区。超声表现为局部腺体结构紊乱，边界不清，病灶内部呈紊乱不均的实性低回声；多呈扁平不规则形，纵/横比值小于1；部分病灶内显示散在点状强回声；病灶质地软，受压可变形，周围无中强回声晕带；无或低回声内部无血流信号，低回声区可有少许血流信号。

第三节 乳腺CT检查

乳腺CT检查并不是诊断乳腺疾病的首选方法，通常乳腺CT检查也并不比X线和超声更敏感，但其在乳腺肿瘤的诊断中仍有优势可言：①扫描速度快，密度分辨率高，可进行薄层横断面扫描，空间定位准确，能改变窗宽、窗位来观察病灶；②可准确地反映肿物的大体病理形态，能清晰地显示乳头、皮肤、皮下脂肪、腺体、乳后间隙、胸壁及腋窝，特别是对皮肤浸润及胸壁粘连与否显示更清晰；③准确地预测腋窝淋巴结是否有转移，对乳腺癌的预后判断非常重要，能为临床提供合理的手术方式及放化疗计划；④空间定位准确，对于乳腺深位、高位、边缘部及腋尾部等特殊部位病灶的检出均不易漏诊；⑤对致密型乳腺、较大乳腺的观察及乳后脂肪间隙的侵犯均能清晰显示；⑥可清晰显示肿物与周围组织的关系及肿物的侵犯程度；⑦检查时，仰卧体位扫描与手术体位相一致，易于病变的定位及活检；⑧其对较小病灶的显示率较高；⑨对鉴别肿物的囊实性非常准确；⑩可准确确定胸骨后淋巴结、内乳淋巴结、胸肌间淋巴结及肺、胸膜、肺门和纵隔淋巴结有无转移；⑪增强扫描可以评估病变的血供情况；⑫对于过小乳腺、乳腺水肿、乳腺皮肤破溃及手术、放疗后等不方便行乳腺X线摄影或彩超者，CT更具有实用性。

乳腺CT检查的缺点：①对钙化的显示，尤其是对微小泥沙样钙化显示率较低；②图像质量受邻近骨质和呼吸运动的影响较大；③仰卧位检查，由于重力作用使得乳房平摊，易漏诊小于 5mm 的肿物；④放射暴露，辐射剂量较大；⑤CT 平扫的诊断价值不高；⑥增强扫描费用偏高；⑦软组织的分辨率较 MRI 差；⑧对于鉴别囊、实性肿物的准确性不及超声。

第四节 乳腺核磁共振检查

核磁共振成像应用于临床已有 30 余年历史，其图像质量及诊断水平显著提高。MRI 检查可以通过多种扫描序列对乳腺病灶形态、血流灌注及扩散情况进行多方面评价，是目前乳腺癌敏感性最高的检查方法。但是费用昂贵、扫描时间长、特异性低、检查技术不规范、评价标准不统一等限制了其临床中的广泛应用。国内外许多研究学者对 MRI 应用于乳腺癌的普查问题进行了深入探讨，比较公认的意见是 MRI 暂不适用于乳腺癌的普查，但是在乳腺癌高危人群普查时可首选 MRI 作为临床试验的一部分。所谓乳腺癌高危人群是指有既往乳腺癌史、亲属有罹患乳腺癌史、有 BRCA 基因突变者、既往乳腺活检证实为不典型增生、小叶原位癌或放射状瘢痕、曾因霍奇金病行斗篷野放疗的病人。目前乳腺 MRI 仍无统一的标准成像序列，乳腺动态增强扫描、弥散加权成像（diffusion weighted imaging，DWI）和 MR 波谱成像（magnetic resonance Spectroscopy，MRS）检查均是 MRI 鉴别乳腺疾病良恶性的良好手段。目前 ACR 推荐动态增强扫描序列作为评价乳腺疾病良恶性的标准，主要从两方面评价，一是病灶的形态学表现，二是病灶动态增强后的血流动力学表现。

MRI 对于乳腺肿瘤诊断的优势主要有：①双乳可同时显像，软组织分辨率高，对于致密型乳腺也能显示良好；②多方位、多序列、多层面扫描更容易发现乳腺深部的病变；③动态增强扫描可以了解病变的血流灌注情况，更利于良恶性的鉴别，且没有辐射；④可以显示胸壁浸润，胸骨后、纵隔及腋窝淋巴结转移情况。

乳腺 MRI 检查很大程度上取决于扫描技术是否恰当，所选用的成像序列及技术参数是否合理。常规行二维自旋回波（SE）序列和动态增强检查，其他有反转恢复序列（IR）、DWI、MRS、快速小角度激励三维成像（3D-FLASH）及 3D-FSPGR，SE 序列包括 TIWI 和 T2WI。T1WI 做双乳腺的横轴位扫描；T2WI 常加脂肪抑制，做横轴位及矢状位双乳扫描。

乳腺组织的脂肪丰富，脂肪抑制技术也是非常有必要的，该技术可使脂肪组织在图像上呈低信号，这对发现异常信号十分有利，但有时会出现抑制不全现象，易掩盖相应部位的小病灶，需加以重视。

单纯 MRI 平扫在定性诊断方面与常规检查相比并无明显的优势，因此常规行增强扫描对提高病灶的显示意义重大，目前应用最多的造影剂是 Gd-DTPA，剂量为 0.1—0.2mmol/kg 体重，采用静脉内团注方式，一般在增强后进行快速梯度回波 T1WI 的不同时向动态扫描。动态增强扫描在横轴位上进行，一般 1—2 次/分钟，行双乳扫描至少连续 6—9 次，延迟 7—10 分钟。扫描层厚应≤3mm，层间距 0mm 最后对增强前后图像逐一进行数字减影处理，使背景组织信号及背景噪声被抑制，将强化的病灶显示更加清晰，提高小病灶的显示率。

在强化灶最明显的可疑区域放置感兴趣区，感兴趣区应大于 3 个体素，选择时要避开肉眼可见的出血、液化、坏死及囊变。在对侧正常乳腺组织内选取相同大小的感兴趣区域作为对照，绘制病灶的时间—信号强度曲线。曲线分为早期强化和延迟强化。早期强化即注射后 2 分钟或曲线开始变化前的一段时间，有 3 种形式：缓慢强化、中等强化及快速强化。延迟强化是发生在 2 分钟后或曲线发生改变后的曲线，分为 3 型：持续上升型、平台型及廓清型。

持续上升型曲线是指注射对比剂后病灶早期缓慢强化，延迟期也随着时间的延长而继续增强，曲线上升；平台型曲线指注射对比剂后病灶早期缓慢强化，2—3 分钟后信号强度达到最高值，随着时间的延长曲线不再上升，一直保持该水平；廓清型曲线指注射对比剂后病灶早期明显强化，2—3 分钟达到增强最高峰后信号强度迅速下降。有研究表明，持续上升型曲线提示为良性病变的可能性为 83%—94%，平台型曲线为良性病变的可能性约为 56%，廓清型曲线提示为恶性病变的可能性约为 87%。

第五节 核医学在乳腺肿瘤诊断中的应用

1953年Robert Newell首先提出"nuclear medicine"（核医学）这个名词，并逐渐形成了专门的学科。核医学是核素及核射线在医学上的应用及其理论研究的总称。核医学检查以放射性核素示踪技术为基础，以γ探测仪、SPECT或SPECT-CT、PET或PET-CT等仪器探测放射性药物发出的射线，追踪放射性药物在体内的踪迹，从而达到定性、定量及定位诊断疾病的目的。反映功能及代谢的核医学显像在肿瘤的诊断、治疗及医学研究中正逐渐显示出其优势和巨大的发展潜力，肿瘤核医学已成为后来居上的研究热点，核医学将从功能、代谢、受体和基因等多种角度在肿瘤的早期诊断乃至治疗中发挥作用。

自20世纪90年代以来，探测前哨淋巴结成为临床处理乳腺癌患者新思维的突出表现。术前前哨淋巴结的准确、快速探测是前哨淋巴结活检的关键环节。

部分乳腺癌患者经腋窝淋巴结清扫手术后出现上肢水肿、功能障碍及感觉异常，严重影响术后患者的生活质量。目前肿瘤的手术治疗也在趋向"缩小"或微创，应运而生的前哨淋巴结活检风靡全球。对其的研究也日渐深入，许多研究都证实其在乳腺癌手术中的可行性，近年乳腺癌NCCN指南中也提出前哨淋巴结活检成为乳腺癌治疗的重要组成部分。许多研究证实SLN在检出和确定肿瘤区域淋巴结有无转移及专一的范围和数量上灵敏度高，特异性强，并且具有简便、安全、快速、无创、费用低等特点。也有利于临床医师对肿瘤进行正确分期并选择合理的治疗方案。对于无前哨淋巴结转移的患者，避免了腋窝淋巴结清扫术，最大限度地保留了上肢功能，避免了上肢水肿的发生，提高了患者的生存质量。

乳腺癌晚期常常会发生骨转移，临床上骨转移伴疼痛很常见，癌痛常常持续而顽固，会对患者身心造成严重损害，降低患者生活质量，影像整体治疗的实施和效果。放射性核素内照射治疗作为骨转移治疗方法之一，可以减缓甚至消除恶性肿瘤骨转移导致的剧烈疼痛，改善症状；还能抑制转移灶的发展，提高患者生存质量；可以降低部分生化治疗，减少骨转移造成的骨破坏，有减轻骨质溶解、有修复骨质的作用。可重复多次进行治疗，但也会有毒副作用，如可逆性骨髓抑制、反跳痛等。

第十四章 乳腺肿瘤的分类

第一节 乳腺良性疾病

乳腺良性疾病（benign breast disorfer，BBD）通常是对乳腺活检时一组良性病变临床诊断描述的总成。根据病因和病理，目前临床上常见的BBD主要包括乳腺增生性病变、乳腺炎症性病变和乳腺良性肿瘤。

一、乳腺增生性疾病及导管内增生性病变

1.乳腺增生症

乳腺增生症（mammary hyperplasia）是临床上最常见的乳腺增生性病变，发病率占全部乳腺疾病的首位，是乳腺上皮和纤维组织增生，结构上引起乳腺导管和小叶组织退行性改变及结缔组织进行性生长。据调查70%—80%的25—45岁女性均患有不同程度的乳腺增生。

乳腺增生的病因尚未完全明了，主要发病原因可能有：①性激素异常。卵巢分泌的雌激素增加，孕激素产生不足，血清中雌激素水平增高，孕激素水平下降或雌孕激素比例失衡，导致乳腺腺体过度增生或复旧不全，组织结构紊乱，乳腺导管上皮及纤维组织有不同程度的增生，末梢腺管或腺泡形成囊肿。②乳腺组织对性激素的敏感性增高。③其他，如不合理的孕哺史造成乳腺复旧不全、口服避孕药物、滥用丰乳药物等外源性激素、生活工作压力大、不合理的饮食起居均可导致内分泌失调，引起乳腺增生症。

乳腺增生症目前分类欠规范，从临床习惯及治疗出发，常分为乳痛症、

乳腺腺病和乳腺纤维囊性腺病。

（1）乳痛症：乳痛症是育龄期妇女最常见的病症，呈生理性肿胀和触痛。可分为周期性乳房疼痛，非周期性乳房疼痛和其他因素导致的乳房疼痛。

周期性乳房疼痛为最常见类型，是与月经周期相关的乳房疼痛。很多妇女在经期前2—3天都会出现乳房触痛或胀痛，乳房内可触及小结节，月经后即消失，这是一种正常现象。

真正的周期性乳房疼痛是指每一周期乳房重度疼痛的时间超过1周。患者往往有不同程度的位于外上象限的乳房结节，与疼痛一样也呈周期性。周期性乳房疼痛特点有：病史较长，多发生在月经前，常双侧疼痛；可放射至腋下及上臂；外上象限的触痛和结节。

非周期性乳房疼痛与月经周期没有明显关系。既可以在绝经前妇女中发生，也可发生于绝经后妇女。患者常用"烧灼、下坠、刺痛"来描述症状。其特点主要有：在乳房内定位较好；更多发生在乳晕和外上象限；双侧疼痛不常见；乳房结节较少见；有"扳机点"，当触摸疼痛位置时会触发患者的疼痛。

其他因素所致的乳腺疼痛常见的有：①胸壁疼痛，即肌肉骨骼疼痛。可分为两类——Tietze综合征和侧胸壁疼痛。Tietze综合征又称痛性肋胸关节综合征，其疼痛常定位于覆盖肋软骨表面的乳腺。特点是呈慢性病程，检查时常发现有一处或多处肋软骨肿大触痛。患者常感到乳房中间象限疼痛，按压患病软骨时疼痛常加重。②良性疾病行活检手术瘢痕处的非周期性疼痛。

治疗：该病有自限性，在结婚、生育及哺乳后症状可得到缓解和消失。临床症状较重者需要予以干预。迄今为止，对本病仍没有一种特别有效的治疗方法，主要是对症治疗及进行乳腺癌的预防。首先详细询问病史，判断乳房疼痛的类型，并仔细检查。原则上通过X线检查及超声排除其他疾病，才按乳房疼痛给与相应治疗。①首先进行心理治疗，对于任何类型的乳房疼痛，心理治疗都是行之有效并且放在首位的措施。心理治疗无效后，则考虑药物治疗。②中医药治疗，常用的有乳康片、乳增宁和消结安等，疗程不宜过长，以半年为宜。③达那唑是一种合成的睾丸激素衍生物，可缓解乳房疼痛，是唯一被美国FDA批准治疗乳痛症的药物。其不良反应是闭经、体重增加、粉刺及多毛。可通过减量来减少其发生。④他莫昔芬（TAM）是一种抗雌激素药物，可明显改善周期性及非周期性乳房疼痛。TAM越来越多地作为治疗乳腺痛症的二线用药，推荐10mg/天，连服3个月，复发可重复使用。⑤溴隐亭是一种泌乳素拮抗剂，其改善乳房疼痛的机制可能是通过泌乳素降低乳腺细胞对激素相关刺激的反应。常见不良反应是恶心、呕吐及头晕。⑥其他治疗，如低脂饮食、减少咖啡因、可乐、巧克力等的摄入。

（2）乳腺腺病：乳腺腺病是乳腺结构不良症的早期，为乳痛症与纤维囊性腺病的中间阶段，特点是小叶小管、末梢导管与结缔组织均有不同程度的增生。可在一侧乳腺出现局限性肿块或局限性增厚，大多位于外上象限，也可双侧均受累。肿块与周围组织分界较清，无包膜，硬度如橡皮样，大小多在2cm以内。临床特点早期为痛性肿块，但疼痛可无周期性；多数与囊性增生症相似，疼痛不明显，故临床上较少有直接诊断为乳腺腺病者，多数是乳腺肿块活检的病理诊断。好发于30—40岁的妇女，平均年龄35岁。

乳腺腺病的组织形态分为3期：①早期小叶增生型，主要是乳腺小叶增生，上皮细胞增生，间质并不增生或轻度增生，小叶内管增多，30个以上；管泡上皮增生呈两层或多层；小叶数目也增多。②中期纤维腺病型，小叶内除末梢导管上皮和管泡上皮进一步增生外，纤维组织也不同程度增生。③晚期硬化性腺病型，特点是间质内纤维组织过度增生，小叶单位扭曲，管泡上皮萎缩消失，小叶轮廓逐渐缩小，乃至结构消失，只有萎缩的导管残留下来，微钙化灶也常存在。

（3）乳腺囊性腺病：此病为病理性乳腺增生期，早期可有乳房疼痛，常无周期性，疼痛多不剧烈，为胀痛、刺痛或钝痛。乳腺内可触及局限性或弥漫性腺体增厚。局限性者常为假性肿块，弥漫性者多发生在小而扁平的乳房，整个乳房质韧，结节状。由于乳腺小叶小管和末梢导管的高度扩张，形成大小不一的囊肿。也可有乳头溢液的表现，多为浆液性或水样，也可有棕褐色血性溢液。

（4）乳腺腺病及纤维囊性腺病的处理：二者本身无手术治疗的指征，手术的目的是活检，避免误诊、漏诊乳腺癌，或切除非典型增生病变。

手术指征：①＞35岁妇女。局限性腺体增厚、模糊结节或不对称结节，或多个纤维腺瘤样增生结节,影像学检查不能排除肿瘤,而且无经皮活检条件者。②药物治疗无效的弥漫性结节状乳腺,或乳腺腺体局限增厚区的某一局部出现与周围结节质地不一致的肿块,影像学检查无明显异常发现但又不能排除肿瘤者。③乳腺 X 线检查有单发或多发集中钙化灶者。④囊肿为血性者,乳头溢液为黄色浆液性或血性,乳管镜未见异常,药物治疗无效者。

手术原则:①局限性病变行区段切除术。②弥漫性病变者,术前检查或影像学定位,以典型部位切取活检为宜。③若术前经皮活检或在术中冰冻切片有非典型导管上皮增生,应尽量切至无非典型导管上皮增生区域。

2.乳腺导管内增生性病变

乳腺导管内增生性病变(intraductal proliferative lesions)是一组细胞与组织形态多样的增生性病变,包括普通导管上皮增生、平坦上皮非典型增生、非典型导管上皮增生及低分级导管原位癌。

(1)普通导管上皮增生(UDH):UDH 是指以裂隙形成和中心区增生细胞如流水线般排列为特征的良性导管内增生性病变。虽不是癌前病变,但是长期随访结果显示,UDH 进一步发展为浸润性癌的风险可轻度上升。

(2)平坦上皮非典型增生(FEA):FEA 又称导管上皮内肿瘤 1A,部分 FEA 被作为癌前病变,另一部分则直接进展为癌,是一种可能的导管内肿瘤性病变,以单层或 3—5 层轻微非典型增生细胞取代原来的上皮细胞为特征。可发展为浸润性癌,但目前无定量的流行病学研究资料用于风险评估。

(3)非典型导管上皮增生(ADH):ADH 又称导管上皮内肿瘤 1B,是一种肿瘤性导管内病变,以单形性细胞增生、细胞均匀分布为特征,细胞增生具有一定程度的异型性,是一种癌前病变,伴有中度的进展为浸润性癌的风险。

(4)导管内原位癌:导管内原位癌的特点是上皮细胞增生并且细胞具有显著异型性,具有内在但非必然的进展为浸润性癌的趋势。

乳腺增生症既非炎症又非肿瘤,但与乳腺癌的相关性备受关注。目前大部分学者认为乳腺癌是乳腺组织由正常 UDH→ADH(轻→中→重度)→DCIS→IDC 多阶段渐进演变的过程。过去 UDH 不被认为是一个与浸润性癌相关的病变,但近年来的研究证实,UDH 也是浸润性癌的一个危险因素。一项有关

UDH 患者预后的长期随访结果显示，大约有 2.6%的 UDH 经过 14 年后进展为浸润性乳腺癌。FEA 是一种最近被认识的病变，由于细胞具有异型性，所以被认为有进展为乳腺癌的潜在可能，但目前尚无流行病学数据支持。ADH 和 DCIS 是浸润性乳腺癌的癌前病变。研究表明，DCIS 本身并不足以威胁生命，与导管内癌伴发的浸润性癌或由导管内癌进展而来的浸润性癌是导致导管内癌患者生存率下降的主要因素。纤维囊性腺病常伴有 UDH 及 ADH，增加了乳腺癌发生的风险。

二、乳腺炎性疾病

1.急性乳腺炎

急性乳腺炎是由细菌感染所致的急性乳腺炎症，常在短期内形成脓肿，多由金黄色葡萄球菌或链球菌从乳头破口或皲裂处侵入引起。多见于产后 2—6 周及 6 个月后的婴儿萌芽期，初产妇更多见。

（1）病因：①致病菌，主要为金黄色葡萄球菌，通过乳头破损或皲裂处侵入，或通过乳腺导管开口，上行到该导管附属的乳腺小叶区段。②乳汁淤积，多种原因导致的乳汁排出不畅，为细菌繁殖创造良好的培养基。③患者机体免疫力下降为感染创造了条件，易导致感染扩散，形成脓肿甚至脓毒血症。

（2）病理：为软组织急性化脓性炎症。早期切面界限不清，暗红，灰白相间，质地软，有炎性渗出或脓性液体流出，小叶结构存在，乳腺及导管内乳汁淤积。中性粒细胞浸润，若及时治疗炎症可以消退。晚期可形成界限清晰的脓肿，小叶结构遭到破坏，继续发展小脓肿相互融合成乳腺脓肿，随诊炎症局限，组织细胞聚集，成纤维细胞及新生血管增多，最后形成纤维瘢痕。

（3）临床表现：大部分有乳头损伤、皲裂及积乳病史。早期表现为乳房胀痛，哺乳时加重，乳汁分泌不畅，局部可有红、肿、热、痛或伴有痛性肿块，可有发热、寒战等全身症状。感染严重者，肿块进一步增大，有波动感，出现腋下淋巴结肿大伴有压痛。浅表脓肿可穿破皮肤形成溃烂或形成乳瘘；深部的脓肿常无波动感，可深入乳房后间隙中，穿向乳房和胸大肌间的脂肪，形成乳房后脓肿，严重者出现脓毒血症。经抗生素治疗后局部症状可被掩盖，仅有乳房肿块而无典型炎症表现。

（4）诊断：产后哺乳的女性若出现乳房胀痛、压痛、局部红肿热痛或伴有痛性肿块，伴有不同程度的发热、寒战、乏力等全身症状者，不难作出诊断。有波动感的肿块可行穿刺抽得脓液确诊。脓液型细菌培养+药敏，指导抗生素合理应用。

（5）治疗：治疗原则为控制感染和排空乳汁。①早期呈蜂窝织炎表现，未形成脓肿之前可应用敏感抗生素治疗，效果良好。青霉素或红霉素无效时，可应用耐青霉素酶的氟氯西林或头孢菌素。四环素类、氨基糖苷类、磺胺类药物可分泌至乳汁，对婴儿有不良影响，尽量避免使用。②一般在发病48小时后形成脓肿，采用抗生素治疗可能暂时控制症状，但不能消除脓肿，导致更多的乳腺组织破坏，还可能延迟脓肿的治愈，导致形成慢性厚壁脓肿，很难治愈。此类患者可行超声引导下的细针穿刺抽脓，以取代切开排脓成为一线的治疗方案。继续抗生素控制全身症状及蜂窝织炎。反复细针穿刺不愈者，可采用经皮留置导管引流。对于反复细针穿刺抽脓失败，脓肿形成时间较长，且表皮有坏死的脓肿可行切开排脓。在脓肿中央，波动感最明显处切口，进入脓腔后，手指探查，打通所有脓腔内的间隔，保证引流通畅。乳房深部脓肿，手指深入乳腺后间隙，使脓液通畅流出，必要时可做对口引流。脓肿切开后均需放置引流物，每日换药。脓液细菌培养，选择合理抗生素。③排空乳汁，对于治疗急性乳腺炎很重要，可用吸奶器吸尽乳汁，可继续哺乳。还可用回乳药物，如己烯雌酚 5mg 3/日，口服；苯甲酸雌二醇 2mg 肌内注射 1/日；溴隐亭 5mg 1/日，口服。

（6）预防：主要措施是正确的哺乳方法，哺乳后吸尽乳汁，避免乳汁淤积，保持乳头清洁，防止乳头损伤和及细菌感染。

2.肉芽肿性乳腺炎

肉芽肿性乳腺炎（granulomatous mastitis，GM）是一种少见的局限于乳腺小叶的良性肉芽肿性病变。1972 年由 Kessler 首先报道，国内 1986 年马国华首先报道。本病好发于已婚，哺乳妇女，30—40 岁多见，于回乳后短时期内发病。病因尚不明确，可能与局部自身免疫反应、乳汁超敏反应及口服避孕药物等因素有关。

（1）临床表现：病变常为单侧，以乳腺外周部特别是外上象限多见，肿块位于乳腺实质内，无痛或微痛，表面皮肤不红或微红，肿块质硬，边界不清，可与皮肤或周围组织粘连，伴同侧腋窝淋巴结肿大；很少有全身症状。病程短，短期内增大迅速，常反复发作，殒肿或窦道形成是常见并发症。

（2）诊断：临床表现缺乏特异性，误诊率高。病理学检查是诊断GM的金标准。细胞学特点是大量炎性细胞，包括淋巴细胞、巨噬细胞和中性粒细胞，可见多量类上皮细胞浸润。

（3）治疗：经病理检查确诊后，细菌培养阴性，可试用皮质类固醇治疗，促使肿块缩小，伤口愈合，缩短治疗过程，缩小手术范围。手术切除病灶也是必要的，可以减少复发，但不主张全乳切除术。

3.乳腺导管扩张症

乳腺导管扩张症（dilation of mammary duct）是一种病程冗长，病变复杂多样化的慢性乳腺病，发展到后阶段，乳腺导管分泌物不仅刺激导管扩张，而且溢出管外，引起管周以浆细胞浸润为主的炎症反应，故又称为"浆细胞性乳腺炎"。乳腺导管扩张为其基本病变，浆细胞浸润只是本病后期的一种炎症反应。浆细胞性乳腺炎并非乳腺导管扩张症的必然过程。常见于35—40岁的经产妇、非哺乳妇女，其次为绝经后的老年妇女。

（1）病因：①导管排泄障碍，各种原因导致乳孔堵塞，导管发育异常或乳腺结构不良导致上皮增生炎症损伤等引起导管狭窄、中断或闭塞，导致导管内分泌物聚集和导管扩张；②异常性激素刺激，排卵前血中雌二醇、黄体生成素水平低于正常，泌乳素水平高于正常，能促使导管上皮产生异常分泌物，导管明显扩张；③感染，厌氧菌感染或乳晕部感染，侵及皮下，波及乳导管，形成瘘管。或在导管阻塞的基础上，管内脱落的上皮细胞大量积聚，溢出管壁引起周围组织的化学刺激和抗原反应。

（2）临床表现：根据病理过程分为：①急性期：早期症状不明显；可有自发性或间歇性乳头溢液，挤压时有分泌物溢出，呈棕黄色或血性，可持续多年。病情发展，输乳管内酯性分泌物分解、刺激、侵蚀导管壁并渗出到导管外乳腺间质后引起急性炎症反应。临床上出现乳晕范围内皮肤红、肿、发热、触痛。腋下可触及肿大淋巴结，并伴有压痛。全身可有寒战高热等表现。②亚急性期：在原有炎症改变基础上，发生反应性纤维组织增生。乳晕区形成具有轻微压痛的肿块，肿块边缘不清，大小不一，穿刺常可抽出浓汁。有时脓肿自然破溃形成脓瘘，经久不愈合，炎症持续发展。③慢性期：病情反复发作，出现一个或多个边界不清的硬结，多位于乳晕范围内，质地坚硬，与周围组织及皮肤粘连，局部皮肤可呈橘皮样改变，乳头回缩，可见浆液性或血性溢液，可触及腋窝淋巴结肿大，临床很难与乳腺癌鉴别。病程长短不一，数月至数年不等。以上临床表现不是所有患者按其发展规律而出现。

（3）检查：导管造影可见管腔不规则扩张，走行迂曲，管壁光滑，完整，延续，少数呈梭状或囊状扩张。针吸细胞血检查常可抽出脓样物，镜检可见中性粒细胞坏死物及大量浆细胞、淋巴细胞及细胞残骸。肿物切除后的组织病理学检查是最可靠的诊断依据。标本可见扩张的导管内充满黄褐色、奶油样或豆腐渣样黏稠物。管周可有纤维组织增生和透明变性。

（4）诊断：①多见于35—40岁非哺乳期或绝经期妇女，常有哺乳障碍史。常见单侧，偶可见双侧。②乳头溢液有时为本病首发症状，且为唯一体征。可为浆液性或血性，病变常累及数目较多的乳管，溢液常为间歇性。③有时乳腺肿块为首发症状，多位于乳晕深部，边界不清，与皮肤粘连，与乳腺癌十分相似。④若已形成脓肿，则同侧腋窝淋巴结肿大，质软有压痛。⑤乳导管短缩，牵拉乳头回缩，皮肤可有"橘皮样变"。⑥导管造影可清晰显示扩张的导管和囊肿。⑦针吸细胞学抽出脓样物，镜检可见中性粒细胞、大量浆细胞、淋巴细胞及细胞残骸、坏死物质。

（5）治疗：缺乏特效药物治疗。目前最有效的治疗方法就是手术。急性炎症期常合并感染，可行抗感染治疗，待炎症消退后行手术治疗。

乳管切除术：适用于病程早期，乳晕下导管普遍扩张，乳晕下肿块伴乳头溢液者。沿乳晕边缘作弧形切口，保留乳头，从乳头下切除所有扩张导管，楔形切除乳晕下的乳腺肿块组织。

乳腺区段切除术：适用于乳晕下肿块且伴有乳腺导管周围炎者。将此区域所属大导管及肿块周围组织从乳头起一并切除。

单纯乳腺切除术：适用于病变广泛，肿块过大，特别是位于乳晕下与皮肤粘连形成窦道者。

4.乳腺结核

乳腺结核多是肺结核和肠系膜淋巴结结核的血源性播散的结果,或是邻近的结核病灶(如肋骨、胸骨、胸膜或腋淋巴结结核)经淋巴管逆行播散或直接蔓延而引起。临床较少见。

(1)临床表现:常见于20—40岁妇女,病程缓慢。初期乳房内有一个或数个结节,无疼痛及触痛,与周围组织分界不清,常有皮肤粘连,同侧腋窝淋巴结肿大;可伴有低热、盗汗,血沉增快;可形成冷脓肿,向皮肤穿出形成瘘管或窦道,排出含有干酪样碎屑的稀薄分泌物,分泌物涂片偶可找到结核分枝杆菌。少数患者肿块经纤维化而变成硬块,使乳房外形改变和乳头内陷,与乳腺癌不易鉴别。

(2)治疗:主要是针对全身抗结核治疗。若病灶局限,可做局部病灶切除术,范围大者可做单纯乳房切除术。有原发病灶者手术后需要继续全身抗结核治疗。

三、乳腺良性肿瘤

1.乳腺纤维腺瘤

乳腺纤维腺瘤(fibroadenomas)临床很常见,发病率在乳腺良性肿瘤中居首位,约占乳腺良性肿瘤的3/4。发病年龄为20—35岁的青年女性,青春期前和绝经后很少见。乳腺纤维腺瘤极少发生恶变,其纤维成分可恶变为肉瘤,腺上皮成分可恶变为癌。

(1)病因:真正的病因目前仍尚不明确,但其发病与患者体内的性激素水平失衡有关,同时患者乳腺组织内性激素受体量或质的异常在纤维腺瘤的发病过程中起重要作用。

(2)病理改变:肿瘤呈圆球形,表面多有微突的分叶,直径多小于3cm,多有完整包膜,与周围组织界限清楚。肿瘤实质、富有弹性,切面呈灰白色,部分上皮成分较多的肿瘤可呈浅棕色,有黏液感。纤维腺瘤来源于乳腺小叶,包含上皮和基质成分,可有不同程度的上皮增生。

(3) 临床表现：常见于青年妇女，患者常无自觉症状，多在无意中触摸到或在体检普查时被发现。多无疼痛、压痛及乳头的异常分泌。肿物多呈圆形、卵圆形，边界清楚，表面光滑，质地实韧，活动度好，与皮肤及胸肌无粘连，大部分小于3cm。可位于乳腺各部位，以外上象限多见，乳晕区很少发生纤维腺瘤。肿瘤生长速度缓慢，月经期对其生长无影响，妊娠和哺乳期有时略增大。如果静止多年的肿瘤突然增大，出现疼痛及腋窝淋巴结肿大者，高度怀疑恶变可能。

(4) 诊断：根据上述典型表现，诊断不难。可借助X线摄影、超声等辅助检查综合诊断。必要时可行细针穿刺活检进行病理确诊。

(5) 治疗：临床多主张一旦诊断，原则上均行手术治疗，也是唯一有效的方法。各类药物治疗效果不可靠。妊娠及哺乳期腺瘤可能会增大，故该病患者应在结婚前，至少在妊娠前将肿瘤切除。若怀孕后发现肿瘤，可于妊娠3—4个月时切除。手术有开放手术及麦默通（Mammotome）乳腺微创旋切术。开放手术多采用放射状切口，减少对乳管的损伤。若肿瘤位于乳晕周围，可采用乳晕旁弧形切口。肿瘤包膜完整且无子瘤者，可行肿瘤摘除术。肿瘤包膜不完整或存在子瘤者，不宜做肿瘤摘除术，应切除包括肿瘤在内的周围至少0.5cm的正常组织，甚至区段切除术，以防复发。2004年美国FDA批准麦默通用于40岁以下良性乳腺肿瘤的微创手术切除治疗。优点是切口小，可在超声引导下完整切除肿瘤，美容效果显著。但其术后可并发血肿，血肿多可逐渐吸收。

2.乳腺导管内乳头状瘤

乳腺导管内乳头状瘤（breast intraductal papilloma）是发生于乳腺导管上皮的良性肿瘤，发病率仅次于乳腺纤维腺瘤和乳腺癌。发病年龄以40—50岁居多，平均年龄为45.3岁。2003年版WHO将导管内乳头状瘤分为中央型和外周型。中央型是指乳管开口到壶腹以下的大导管（主乳管或一、二、三级乳管）发生的乳头状瘤，又称为大导管内乳头状瘤，一般认为其不增加乳腺癌的风险；外周型乳头状瘤是指终末导管—小叶系统发生的多发性导管内乳头状瘤，其生物学特性倾向于癌变，一般认为是癌前期病变。国内报道，导管内乳头状瘤的癌变率为5%—12%，主要癌变为导管内原位癌。

(1)病理改变：肿瘤境界清楚，呈圆形或葡萄状，可见菜花状物附着在扩张管壁，导管内充满浆液性和（或）血性液体。中央型乳头状瘤一般发生在乳管开口到壶腹部以下的大导管内，直径一般2—3mm，可沿导管延伸分布数厘米。镜下的基本特点是导管上皮和间质增生成有纤维脉管束的乳头状结构。肿瘤境界清楚，无包膜，乳头及腔壁表面被覆双层细胞，表面为柱状上皮，其下是圆形或多边形细胞层，双侧上皮细胞下为基底膜。上皮与基底膜之间可见肌纤维细胞。肿瘤细胞无异形，排列整齐。可见灶性上皮增生、大汗腺化生及实性上皮细胞巢。外周型乳头状瘤常伴发普通导管内增生、不典型导管内增生、导管原位癌或浸润性导管癌及硬化性腺病等。

(2)临床表现：乳头溢液为最常见和最主要的临床症状，主要为单侧单管血性或浆液性乳头溢液，也有双侧乳头溢液或单侧多管溢液。常在乳晕区附近可找到"触发点"，手指压迫该处可见乳头导管开口处有液体流出，有时也可在其附近触及直径≤1cm的肿块，肿块可能为乳头状瘤，也可能是乳头状瘤远端扩张的导管所形成的囊肿。肿块呈圆形，质韧，表面光滑，边界清楚。周围型乳头状瘤常无明显临床症状，肿块和乳头溢液不多见。

(3)诊断：根据乳头溢液，伴有或不伴有乳晕区的1cm以内的圆形肿块，大致可以诊断为乳头状瘤。当症状不典型时，可行乳透溢液涂片检查，但有较高的假阴性率。还可行乳腺X线造影、超声及乳腺导管镜检查进一步协助明确诊断。

(4)治疗：手术切除病变所在的腺叶是主要治疗方法。手术的关键点在于病灶的准确定位，术前2天不要挤压乳房，以防积液排净。可用溢液乳管内注入亚甲蓝进行标记。手术可采用乳晕旁弧形切口，不必劈开乳头。术中应行冰冻病理检查予以指导术式。病变较小者冰冻病理较难发现，不能确定时，先做乳腺区段切除术，需常规石蜡病理确诊后，再行进一步治疗。

(5)预后：导管内乳头状瘤患者若手术范围切除合理，一般很少复发；同一乳腺其他导管可新发乳头状瘤，应视为多发性而不能认为是复发。

3.乳腺脂肪瘤

脂肪瘤是来源于乳腺脂肪组织，发生于乳房皮下脂肪、乳腺小叶间脂肪或深层肌肉、脂肪组织的软组织良性肿瘤。可发生于任何年龄，中年以上妇女多见。发病率为 2.2%—3.2%。

（1）临床表现：多发于丰满的较大乳腺内，多位于皮下，也可见于深部，常为单发，为圆形或椭圆形肿块，直径一般 3—5cm，质软，可活动，无疼痛不适感，与周围组织无粘连。

（2）诊断：临床表现典型，容易做出术前诊断。钼靶可见特征性局部透光影；超声可见包膜完整肿物，回声中等，后方回声无衰减。肿块周边及内部无血流信号。

（3）治疗：生长缓慢的小肿瘤可暂予观察；生长较快，对周围组织有压迫者应手术治疗。手术行肿瘤单纯切除，术后标本送病理检查确诊。预后好，少有复发，罕有恶变。

4.乳腺错构瘤

乳腺错构瘤（hamartoma）是由混合不同数量的纤维、脂肪组织及乳腺导管和小叶构成，是一种残留的胚芽在出生后异常发育所形成的畸形生长物。临床特点是肿块生长缓慢，局限，边界清楚，活动度好，与周围组织无粘连。常易误诊为纤维腺瘤或脂肪瘤。发病率为 0.1%—0.7%，多发于 30 岁以上妇女。

（1）病因：由于残留的乳腺管胚芽及纤维、脂肪组织异常发育而构成瘤样畸形生长，导致乳腺正常构成成分比例紊乱，属于一种良性瘤样增生。肿瘤发展到一定程度，生长速度会明显减慢或自行停止生长。瘤体内的腺体成分仍保持泌乳功能，是本病很有特色的征象。

（2）临床表现：多见于哺乳后期及绝经后。患者无意中发现乳腺内肿块，圆形或椭圆形，边界清楚，质地较软，生长缓慢，一般大小 2—8cm，最大者有报道为 17cm。瘤体内密度不均是本病特征。可结合 X 线及超声检查明确诊断。

（3）治疗：错构瘤有完整的包膜，容易分离，可行单纯摘除；肿块较大时可行乳腺区段切除。术后可治愈，一般无复发，预后好。

5.积乳囊肿

积乳囊肿又称乳汁淤积症，是哺乳期因某一腺叶或导管的乳汁排出不畅，乳汁潴留于导管内，使之扩张成囊肿。主要表现为乳腺肿物，常被误诊为乳腺癌。

(1) 病因病理：由于乳腺结构不良、炎症或肿瘤压迫等原因引起。乳腺腺叶或小叶导管上皮脱落堵塞导管后，乳汁排出不畅而淤积在导管内，使导管扩张形成囊肿。囊肿可继发感染引起急性乳腺炎或积乳脓肿。囊肿可长期存在，内容物变稠，囊内水分被吸收而使囊肿变硬。

(2) 临床表现及诊断：年轻女性在哺乳期或之后发现乳房边界清楚的圆形或椭圆形肿物，并主诉在哺乳期间曾患过乳腺炎，检查在乳晕区以外的较边缘部位触及边界清楚、活动、表面光滑的肿物，可考虑为积乳囊肿的可能。肿物常 2—3cm，触之有囊性感，轻度压痛，同侧腋窝淋巴结一般不大。细胞学、X 线及超声可协助诊断。

(3) 治疗：本病为良性病变，可考虑手术单纯切除肿物。若在哺乳期，继发感染时，先控制感染并回乳，再行手术治疗。术后送病理检查。

6.乳腺其他良性肿瘤

(1) 乳腺平滑肌瘤：此病少见，是由成熟平滑肌相互交错排列形成的良性肿瘤。临床表现为生长缓慢、光滑的、活动度好的肿块，可有短期内突然增大的病史，直径多小于 5cm。可分为 3 个亚型：①来源于乳晕皮肤平滑肌的浅表平滑肌瘤；②来源于乳腺本身血管平滑肌的血管平滑肌瘤；③来源于乳腺本身血管平滑肌和腺上皮共同构成的腺样平滑肌瘤。缺乏典型的 X 线及超声表现。最终诊断需要手术病理结果。病理特征为交叉束状排列的梭形细胞。治疗以局部切除为主，切除后很少复发。

(2) 乳腺血管瘤：此病较少见，是起源于血管内皮细胞和周围组织的一种血管发育异常的良性肿瘤，通常在组织病理检查中意外发现。一般发生在乳腺的真皮内，大小不定，质地柔软无包膜，切面暗红，穿刺可抽出血性液体。X 线检查表现为边缘规整的圆形或卵圆形高密度病变，伴或不伴散在静脉石。超声可见稍低回声结节，边缘完整，显示多处小的低回声区域形成多发腔隙，间隔壁薄。恶变可能性极低，一般采用手术切除，切除不彻底可能复发。

四、乳腺其他非肿瘤性病变

1. 乳房脂肪坏死

乳房内丰富的脂肪组织保持乳房的外形,若发生脂肪坏死,可产生酷似乳腺癌的局部表现。各个年龄组均可发病,以乳房丰满的中青年女性多见。

(1)病因:外伤是造成乳房脂肪坏死的主要原因。多数病人有明确的外伤史,如撞击、跌倒、挤压、手术及穿刺的病史。脂肪组织细嫩脆弱,血供较少,在经受外伤后容易出现血供障碍及脂肪细胞破裂与坏死。

(2)临床表现:常有外伤史,外伤早期局部皮肤略发红或有瘀斑,轻压痛。随后有微痛或无痛的肿块于伤处皮下出现,肿块中央液化后可出现波动感,触之柔软。局部切开或穿刺后见暗红色或血性颗粒状坏死脂肪组织。坏死脂肪在乳腺实质内,可触及边界不清的结节;肿块靠近皮肤及皮下者可触及皮下结节和皮肤粘连;病变靠近乳头乳晕者,可有如有内陷等表现。需与乳腺癌相鉴别。

(3)治疗:早期应理疗,促进吸收,局部可外敷活血化瘀药物。肿块中央液化有波动感继发感染者,可切开引流,适当应用抗生素。外伤史不肯定,不能排除乳腺癌者,应切除病变送病理检查。

2. 男性乳腺发育

男性乳腺发育分为生理性和病理性。生理性多见于新生儿期、青春期和更年期,一般不需治疗,多可自愈;病理性者是以男性乳腺肥大,单侧或双侧结块,伴有胀痛为特征的一种疾病。可见于任何年龄,7—85岁均可发病,多为单侧,双侧少见。

(1)病因:目前大多数学者认为此病与内分泌激素紊乱有关,主要是体内雌激素、睾酮、孕酮和催乳素分泌代谢紊乱、平衡失调。乳腺组织对雌激素反应过度敏感也是原因之一。总之,本病与雌激素增加、雄激素减少及有效的雌激素/睾酮比值增大有关。一般来说,<50岁者以雌激素升高为主,而>50岁者以睾酮下降为主,由此雌激素/睾酮比值增大导致男性乳腺肥大。

男性乳房肥大分为两型:①原发性生理性男性乳房肥大:是由内分泌的生理失调所致,多见于青春期,故又称为特发性男性乳腺发育;②继续性男性乳房肥大：是因继发于某种疾病之后引起的内分泌功能紊乱，一般多见于成年人。如一些内分泌疾病、肝脏疾病、支气管肿瘤、慢性肾功能不全以及药物性乳房肥大等。

（2）临床表现：①肿块，多数直径2—3cm，多位于乳头乳晕下，边界清楚、质地坚韧、活动，与皮肤无粘连。若肿块不在中央区，边界不清，与皮肤粘连，增长快，活动度差，应考虑男性乳腺癌的可能。②疼痛，常有胀痛感，间或有刺痛、跳痛，常有压痛和触痛。③乳头溢液，有些患者乳房外观同女性，挤压乳头有白色乳汁样分泌物。

（3）诊断：详细询问病史很重要，了解有无家族史、全身疾病史及用药史，寻找男性乳腺发育的原因。根据乳房肥大的特点及体征，联合一些全身化验检查，进行判断。各种检查不能明确原因者可手术活检，病理学确诊。

（4）治疗：明确病因对本病的治疗很重要。青春期原发性男性乳房发育常可以自愈，一般半年内可恢复正常。但成年人原发性者常难以自愈。继发性乳房发育常需要明确病因针对病因进行治疗，原发病治愈后，常可好转。①药物治疗包括：双氢睾酮庚烷盐；抗雌激素药物他莫昔芬；抗绒毛促性腺激素药达那唑；特异性芳香化酶抑制剂福美坦。②手术治疗：男性乳房直径＞4cm长期不消退，乳房发育肥大影响美观，应用药物正规治疗无效，患者心理恐惧或怀疑恶性者均需要手术治疗。保留乳头乳晕皮下乳腺切除术适合年轻患者；单纯乳腺切除术，不保留乳头乳晕，多适用于老年患者。

第二节 乳腺恶性肿瘤

一、几种特殊类型的浸润性乳腺癌

1.浸润性小叶癌

浸润性小叶癌（invasive lobular carcinoma，ILC）是一种具有特殊生长方式的浸润性乳腺癌，肿瘤细胞形态单一，缺乏黏附性，在纤维性间质中呈分散或单行排列方式浸润，也可围绕着终末导管呈靶环样浸润，是浸润性乳腺癌第二大常见类型，占浸润性乳腺癌的5%—15%。

（1）临床表现：浸润性小叶癌临床特征和非浸润性乳腺癌类似，表现为可触及的肿块，肿块可位于乳腺任何象限，但在中央区的发生率稍高于非特殊型浸润性乳腺癌。有时体检仅表现为乳腺组织增厚，缺乏明显的界限。临床上常为多中心性或双侧性生长。X线摄影常表现为毛刺状肿块，钙化灶较少见，有时也可表现为密度不均，伴有结构扭曲，甚至无任何异常表现。

（2）组织病理：大体表现为质硬的灰白色肿块，边缘不规则，伴有沙砾感。有些无明显肿块，仅表现为质韧区，或大体无异常，镜下发现癌存在。

（3）组织分型：大部分为经典型浸润性小叶癌，变异型包括腺泡型、实体型、小管型、多形型和混合型。

①经典型小叶癌：癌细胞比较小，大小一致，彼此之间缺乏黏附性，散在分布。细胞核呈圆形或不规则卵圆形，核分裂象少见。在胶原化间质中，癌细胞常表现为单个细胞线状排列，在区域性范围内有一定的方向性，或者围绕残存的腺管呈"靶环状"或洋葱皮样浸润。90%以上有小叶原位癌成分。

②腺泡状小叶癌：癌细胞排列成腺泡状，腺泡由20个或20个以上细胞呈球状聚集在一起，腺泡之间被少量纤维血管间质均匀分隔，缺乏肌上皮细胞和基底膜。癌细胞较小或中等，均匀一致，排列紧密或松散，胞质淡染或透明状。

③实体型小叶癌：癌细胞以大而融合成片状方式生长，其内插入少量间质，或在脂肪组织内广泛浸润。细胞小到中等，大小一致，缺乏黏附性，细胞界限不清，间质成分少，坏死和核分裂均少见。细胞多形性和核分裂活性高于经典型小叶癌。

④管状小叶癌：特点是由小管和经典型小叶癌组成，即总体上是经典型表现，但存在不同比例的小管状结构。

⑤多形性小叶癌：癌细胞比较大，多形性和异型性均比较明显，可伴有大汗腺或组织细胞样分化。

⑥混合型小叶癌：上述组织学类型均不占优势，表现为两种或两种以上类型的混合。

（4）免疫组化：浸润性小叶癌 ER 的阳性率为 70%—95%，高于浸润性导管癌；PR 阳性率为 60%—70%；罕见表达 HER2 或 P53，腺泡型小叶癌 ER 阳性率 100%。

（5）预后：浸润性小叶癌在转移途径上与浸润性导管癌不同，后者常见肺、肝、脑实质转移，而小叶癌易转移至软脑膜、腹膜、胃肠道和骨。

2.小管癌

小管癌（tubular carcinoma）占浸润性乳腺癌的 2%—7%。2003 年 WHO 指出 90%以上的肿瘤成分为小管癌才能直接诊断为小管癌；若小管癌成分在 50%—90%之间，则应该诊断为混合性癌。其特征是具有高分化的小管结构且小管由单层上皮细胞组成，也被称为高分化腺癌，预后良好。

（1）临床表现：大多数出现可触及的乳腺肿块，一般肿块较小，影像学上也可看到明显肿块。

（2）组织病理：大体可见肿瘤体积较小，直径为 0.2—2cm，边界不清，实性质硬。镜下可见肿瘤细胞排列呈不规则小管状，并形成清晰管腔，可见"成角现象"。上皮细胞小而规则，缺乏多形性和核分裂象。小管结构缺乏肌上皮细胞。小管周围可见富含细胞的结缔组织增生性间质。小管癌周边可见导管原位癌成分，多数为筛状型和微乳头型。

（3）免疫组化：小管癌几乎表现为 ER 和 PR 阳性，HER-2 阴性表达。

（4）预后：纯粹的小管癌预后较好，淋巴结转移率较低。

3.髓样癌

髓样癌（medullary carcinoma，MC）形态学特点为肿瘤边界清楚，癌细胞分化程度低，呈大片块状分布，缺乏腺样结构，间质成分少，伴有大量淋巴浆细胞浸润。

（1）临床表现：表现为乳房内质地较软，有明确边界的肿物，触诊及影像检查均易与良性病变混淆。

（2）组织病理：大体可见肿瘤多为圆形，边界清楚，切面褐色或灰色，质地柔软，常见坏死灶及出血。

2003年版WHO指出，诊断髓样癌必须满足以下5个条件：①1镜下肿瘤境界清楚；②癌细胞密集，呈实性片状分布，合体细胞生长方式＞75%；③缺乏腺样结构；④癌巢周围有显著的淋巴细胞、浆细胞浸润；⑤癌细胞核具有显著多形性，细胞核空泡状，核仁明显，核分裂象多见。

（3）免疫组化：通常ER、PR、HER-2均表达阴性。

4.筛状癌

筛状癌（cribriform carcinoma）是一种低度恶性的浸润性乳腺癌，占乳腺癌的0.8%—3.5%，组织病理学类似导管内筛状癌，有时可混有小于50%的小管癌成分。

（1）临床表现：临床上肿块不明显，也可表现为肿块，但不易发现。影像学常可见微小钙化，少数可为多灶性。

（2）组织病理：大体可见肿块质硬，切面灰白，边界较清楚。镜下可见肿瘤细胞排列呈筛状结构或小管状结构，可见特征性顶浆分泌样的细胞质小突起。肿瘤细胞较小，低或中等程度核异型，核分裂少见。80%的病例可找到筛状型导管原位癌。病变以筛状结构为主，伴有部分小管癌成分也包括在典型筛状癌内。

（3）免疫组化：筛状癌100%ER表达阳性，69%PR表达阳性，HER-2阴性。

（4）预后：纯粹的筛状癌预后好，10年总生存率大于90%。

二、特殊类型乳腺癌

1.乳腺导管原位癌

1960年 Gillis 首先描述乳腺导管原位癌,目前将其定义为起源于乳腺组织导管上皮的新生物,病变局限于基底膜而未侵入周围间质。因此,导管内癌发生区域或远处转移的机会很少。

(1)病理分型:①乳头型,是最少见的一种类型,细胞排列成明显乳头状突起,乳头中间有纤维血管而无肌上皮细胞层,肿瘤细胞由单一一种形状的细胞群组成。②微乳头型,形态可以是相对扁平的增生伴短的突起,也可以是细长的上皮细胞突起,中间见不到纤维血管,其分化良好,通常由低分级核组成,偶也可见高分级核病变。③筛状型,最常见,特点为导管上皮生长形成继发性微腔并形成"花边样"外观,细胞常大小一致,细胞核大,位于中央,细胞核多数为低分级,也可见高分级病变。④实体型,肿瘤细胞增生占据全部导管腔,细胞大小一致,细胞分化差,偶见点状坏死灶。⑤粉刺型,是唯一一种易于触及肿块的亚型,也是X线普查应用之前最常见的病理类型,预后最差。特点为在导管腔内出现坏死细胞的碎屑,细胞大,伴有明显的核异型性,钙化常与坏死相伴。间质周围常见明显纤维化和弹力组织变性,并有导管周围淋巴细胞浸润。

(2)临床表现:在乳腺X线摄影广泛应用之前,几乎全部的导管原位癌均是在出现乳腺肿块伴有乳头溢液就诊时发现的。X线在乳腺癌普查中的应用,明显提高了导管原位癌的检出率。

(3)治疗:①全乳腺切除术,导管原位癌行全乳切除术后的复发率为0—2%,术后不需要放疗。其适应证包括:2个以上乳腺原发肿瘤,伴有弥漫性恶性钙化,局部切除切缘持续阳性。②保留乳房手术,适应证为病变局限,非多中心型,无弥漫性恶性钙化,病变范围<4cm,切缘保证阴性。保留乳房后应常规放疗。

2.乳腺小叶原位癌

(1)定义:癌细胞局限于乳腺小叶末梢导管基底膜内的非浸润性乳腺癌称为"小叶原位癌"(lobular carcinoma in situ,LCIS),是一种多中心性疾病，发生浸润性癌的危险增加。

（2）临床表现及诊断：乳腺小叶原位癌无典型临床表现，患者常无自觉症状，少数有轻度疼痛或乳头溢液，病变区常表现为局限性增厚，常与纤维腺瘤及乳腺增生等良性疾病并存。多数小叶原位癌是在治疗其他乳腺疾病时偶然发现。绝大多数病例是绝经前女性，平均发病年龄44—46岁，乳腺X线摄影是目前除病理检查以外唯一可能对诊断乳腺小叶原位癌有帮助的检查手段。约有40%的病例在X线上可出现簇状微小钙化，且钙化常位于真正小叶原位癌病灶周围的正常乳腺组织中。诊断小叶原位癌的唯一可靠手段是病理检查，有时其与浸润性癌并存。小叶原位癌与导管原位癌的诊断不能相互排除，有时在同一乳腺中两者可同时存在。

（3）治疗：自从1941年小叶原位癌被命名以来，该病一直被认为是浸润性癌的癌前病变，且不可避免会发生浸润性小叶癌，治疗推荐全乳腺切除术。后经过一系列研究，小叶原位癌只是作为浸润性乳腺癌发生危险增加的标志，而非癌前期病变，治疗采用密切随访。但仍有一部分病例仍被建议乳腺切除术。

目前最常采用的措施也是密切随访，绝经前女性可用他莫昔芬，绝经后妇女可用雷洛昔芬。对于不愿接受每年1%乳腺癌发生危险的妇女可行乳腺单纯切除术，并可一期乳房重建。

3.炎性乳腺癌

炎性乳腺癌（inflammatory breast carcinoma，IBC）因其生长速度及外观与急性乳腺炎相似而得名，1924年由Lee和Tannenbaum首次提出命名。临床上以明显的皮肤表现为特征，乳腺皮肤广泛红肿、发热、出现橘皮样变或酒窝征。发病率占全部乳腺癌的2%，预后较差。

（1）定义：炎性乳腺癌是一种局部晚期乳腺癌，病情发展迅速，一般为数周至数月。至少1/3的乳腺皮肤红肿，外观呈橘皮样改变，可伴有酒窝征和皮温升高，常无可触及的肿块，经病理检查多诊断为浸润性导管癌。乳腺受累皮肤活检见到皮下淋巴管内癌栓有助于诊断炎性乳腺癌。

（2）诊断：典型炎性乳腺癌诊断主要是依赖于临床表现和病理结果。影像学诊断主要用于以下目的：发现原发病灶并进行影像引导的病理活检，区域分期诊断，诊断远处转移，评估新辅助治疗的疗效等。检查远处转移需要行全身骨显像扫描和胸腹部 CT 检查。

（3）联合治疗：直到 20 世纪 60 年代，手术仍是炎性乳腺癌的标准治疗手段，但疗效不佳。随着对化疗研究的深入，人们认识到系统的治疗对炎性乳腺癌的重要性。包括化学治疗、靶向治疗和内分泌治疗，再进行手术和放射治疗。

新辅助治疗的益处在于对原发肿瘤降期，提高手术切除率，消灭微转移灶，通过化疗疗效可以判断预后。关于炎性乳腺癌新辅助化疗的报道大多数证实了获得原发灶病理完全缓解的患者比有肿瘤残留的患者具有更高的无病生存率和总生存率。

新辅助化疗后进行乳腺癌改良根治术是目前推荐的标准治疗。手术效果与新辅助化疗疗效有关，新辅助化疗无临床缓解的患者不能从手术治疗获益，可考虑更换化疗方案或行局部和区域放疗。对于炎性乳腺癌的即刻乳腺重建手术需要保持谨慎态度。炎性乳腺癌常有淋巴管阻塞，是前哨淋巴结活检的禁忌证，腋窝淋巴结清扫比较合理。炎性乳腺癌不适用保乳手术，即使是保乳手术加放疗局部复发率也很高。

由于炎性乳腺癌术后局部和区域复发风险较高，常规应进行放射治疗。放疗野包括胸壁/锁骨上下区和内乳区。

4.乳腺佩吉特病

乳腺佩吉特病是一种少见的乳腺癌类型，特征性的临床表现为乳头脱屑、糜烂、渗液、瘙痒等湿疹样改变，又称为湿疹样癌，可伴或不伴有乳腺内肿块。佩吉特病占乳腺癌的 1%—4.3%，平均发病年龄为 57 岁。

目前有两种理论解释佩吉特病的发病机制：一种理论认为佩吉特细胞发源于沿乳头基底膜迁移而来的乳腺导管癌细胞；另一种理论认为佩吉特细胞产生于乳管与表皮的连接处，是由上皮细胞原位转化而来，因此佩吉特病是原位癌，与乳头深部的乳腺癌是相互独立的。

（1）临床表现及诊断：主要表现为皮肤增厚、色素沉着、湿疹、红斑、渗出及结痂。通常病变局限在乳头或延伸到乳晕，进展期可能侵犯周围皮肤。可伴有瘙痒、烧灼感、疼痛。乳头可收缩变形，严重者乳头乳晕破溃、损毁。有时伴有浆液性或血性乳头溢液。通常为单侧发病。男性也可发病。92%—100%的佩吉特病伴有深部乳腺癌，约有50%的患者可在乳腺内触及肿块。乳腺X线摄影可能发现乳腺内的肿块影或钙化灶，对于不伴有肿块的病例敏感性较低。

乳腺佩吉特病的病理特征是侵犯上皮的佩吉特细胞。这种细胞是恶性的腺上皮细胞，有增大的、深染的多形细胞核，有大量苍白的透明细胞质，常含有黏液。佩吉特细胞常沿着上皮基底排列，呈单层或簇状排列成腺样结构或细胞巢。深部乳腺癌常为单纯性导管原位癌或导管原位癌伴浸润性癌。

根据临床表现疑似本病者，需要病理诊断来确诊。活检方式包括乳头楔形切除活检、穿刺活检和表皮印片细胞学检查。

（2）治疗：由于乳腺佩吉特病常伴有深部的乳腺癌，全乳切除加或不加腋窝淋巴结清扫术长期以来都作为标准手术。其他术式包括部分或全部乳头切除及中央区乳段切除。但局部切除的术后复发率比较高。局部切除加放射治疗取得了良好的效果。乳腺佩吉特病可以进行前哨淋巴结活检术。如伴有浸润性癌，则按照普通乳腺癌的原则进行辅助性系统治疗。

（3）预后：乳腺佩吉特病的预后与是否伴有肿块或淋巴结转移有很大关系。死亡和复发的高危因素是深部有浸润性癌和可触及肿块。

5.双侧乳腺癌

广义的双侧乳腺癌包括双侧原发性乳腺癌和双侧转移性乳腺癌，分别指双侧乳腺各自发生的原发性癌和一侧乳腺癌为对侧乳腺癌的转移癌。判断第二侧乳腺癌是否为原发对于双侧乳腺癌的诊断非常重要。临床上所说的双侧乳腺癌通常是指原发性双侧乳腺癌。

原发性双侧乳腺癌定义为2个月内两侧乳腺同时发生独立的乳腺癌，是多源癌的一种类型。可分为同时性和异时性双侧乳腺癌，以异时性居多。两侧乳腺癌发生时间间隔小于6个月者称为同时性双侧乳腺癌；发生间隔大于6个月者称为异时性双侧乳腺癌。间隔时间最长者可至二十几年。

（1）危险因素：原发性双侧乳腺癌的危险因素包括：导致肿瘤发生的危险因素持续存在。首发侧乳腺癌乳腺全切术后，致癌因素如内分泌失调、癌基因及抑癌基因依然作用，对侧乳腺组织仍暴露于相同致癌因素下，因此对侧乳腺癌发生机会较大，文献报道比正常乳腺要高5—11倍。遗传因素可使对侧乳腺癌变。目前多数学者认为，家族性乳腺癌患者对侧乳腺癌的发生率是普通乳腺癌患者的2倍，是普通人的5倍。目前多数学者认为BRCA1及BRCA2基因位点突变与双侧乳腺癌有关。手术、化疗、放疗均会对患者的免疫功能造成损害，容易造成新的肿瘤的免疫忽视，增加对侧乳腺癌的易感性。特别是放疗导致对侧乳腺癌的事实已被公认。小叶来源、多中心灶及特殊类型癌如黏液腺癌、髓样癌或混合性癌的乳腺疾病史是双侧乳腺癌的高危因素。另外，月经初潮年龄早、绝经年龄晚、未育、生育第一胎年龄晚、肥胖、口服避孕药、烟酒嗜好等单侧乳腺癌的高危因素，同时也是双侧乳腺癌的危险因素。

（2）诊断标准：两侧乳腺分别找到原位癌成分，如导管癌、小叶癌等，而且原发癌多位于外上象限乳腺实质内；两侧乳腺癌病理组织类型完全不同，或核分化程度明显差异；两侧乳腺癌病理组织类型相同，而先发侧无局部复发、淋巴转移及其他远处转移。若两侧乳腺癌病理类型不同，或一侧为侵袭性，一侧为非侵袭性均可认为双侧均为原发癌。若两侧病理类型相同，符合下列情况之一也应考虑双侧均为原发癌：两侧均为原位癌或早期癌，无淋巴结转移；对侧病灶核分化程度比第一侧高，临近组织有明显导管上皮增生；病灶位于外上象限实质中而非中线附近；第一侧乳腺癌无局部、区域性或全身性扩散，或治疗后2年才出现另一侧乳腺癌。

鉴别原发性和转移性双侧乳腺癌的要点：生长部位不同，原发癌好发于外上象限乳腺实质中，边界不清，多有浸润；转移癌多见于近中线的乳腺周围或乳腺尾部的脂肪组织中，呈扩张性生长，常为多发。生长方式不同，原发癌灶经常为单发、浸润性生长，边缘为毛刺状；转移性癌灶常为多发、膨胀性生长、边界清楚。组织类型不同，两侧乳腺癌的组织类型完全不同是原发性乳腺癌的特点。

（3）治疗：双侧乳腺癌治疗的关键在于判断第二侧是否为原发性乳腺癌。第二侧原发性乳腺癌临床处理与原发性单侧乳腺癌相似，而转移性癌是第一侧原发性乳腺癌的远处转移和播散的结果，应以全身治疗为主。临床上如没有其他部位的远处转移，对侧乳腺癌通常被视作一个新的原发肿瘤，一经确诊，积极手术治疗，辅以放化疗、内分泌治疗等综合治疗，其预后与原发性单侧乳腺癌相比并无显著差异。

治疗与单侧乳腺癌的治疗原则基本相同，即以手术治疗为主的综合治疗。异时性双侧乳腺癌治疗按原发性单侧乳腺癌的原则处理。同时性双侧乳腺癌的手术和放疗按原发性单侧乳腺癌原则处理，全身辅助治疗按较严重一侧的情况处理。符合保留乳房指征者可施行保乳手术，第二侧原发性乳腺癌行保乳手术的效果不受第一侧的影响。

（4）预后：同时性双侧乳腺癌与单侧乳腺癌相比预后较差，异时性双侧乳腺癌生存率要高于同时性双侧乳腺癌。

6.男性乳腺癌

男性乳腺癌（male breast cancer，MBC）是一种发病率较低的恶性肿瘤，临床上较易漏诊，发现时大多数都已晚期，常导致预后不佳。MBC 发病罕见，在所有乳腺癌患者中不足 1%，发病年龄一般比女性平均晚 10 年。其死亡率较女性乳腺癌高，可能与 MBC 发现较晚、病情较重有关。目前其发病原因及机制尚未明确，可能与以下因素有关：体内雌雄激素水平失衡、既往乳腺疾病、乳腺癌家族史、某些基因异常、职业和环境因素以及生活方式等。

（1）危险因素：雄激素水平低或缺失及雌激素水平绝对或相对增高都会使乳腺癌的发病率增高；与女性乳腺癌相似，男女亲属的乳腺癌家族史是 MBC 的危险因素之一；BRCA1 及 BRCA2 基因的突变同样也可于男性乳腺癌患者中检测出，且 BRCA2 的突变与 MBC 的发生更密切；暴露于热和电磁辐射的工作环境可能与 MBC 的发病相关；饮酒与 MBC 的发生也有一定的相关性。

（2）临床表现：与女性乳腺癌相类似，大部分 MBC 的患者以乳晕下无痛性乳腺肿块为最常见的症状，且早期就会有乳头的改变，如乳头回缩、乳头溢液及乳头溃疡等。绝大部分病例为单侧发病，双侧罕见。肿块多为圆形或半圆形，质地硬、边界不清、多逐渐增大，也可静止多年迅速增大，多与皮肤粘连或较固定。

男性乳房皮下脂肪少，于胸壁紧贴，因此肿瘤易侵犯皮肤和胸肌，形成凹陷或溃疡并易与胸肌发生粘连，晚期皮肤可出现卫星结节。易发生腋窝及锁骨上、下淋巴结转移，且转移发生时间较早。

（3）组织病理学：男性乳腺癌最主要的病理学类型是浸润性导管癌，少数为浸润性乳头状瘤和髓样病变。导管原位癌约占男性乳腺癌的10%，多是乳头状癌，中低分化居多。

（4）诊断：同女性乳腺癌类似，男性乳腺癌的诊断同样依靠临床检查、X线及超声检查、粗针活检和细针细胞学检查。其中粗针穿刺活检是最主要的确诊手段。

（5）治疗：①最重要的治疗手段是手术治疗，由早期的乳腺癌根治术向损伤较小的改良根治术演变。目前对于腋窝淋巴结的处理，前哨淋巴结活检或淋巴结清扫术是必不可少的，尤其是前哨淋巴结活检为乳腺癌患者带来了福音，由于其创伤小受到了越来越广泛的关注，未来将成为标准术式。②乳腺癌是一种全身疾病，规范化的化疗可以降低乳腺癌的复发转移，对于提高总体生存率有重要意义，是女性乳腺癌的重要全身治疗手段；由于男性乳腺癌发病率低，尚无大样本的随机对照研究，因此男性乳腺癌患者能否从化疗中获益尚无定论。目前认为其治疗原则可借鉴女性乳腺癌的治疗指南。③由于男性乳腺癌的恶性程度较高，易发生乳头和局部皮肤受累、淋巴结转移等情况，多数需要辅助放疗改善患者预后。目前男性乳腺癌放疗方式仍参照女性乳腺癌患者。④MBC的ER阳性率高于女性乳腺癌患者，因此内分泌治疗对于男性乳腺癌患者显得尤为重要。他莫昔芬是MBC治疗中研究最多、疗效最确切的一种非甾体类抗雌激素药物。目前对局部复发或远处转移的MBC患者，他莫昔芬已作为首选的内分泌治疗。建议ER阳性的MBC患者应用他莫昔芬5年可能观察到较好的疗效。MBC患者HER-2阳性表达者少见，目前曲妥珠单抗在MBC的应用较少，原则可以依照女性乳腺癌患者。

7.隐匿性乳腺癌

隐匿性乳腺癌（occult breast cancer，OBC）是指一类以腋窝淋巴结转移癌为表现的、临床体检和影像学检查均不能发现乳腺内病灶的特殊类型乳腺癌，其中影像学检查包括乳腺 X 线摄影及超声。临床较为少见，发病率为 0.3%—1.5%，TNM 分期中的 T_0N_1，指的就是隐匿性乳腺癌。

（1）临床表现及诊断：多以腋窝淋巴肿块为首发表现，少数伴有疼痛感。体格检查可触及腋窝淋巴结肿大，单个或多个融合状，乳腺不能触及肿块。对于乳腺 X 线摄影及超声均无阳性发现者，可行乳腺 MRI 检查。MRI 可发现 2/3 乳腺 X 线摄阴性的病变，有较高的敏感性，但特异性较差。需病理证实诊断。

腋窝淋巴结病理组织检查对肿瘤的来源具有提示作用，因此需要行腋窝淋巴结切除活检或细针穿刺活检。病理检查常需要检测分子标记物来判断肿瘤来源。

（2）治疗：乳腺癌改良根治术是最常用的治疗隐匿性乳腺癌的手术方式。该术式得到整个乳腺标本，术后可仔细寻找乳腺内病灶进行病理检查。近年来很多研究报道证实了保留乳房治疗与改良根治术的疗效是相当的。对于保留乳腺的患者，术后的放射治疗是必须的，放疗对于局部控制有重要意义。接受放疗后的患者无复发生存率和无局部复发生存率均可显著提高，但总体生存率无改善。

三、乳腺恶性间叶肿瘤

1.乳腺纤维肉瘤

乳腺纤维肉瘤（fibrosarcoma of the breast）在乳腺肉瘤中较少见，占 7%—10%。发病年龄为 14—60 岁，平均年龄为 41.3 岁。本病组织类型一般多来自皮下或筋膜中的纤维组织，其特征为单纯由间叶性成分构成，肿瘤组织内无上皮成分。本病发病机制尚不清楚，有文献提示放疗可能是一个诱因，一般放疗后数年发生。

2.乳腺血管肉瘤

血管肉瘤（angiosarcoma）最常见于乳腺，年轻女性多见，发病与性激素水平无关。接受过放疗的保留乳腺的患者发生乳腺血管肉瘤的风险明显增高。也可以发生于乳腺全切后接受放疗患者的胸壁皮肤上。

3.乳腺脂肪肉瘤

脂肪肉瘤是软组织中最常见的恶性肿瘤,在乳腺血管周围由幼稚间叶细胞向脂肪细胞分化而成的恶性肿瘤,称为乳腺脂肪肉瘤(liposarcoma of the breast),占乳腺肉瘤的3%—24%。

4.乳腺横纹肌肉瘤

乳腺横纹肌肉瘤(rhabdomyosarcoma of the breast)十分罕见,常发生于青少年。可以为原发,也可以由其他部位转移而来。因此横纹肌肉瘤患者应将乳腺作为重点转移部位进行定期检查,还需要进行全面检查,排除其他部位原发灶。

5.乳腺平滑肌肉瘤

乳腺平滑肌肉瘤(leiomyosarcoma of the breast)往往体积较大,瘤细胞有较多核分裂象。可能来源于肌上皮细胞,发病年龄为19—67岁,患者多数主诉疼痛,且在月经期更为明显。肿瘤体积一般较大,表面光滑,边界清楚,质地中等。

第十五章 乳腺癌的生物治疗

乳腺癌的治疗已经进入以手术为主，结合化疗、放疗、内分泌治疗及生物治疗的综合治疗时期。现有的治疗措施的合理应用使得乳腺癌的治疗疗效得到了显著提高，这也基于对疾病的规范性诊治。在肿瘤的传统治疗方法中，放、化疗除杀灭肿瘤细胞外，对正常细胞也有损伤。而生物治疗却能更为特异性地杀灭肿瘤细胞而不伤及正常组织，同时可通过激活自身免疫系统产生免疫记忆来预防肿瘤复发和转移。因此，生物治疗是继手术、化疗、放疗、内分泌治疗之后，乳腺恶性肿瘤的另一重要治疗手段。尤其对于三阴性乳腺癌，生物治疗正在成为一种令人振奋的疗法。本章重点介绍乳腺癌的生物治疗，包括靶向治疗、免疫检查点抑制剂治疗、免疫细胞治疗和基因治疗。

第一节 分子靶向治疗

乳腺癌靶向治疗的依据是乳腺癌病理学的分子学分类，分子学分类可基于单基因分析，如雌激素受体（estrogen receptor，ER）、孕激素受体（progesterone receptor，PgR）、人表皮生长因子受体-2（human epidermal growth factor receptor-2，HER-2）的基因拷贝数量、增生指数以及 Ki67，也可基于多基因表达平台，即同时检测成百上千个基因的转录水平。

基于基因表达谱的乳腺癌分类尚未完全与经典的组织病理学分类统一，然而，应用 DNA 微阵列分析所获得的基因表达谱确定了不同细胞起源的乳腺癌的新分子亚型。近年来的研究确认了炎性乳腺癌、小叶状乳腺癌、HER-2 阳性乳腺癌和 BRCA 突变乳腺癌的不同基因表达谱。

肿瘤分子靶向治疗，是利用肿瘤细胞表达而正常细胞很少或不表达的特定基因或基因的产物作为治疗靶点，最大程度杀死肿瘤细胞而对正常细胞杀伤较小的治疗模式。HER-2 的表达是乳腺癌明确的预后指标和药物治疗效果的预测指标。作为第一个靶向 HER-2 的人源化单克隆抗体，曲妥珠单抗的问世改变了 HER-2 阳性乳腺癌患者的预后，影响了乳腺癌的诊治模式，是乳腺癌药物治疗的重要突破。2007 年可用于经曲妥珠单抗治疗失败的乳腺癌患者的拉帕替尼作为晚期乳腺癌三线治疗药物在欧美上市，2013 年已在中国上市，HER-2 二聚化抑制剂帕妥珠单抗目前已在全球上市。

一、曲妥珠单抗（Trastuzumab，TRAST，Herceptin，赫赛汀）

曲妥珠单抗经 10 年以上的临床应用证实，不良反应较少，其中较严重的不良反应是当与蒽环类药物联合应用时会增加充血性心力衰竭的发生概率。目前多项临床研究结果显示，对于 HER-2/neu 蛋白过表达或基因扩增（HER-2 阳性）的乳腺癌患者采用曲妥珠单抗辅助治疗 1 年，可以降低乳腺癌的复发率。

一项随机双盲Ⅲ期临床试验研究了帕妥珠单抗联合多西他赛、曲妥珠单抗对比曲妥珠单抗联合多西他赛对于 HER-2 阳性转移性乳腺癌的一线治疗的安全性和疗效。该研究的主要终点是无进展生存期（PFS）；次要终点为 ORR、OS 和安全性。共有 808 例患者参加了此项试验。加用帕妥珠单抗组相比于曲妥珠单抗＋多西他赛组，统计学显示中位 PFS 增加了 6.1 个月。中位随访 30 个月后，加用帕妥珠单抗组 OS 也有显著改善，死亡的风险降低了 34%。因此，2015 年中国抗癌协会乳腺癌诊治指南与规范建议帕妥珠单抗联合曲妥珠单抗加用紫杉醇类为 HER-2 阳性转移性乳腺癌患者的一线治疗的首选。

2015 年的乳腺癌治疗指南建议，对既往曾用曲妥珠单抗治疗的 HER-2 阳性转移性乳腺癌晚期患者，应持续阻断 HER-2 活性。几项临床试验证实，曲妥珠单抗持续治疗带来的获益也存在于既往用含曲妥珠单抗的方案治疗后疾病发生进展的情况；为长期控制疾病而使用曲妥珠单抗的最佳时间点目前尚不明确。

既往使用过曲妥珠单抗治疗后出现疾病进展的乳腺癌患者其首选治疗方案是应用一种抗体-药物偶联药物，曲妥珠单抗-美坦新偶联物（T-DM1）。一项国际多中心随机临床Ⅲ期研究（EMILIA）评估了 T-DM1 对比拉帕替尼联合卡培他滨治疗局部晚期乳腺癌或转移性乳腺癌的疗效及安全性，该研究证实 T-DM1 可使患者在 PFS 和 OS 上显著获益。因此，2015 年中国抗癌协会乳腺癌诊治指南与规范建议 T-DM1 可以作为既往接受曲妥珠单抗治疗 HER-2 阳性的转移性乳腺癌患者的优先选择。对于其他情况下的治疗选择，新版指南指出：①对于曲妥珠单抗治疗后进展的患者，如果之前没使用过帕妥珠单抗，治疗应考虑包含曲妥珠单抗联合帕妥珠单抗，加或不加细胞毒药物（如长春瑞滨、紫杉醇）；②含曲妥珠单抗方案治疗后进展的 HER-2 阳性患者，卡培他滨联合拉帕替尼治疗也是一个选择；③不推荐曲妥珠单抗联合拉帕替尼与化疗同步进行。

二、拉帕替尼（Lapatinib）

拉帕替尼是 HER-2 受体细胞内酪氨酸激酶抑制剂。对于既往应用蒽环类、紫杉醇类和曲妥珠单抗治疗后进展的难治性 HER-2 阳性晚期乳腺癌患者，ECFIO0151 研究显示拉帕替尼联合希罗达组的至疾病进展时间（TTP）（8.4 个月）和 PFS（4.4 个月）均优于希罗达单药组（分别为 8.1 个月、4.1 个月，$P<0.001$），是曲妥珠单抗治疗失败后的二线选择。而且，拉帕替尼可透过血脑屏障，对放疗后复发性脑转移有一定作用。

三、贝伐珠单抗（Bevacizumab，Avastin）

贝伐珠单抗是抑制肿瘤新生血管的药物，通过与血液中血管内皮生长因子（VEGF）结合，阻断其与血管内皮细胞表面受体结合，抑制细胞增殖和新生血管的形成。

四、雷帕霉素靶蛋白（mTOR）信号通路抑制剂

多年临床实践发现，激素受体阳性患者应用内分泌治疗的耐药时有发生。其耐药机制之一是激活了 mTOR 信号转导通路。几项随机对照的临床试验正在研究 mTOR 信号通路的抑制联合芳香酶抑制剂的应用能否使乳腺癌患者获益。一项Ⅲ期临床试验（BOLERO-2）对绝经后激素受体阳性的晚期进展或复发性乳腺癌患者，应用依西美坦加或不加 mTOR 抑制剂依维莫司进行治疗。18 个月的随访结果表明，依维莫司联合依西美坦与依西美坦单药相比，中位 PFS 显著延长，分别是 11.0 个月和 4.1 个月。一项Ⅱ期临床试验评估了他莫昔芬单药与他莫昔芬联合依维莫司的疗效，中位随访 13 个月后，意向治疗分析显示，依维莫司联合他莫昔芬组与他莫昔芬单药组相比，中位进展时间得到改善（8.5 个月 vs 4.5 个月），试验结果尚未正式发表。另一项对绝经后晚期乳腺癌患者的Ⅲ期临床试验中，既往没有经过内分泌治疗的激素受体阳性的乳腺癌受试者随机分为两组，即来曲唑加或不加 mTOR 抑制剂坦罗莫司，结果显示两组的 PFS 差异无统计学意义。这项试验的结果与 BOLERO-2 临床试验完全不同。但这两项随机Ⅲ期临床研究结果存在差异的原因尚不明确，可能与患者的选择标准差异和既往内分泌治疗程度不同有关。2015 年中国抗癌协会乳腺癌诊治指南与规范指出 BOLERO-2 的证据是足够令人信服的，可以考虑在符合 BOLERO-2 入组标准的患者中，应用依西美坦时加入依维莫司。许多绝经前、后激素敏感的乳腺癌患者在疾病进展时受益于序贯的内分泌治疗。因此，对于既往应用内分泌治疗使肿瘤缩小或达长期稳定的乳腺癌患者，在疾病进展时仍需继续进行内分泌治疗。

第二节 免疫检查点抑制剂治疗

免疫检查点抑制剂在实体瘤的治疗中已取得突破性的进展,其中 PD-1 抗体(帕博利珠单抗,JSO01,PDRO01,纳武利尤单抗)已被批准应用于恶性黑色素瘤及肺癌等。在三阴性乳腺癌细胞表面也可见 PD-L1 表达增高,并具有影响 T 细胞的功能,包括减少其增殖和增加细胞凋亡,这为基于 PD-1/PD-L1 轴实现有效杀灭三阴性乳腺癌细胞提供了理论基础。目前,应用 PD-1 抗体及 PD-L1 抗体(阿特珠单抗)和杜伐单抗治疗乳腺癌的多项临床试验正在开展,此外,CTLA-4 抗体伊匹木单抗和曲美霉素联合治疗乳腺癌的 II 期临床试验正在进行。

乳腺癌免疫检查点抑制剂治疗目前有多项临床试验正在进行,涵盖了 I 期、II 期及III期,其中多数招募三阴性乳腺癌患者,临床医生可建议晚期患者参与临床试验,以期改善生存。

第三节 免疫细胞治疗

一、CAR-T 细胞治疗

近年来,国内外 CAR-T 细胞治疗发展迅速,目前 CAR-T 细胞在血液系统肿瘤的治疗中已获得了令人瞩目的效果,在实体瘤治疗中的应用也在多方探索并且捷报频传。例如应用携带 CD3/HER-2 特异性双抗原的 CAR-T 细胞治疗转移性乳腺癌,在 HER-2 阳性及 HER-2 阴性乳腺癌中均可发挥抗肿瘤效应。

TIL 治疗即肿瘤浸润淋巴细胞治疗,是从患者的肿瘤中提取 T 细胞进行活化扩增后回输至体内。日前,罗森博格团队开发了一种新型的能够特异性靶向肿瘤细胞突变的 TIL,在 II 期临床试验中,一名接受 TIL 及 PD-1 抗体帕博利珠单抗联合治疗的晚期乳腺癌患者获得了近两年的完全缓解期，这项临床试验的疗效仍在进一步观察中。

二、DC 肿瘤疫苗治疗

DC 肿瘤疫苗治疗是通过接种肿瘤疫苗，诱导机体产生特异性抗肿瘤能力，从而抑制肿瘤的生长、转移和复发。DC 肿瘤疫苗治疗是一种特异性主动免疫治疗方法（active specific immunotherapy,ASI）,DC 肿瘤疫苗具有良好的耐受性、安全性、特异性和高效性。

三、NK 细胞治疗

在肿瘤生物治疗中，应用免疫活性细胞进行治疗已成为当前的研究热点，NK 细胞是先天性免疫系统的重要组成部分，无须肿瘤特异性抗原识别便可以直接杀伤肿瘤细胞，是肿瘤免疫治疗的重要效应细胞。目前 NK 细胞的免疫治疗主要是在体外应用细胞因子，将外周血单个核细胞（PBMC）中的 NK 细胞扩增后回输至患者体内达到抗肿瘤的效果。相关临床试验主要在血液系统恶性肿瘤的治疗上开展，有关乳腺癌的治疗研究很少。因此，扩大 NK 细胞的临床应用范围，尤其是针对实体瘤的治疗，以获取更多临床资料，将是 NK 细胞今后的主要发展方向。

第四节 基因治疗

基因治疗是将外源功能基因导入患者的细胞内，以纠正先天代谢异常、补偿基因缺失或提供新的功能，达到治疗疾病的目的。基因治疗包括免疫基因治疗、化学基因治疗、重建抑癌基因功能治疗等。其中与乳腺癌的发生发展紧密联系的基因有P53、PTEN等。P53是重要的抑癌基因，与癌症的发生发展关系紧密。有学者用黄连素（berberine，BBR）治疗乳腺癌患者后，P53 mRNA和蛋白表达的基础水平都有所增加。另外，在他莫昔芬耐受的乳腺癌细胞株中，PTEN的启动子发生异常甲基化使其表达降低，使用DNA甲基转移酶抑制剂后可使PTEN表达增加，提示PTEN甲基化可能是未来治疗乳腺癌的潜在靶点。谢轶群等发现，GATA3在乳腺癌组织中低表达，GATA3表达与ER表达正相关，提示GATA3与乳腺癌的发生、发展、转移和预后相关。

综上所述，对乳腺癌相关基因的转录、表达、翻译、突变等环节进行调控可有效控制乳腺肿瘤的生长，还可解决化疗药物耐受的难题，增加肿瘤细胞对放疗的敏感性。

目前乳腺癌基因治疗及肿瘤疫苗的研究尚处于细胞或动物研究阶段，临床上仍无法代替常规疗法，其中基因治疗与常规疗法相结合是目前乳腺癌生物治疗的发展趋势。生物治疗在乳腺癌等恶性肿瘤的综合治疗中将发挥越来越大的作用，展示出广阔的临床应用前景。

参考文献

[1]周光炎.免疫学原理[M].4版.北京:科学出版社,2018.

[2]曹雪涛.医学免疫学[M].7版.北京:人民卫生出版社,2018.

[3]沈关心,徐威.微生物学与免疫学[M].8版.北京:人民卫生出版社,2016.

[4]黄钢.核医学与分子影像[M].上海:上海交通大学出版社,2016.

[5]（美）霍尔（Hall,E.J.）,等.放射生物学:放射与放疗学者读本[M].卢铀,等,译.北京：科学出版社,2015.

[6]石梅,马林,周振山,等.肿瘤放射治疗新技术及临床实践[M].西安:第四军医大学出版社,2015.

[7]闻曲,成芳,李莉.实用肿瘤护理学:2版[M].北京:人民卫生出版社,2015.

[8]吴祥德,董守义.乳腺疾病诊治[M].3版.北京:人民卫生出版社,2017.

[9]王松鹤,刘鹿宁,王晓东,等.乳腺细胞病理学[M].北京:人民军医出版社,2010.

[10]王若峰,尹勇.肿瘤精确放射治疗计划设计学[M].北京:科学出版社,2014.

[11]石远凯,孙燕,等.临床肿瘤内科手册[M].6版.北京:人民卫生出版社,2015.

[12]储大同.当代肿瘤内科治疗方案评价[M].3版.北京:北京大学医学出版社,2013.

[13]于世英.癌症化疗手册[M].8版.北京:科学出版社,2012.

[14]王晓稼,杜向慧,等.乳腺癌内科综合治疗策略与临床实践[M].北京:军事医学科学出版社,2014.

[15]邵志敏,沈镇宙,徐兵河.乳腺肿瘤学[M].上海:复旦大学出版社,2014.

[16]姜玉新,王志刚.医学超声影像学[M].北京:人民卫生出版社,2010.

[17]严松莉,张青萍.乳腺超声与病理[M].北京:人民卫生出版社,2009.

[18]岳林先.实用浅表器官软组织超声诊断学[M].北京:人民卫生出版社.2011.

[19]杨文涛,步宏.乳腺癌新辅助化疗后的病理诊断专家共识[J].中华病理学杂志,2015,(4):232-236.

[20]中国抗癌协会乳腺癌专业委员会.中国抗癌协会乳腺癌诊治指南与规范(2017年版)[J/OL].中国癌症杂志,2017,(09):695-760.

[21]《乳腺癌 Her-2 检测指南(2014版)》编写组.乳腺癌 Her-2 检测指南(2014版)[J].中华病理学杂志,2014,43(4):262-67.

[22]郑莹,吴春晓,张敏璐.乳腺癌在中国的流行状况和疾病特征[J].中国癌症杂志,2013,23(8):561-569.